全国中医药行业高等教育"十四五"规划教材
全国高等中医药院校规划教材（第十一版）

卫生经济学

（供预防医学、公共事业管理、医疗保险、
健康服务与管理等专业用）

主　编　陈永成　欧阳静

中国中医药出版社
·北京·

图书在版编目（CIP）数据

卫生经济学 / 陈永成，欧阳静主编 . —北京：
中国中医药出版社，2024.2
全国中医药行业高等教育"十四五"规划教材
ISBN 978-7-5132-8534-6

Ⅰ . ①卫… Ⅱ . ①陈… ②欧… Ⅲ . ①卫生经济学—
中医学院—教材 Ⅳ . ① R1-9

中国国家版本馆 CIP 数据核字（2023）第 214167 号

融合出版数字化资源服务说明

全国中医药行业高等教育"十四五"规划教材为融合教材，各教材相关数字化资源（电子教材、PPT 课件、视频、复习思考题等）在全国中医药行业教育云平台"医开讲"发布。

资源访问说明

扫描右方二维码下载"医开讲 APP"或到"医开讲网站"（网址：www.e-lesson.cn）注册登录，输入封底"序列号"进行账号绑定后即可访问相关数字化资源（注意：序列号只可绑定一个账号，为避免不必要的损失，请您刮开序列号立即进行账号绑定激活）。

资源下载说明

本书有配套 PPT 课件，供教师下载使用，请到"医开讲网站"（网址：www.e-lesson.cn）认证教师身份后，搜索书名进入具体图书页面实现下载。

中国中医药出版社出版

北京经济技术开发区科创十三街 31 号院二区 8 号楼
邮政编码　100176
传真　010-64405721
保定市西城胶印有限公司印刷
各地新华书店经销

开本 889×1194　1/16　印张 18.75　字数 501 千字
2024 年 2 月第 1 版　2024 年 2 月第 1 次印刷
书号　ISBN 978-7-5132-8534-6

定价　72.00 元
网址　www.cptcm.com

服 务 热 线　010-64405510　　微信服务号　zgzyycbs
购 书 热 线　010-89535836　　微商城网址　https://kdt.im/LIdUGr
维 权 打 假　010-64405753　　天猫旗舰店网址　https://zgzyycbs.tmall.com

如有印装质量问题请与本社出版部联系（010-64405510）

全国中医药行业高等教育"十四五"规划教材
全国高等中医药院校规划教材（第十一版）

《卫生经济学》
编 委 会

主 编

陈永成（江西中医药大学）　　　　　　欧阳静（陕西中医药大学）

副主编

杨　练（成都中医药大学）　　　　　　周尚成（广州中医药大学）

陶群山（安徽中医药大学）　　　　　　杨敬宇（甘肃中医药大学）

王先菊（河南中医药大学）　　　　　　陈曼莉（湖北中医药大学）

编　委（以姓氏笔画为序）

田　辉（贵州中医药大学）　　　　　　白思敏（陕西中医药大学）

朱　宏（江西中医药大学）　　　　　　杨　宇（南京中医药大学）

何　畅（黑龙江中医药大学）　　　　　张胜利（福建中医药大学）

胡正东（湖南中医药大学）　　　　　　胡安霞（山西中医药大学）

高伟芳（河北中医药大学）　　　　　　郭宇莎（广西中医药大学）

梁　旭（辽宁中医药大学）　　　　　　韩雪飞（天津中医药大学）

谢慧玲（新疆医科大学）　　　　　　　裴　彤（浙江中医药大学）

学术秘书

李永强（江西中医药大学）

匡海学（黑龙江中医药大学教授、教育部高等学校中药学类专业教学指导委员会主任委员）

吕志平（南方医科大学教授、全国名中医）

吕晓东（辽宁中医药大学党委书记）

朱卫丰（江西中医药大学校长）

朱兆云（云南中医药大学教授、中国工程院院士）

刘　良（广州中医药大学教授、中国工程院院士）

刘松林（湖北中医药大学校长）

刘叔文（南方医科大学副校长）

刘清泉（首都医科大学附属北京中医医院院长）

李可建（山东中医药大学校长）

李灿东（福建中医药大学校长）

杨　柱（贵州中医药大学党委书记）

杨晓航（陕西中医药大学校长）

肖　伟（南京中医药大学教授、中国工程院院士）

吴以岭（河北中医药大学名誉校长、中国工程院院士）

余曙光（成都中医药大学校长）

谷晓红（北京中医药大学教授、教育部高等学校中医学类专业教学指导委员会主任委员）

冷向阳（长春中医药大学校长）

张忠德（广东省中医院院长）

陆付耳（华中科技大学同济医学院教授）

阿吉艾克拜尔·艾萨（新疆医科大学校长）

陈　忠（浙江中医药大学校长）

陈凯先（中国科学院上海药物研究所研究员、中国科学院院士）

陈香美（解放军总医院教授、中国工程院院士）

易刚强（湖南中医药大学校长）

季　光（上海中医药大学校长）

周建军（重庆中医药学院院长）

赵继荣（甘肃中医药大学校长）

郝慧琴（山西中医药大学党委书记）

胡　刚（江苏省政协副主席、南京中医药大学教授）

侯卫伟（中国中医药出版社有限公司董事长）

姚　春（广西中医药大学校长）

徐安龙（北京中医药大学校长、教育部高等学校中西医结合类专业教学指导委员会主任委员）

高秀梅（天津中医药大学校长）

高维娟（河北中医药大学校长）

郭宏伟（黑龙江中医药大学校长）

唐志书（中国中医科学院副院长、研究生院院长）

彭代银（安徽中医药大学校长）

董竞成（复旦大学中西医结合研究院院长）

韩晶岩（北京大学医学部基础医学院中西医结合教研室主任）

程海波（南京中医药大学校长）

鲁海文（内蒙古医科大学副校长）

翟理祥（广东药科大学校长）

秘书长（兼）

陆建伟（国家中医药管理局人事教育司司长）

侯卫伟（中国中医药出版社有限公司董事长）

办公室主任

周景玉（国家中医药管理局人事教育司副司长）

李秀明（中国中医药出版社有限公司总编辑）

办公室成员

陈令轩（国家中医药管理局人事教育司综合协调处处长）

李占永（中国中医药出版社有限公司副总编辑）

张峘宇（中国中医药出版社有限公司副总经理）

芮立新（中国中医药出版社有限公司副总编辑）

沈承玲（中国中医药出版社有限公司教材中心主任）

前　言

　　为全面贯彻《中共中央 国务院关于促进中医药传承创新发展的意见》和全国中医药大会精神，落实《国务院办公厅关于加快医学教育创新发展的指导意见》《教育部 国家卫生健康委 国家中医药管理局关于深化医教协同进一步推动中医药教育改革与高质量发展的实施意见》，紧密对接新医科建设对中医药教育改革的新要求和中医药传承创新发展对人才培养的新需求，国家中医药管理局教材办公室（以下简称"教材办"）、中国中医药出版社在国家中医药管理局领导下，在教育部高等学校中医学类、中药学类、中西医结合类专业教学指导委员会及全国中医药行业高等教育规划教材专家指导委员会指导下，对全国中医药行业高等教育"十三五"规划教材进行综合评价，研究制定《全国中医药行业高等教育"十四五"规划教材建设方案》，并全面组织实施。鉴于全国中医药行业主管部门主持编写的全国高等中医药院校规划教材目前已出版十版，为体现其系统性和传承性，本套教材称为第十一版。

　　本套教材建设，坚持问题导向、目标导向、需求导向，结合"十三五"规划教材综合评价中发现的问题和收集的意见建议，对教材建设知识体系、结构安排等进行系统整体优化，进一步加强顶层设计和组织管理，坚持立德树人根本任务，力求构建适应中医药教育教学改革需求的教材体系，更好地服务院校人才培养和学科专业建设，促进中医药教育创新发展。

　　本套教材建设过程中，教材办聘请中医学、中药学、针灸推拿学三个专业的权威专家组成编审专家组，参与主编确定，提出指导意见，审查编写质量。特别是对核心示范教材建设加强了组织管理，成立了专门评价专家组，全程指导教材建设，确保教材质量。

　　本套教材具有以下特点：

　　1.坚持立德树人，融入课程思政内容

　　将党的二十大精神进教材，把立德树人贯穿教材建设全过程、各方面，体现课程思政建设新要求，发挥中医药文化育人优势，促进中医药人文教育与专业教育有机融合，指导学生树立正确世界观、人生观、价值观，帮助学生立大志、明大德、成大才、担大任，坚定信念信心，努力成为堪当民族复兴重任的时代新人。

　　2.优化知识结构，强化中医思维培养

　　在"十三五"规划教材知识架构基础上，进一步整合优化学科知识结构体系，减少不同学科教材间相同知识内容交叉重复，增强教材知识结构的系统性、完整性。强化中医思维培养，突出中医思维在教材编写中的主导作用，注重中医经典内容编写，在《内经》《伤寒论》等经典课程中更加突出重点，同时更加强化经典与临床的融合，增强中医经典的临床运用，帮助学生筑牢中医经典基础，逐步形成中医思维。

3.突出"三基五性"，注重内容严谨准确

坚持"以本为本"，更加突出教材的"三基五性"，即基本知识、基本理论、基本技能，思想性、科学性、先进性、启发性、适用性。注重名词术语统一，概念准确，表述科学严谨，知识点结合完备，内容精炼完整。教材编写综合考虑学科的分化、交叉，既充分体现不同学科自身特点，又注意各学科之间的有机衔接；注重理论与临床实践结合，与医师规范化培训、医师资格考试接轨。

4.强化精品意识，建设行业示范教材

遴选行业权威专家，吸纳一线优秀教师，组建经验丰富、专业精湛、治学严谨、作风扎实的高水平编写团队，将精品意识和质量意识贯穿教材建设始终，严格编审把关，确保教材编写质量。特别是对 32 门核心示范教材建设，更加强调知识体系架构建设，紧密结合国家精品课程、一流学科、一流专业建设，提高编写标准和要求，着力推出一批高质量的核心示范教材。

5.加强数字化建设，丰富拓展教材内容

为适应新型出版业态，充分借助现代信息技术，在纸质教材基础上，强化数字化教材开发建设，对全国中医药行业教育云平台"医开讲"进行了升级改造，融入了更多更实用的数字化教学素材，如精品视频、复习思考题、AR/VR 等，对纸质教材内容进行拓展和延伸，更好地服务教师线上教学和学生线下自主学习，满足中医药教育教学需要。

本套教材的建设，凝聚了全国中医药行业高等教育工作者的集体智慧，体现了中医药行业齐心协力、求真务实、精益求精的工作作风，谨此向有关单位和个人致以衷心的感谢！

尽管所有组织者与编写者竭尽心智，精益求精，本套教材仍有进一步提升空间，敬请广大师生提出宝贵意见和建议，以便不断修订完善。

国家中医药管理局教材办公室

中国中医药出版社有限公司

2023 年 6 月

编写说明

　　卫生经济学是一门新兴的经济学分支学科，它的产生和发展与特定社会的政治、经济、人口、卫生体制等方面具有密切的联系。我国"新医改"正如火如荼地进行着，国际上许多国家也面临着卫生体制改革这一世界性难题。一方面，卫生经济学为卫生体制的改革提供理论指导；另一方面，卫生体制改革又为卫生经济学的研究注入了新内容和新活力。如何在新形势下发挥卫生经济学的作用，是目前理论界和卫生系统都十分关注的新课题。作为卫生管理或卫生行业的相关从业人员，了解和掌握卫生经济学的基本原理和理论，对开展相关工作或服务具有很好的指导作用，还能指导消费者树立科学的消费观念。

　　本教材是全国中医药行业高等教育"十四五"规划教材，由全国20所高等医药院校的一线教师集体编写而成，适用于预防医学、公共事业管理、医疗保险、健康服务与管理及其他相关专业，也适合从事卫生事业管理相关行业人员和对卫生经济学感兴趣的人士阅读。本教材的编写框架由主编陈永成、欧阳静共同策划，教材内容充分体现了卫生经济学的基本原理和理论，紧密联系我国"新医改"的实践，并参考了国际社会的一些经验，具有知识量较丰富、时代性和针对性较强、实用性好、形式活泼等特色。

　　本教材编写分工如下：第一章导论由陈永成编写；第二章卫生服务需求由胡正东编写；第三章卫生服务供给由张胜利编写；第四章卫生服务市场由王先菊编写；第五章卫生服务市场的政府管制由裴彤编写；第六章卫生总费用由何畅编写；第七章卫生筹资由谢慧玲编写；第八章健康保险由欧阳静、郭宇莎编写；第九章卫生资源优化配置由梁旭编写；第十章卫生经济学分析与评价由陶群山、胡安霞、韩雪飞编写；第十一章医疗服务成本与价格由白思敏编写；第十二章公共卫生经济学由杨敬宇编写；第十三章疾病经济负担由周尚成编写；第十四章药物经济学由陈曼莉、朱宏、李永强编写；第十五章计量经济学在卫生领域的应用由杨练、杨宇编写；第十六章卫生经济学的创新与发展由田辉、高伟芳、陈永成编写。本教材融入了课程思政内容，尤其是党的二十大精神相关内容；同时附有融合出版数字化资源。

　　本教材的编写工作得到了中国中医药出版社、江西中医药大学、陕西中医药大学各级领导，以及各位编者所在院校的关心和大力支持，江西中医药大学公共管理专业研究生叶小燕同学（2021级）、郭筱克同学（2022级）、田博韬同学（2022级）也为教材编写付出了辛劳，在此一并表示感谢！编者们认真努力，希望编出高质量的教材，不当之处请同行和读者提出宝贵意见，以便再版时修订提高。

《卫生经济学》编委会

2023年12月

目　录

学习目标

掌握卫生经济学的内涵、研究内容和功能。

熟悉卫生经济学应用工具。

了解卫生经济学历史沿革，包括历史背景和发展过程。

案例导读

"十四五"全民医保规划与国民健康

《国务院办公厅关于印发"十四五"全民医疗保障规划的通知》（国办发〔2021〕36号）提出，到2025年，医疗保障制度更加成熟定型，基本完成待遇保障、筹资运行、医保支付、基金监管等重要机制和医药服务供给、医保管理服务等关键领域的改革任务，医疗保障政策规范化、管理精细化、服务便捷化、改革协同化程度明显提升，建设公平医保、法治医保、安全医保、智慧医保和协同医保。在医保协同方面，做到医疗保障和医药服务高质量协同发展，医保支付机制更加管用高效，以市场为主导的医药价格和采购机制更加完善，医疗服务价格调整更加灵敏有度。

国务院办公厅关于印发《"十四五"国民健康规划》的通知（国办发〔2022〕11号）提出，到2025年，卫生健康体系更加完善，中国特色基本医疗卫生制度逐步健全，重大疫情和突发公共卫生事件防控应对能力显著提升，中医药独特优势进一步发挥，健康科技创新能力明显增强，人均预期寿命在2020年基础上继续提高1岁左右，人均健康预期寿命同比例提高。公共卫生服务能力显著增强，控制和消除一批重大疾病危害，持续改善医疗生服务质量，不断提升医疗卫生相关支撑能力和健康产业发展水平。

两个文件提出共同的健康保障发展指标：到2025年，个人卫生支出占卫生总费用的比重为27%，职工基本医疗保险政策范围内住院费用基金支付比例稳定保持在85.2%，城乡居民基本医疗保险政策范围内住院费用基金支付比例稳定保持在70%。

思考： 从两个"十四五"规划文件的2025年规划目标及其健康保障发展指标来看，医保、医疗与医疗费用结构及其优化紧密相关。换言之，如何优化配置卫生资源将影响医保与医疗高质量发展及其2025年规划目标的实现，这正是卫生经济学研究的重要内容。

卫生资源如何有效配置？医保、医疗和医药内在联动机制是什么？面对海量的健康医疗数据，如何解释数字背后隐藏的规律？如何实现价值医疗？以上都是卫生经济学的热点问题，也是本教材涉及的内容。

第一节　卫生经济学历史沿革

一、卫生经济学产生的历史背景

医疗经济问题很久以前就引起了人们的注意。公元前 3 世纪，古希腊思想家亚里士多德曾谈到农民和医生之间在生产和交换中的关系。17 世纪，英国古典经济学家 W·配第在《献给英明人士》（1691）一书中指出：花在工人身上的医疗保健费用会带来经济上的收益。1940 年，H.E. 西格里斯特发表了《医疗经济学绪论》一文，认为医疗经济学应该阐明阻碍西医学应用的各种社会经济条件，分析贫困与疾病给国民经济所带来的巨大损失，解决医疗价格与患者的经济负担能力之间的矛盾。医疗与经济具有越来越密切的关系，但运用经济学的规律去研究医疗卫生问题，以及卫生经济学这一学科的形成是经历了一定过程的。

（一）发达国家卫生费用剧增成为卫生领域期待研究的经济问题

第二次世界大战以后，由于医学科研技术水平的迅速提高，诊疗手段和卫生设施、设备的现代化，人口的老龄化，慢性病的剧增和人们对医疗保健需求水平的提高等原因，造成医疗卫生费用的大量增加。例如，20 世纪欧洲许多国家的医疗保健费用的支出，20 世纪 50 年代约占国民生产总值的 4%，20 世纪 70 年代末已上升至 8%。从增长率来看，20 世纪 50 年代许多国家卫生保健费用在国民生产总值中所占的比重增长了 1%，60 年代增长了 1.5%，70 年代增长了 2%。高额的医疗卫生费用对政府、企业主、劳动者个人和家庭都是沉重的经济负担，客观上要求分析卫生费用迅速增长的原因，寻求抑制卫生费用增长的途径。

（二）卫生事业的社会化加强卫生领域经济问题研究的需求

卫生经济学是伴随着卫生事业社会化而发展的。在人类发展历史的早期，医学只是人与人之间一种自发的、互助的道德行为，到了私有制社会，医学渐渐成为一种独立的职业和一些社会成员谋生的手段。在医生和药物等技术资源有限的情况下，卫生服务就不再只是一个技艺问题，也是一个涉及社会关系、社会伦理和资源分配的经济问题。于是医学便开始有了技艺、经济和伦理的三重属性。

在人口分散的农业经济社会里，在个体行医为主的历史阶段，卫生服务的经济关系只是表现为医生和患者之间的简单的金钱支付关系。随着社会的发展，特别是城市的出现、社会分工和医院的形成，卫生服务提供者与服务对象之间、医疗机构内部的成员之间开始出现复杂的经济关系。因此，早在 17 世纪，一些学者和政治学家就开始意识到了卫生、人口与经济发展的关系，探讨了结核、伤寒、天花等传染病的经济成本和费用。马克思和恩格斯在他们的经济学著作中也多处论述了卫生投入与再生产的关系，以及社会制度与劳动者健康状况的关系，这些论述成为现代早期卫生经济学和社会医学最早的思想见解。

（三）健康消费与投资需求拓展卫生领域有关问题的经济学分析

卫生经济学作为一门独立的学科，诞生于第二次世界大战后发达的资本主义国家，这一时期医学的社会化程度空前提高，因为城市化加速发展，人口密度增加，劳动条件恶劣，生活环境污染加剧，战争的破坏等社会因素，导致许多疾病的发生和流行，控制疾病的传播已成为稳定社会的一个突出问题。随着卫生事业的规模越来越大，技术装备越来越先进，分工和专业化水平越来越高，医疗卫生事业已经发展为占用相当数量的资金和劳力的"卫生产业"部门，在社会经济生活中占有重要地位。因此，对原卫生部门经济问题的研究成为经济学研究的重要课题。另外，伴随着科学技术的发展和社会生产的不断扩大，社会需要更多健康的劳动力参加到经济的竞争中来。同时，由于生产的社会化与生产资料私人占有制的矛盾加剧，迫切需要通过改善社会的福利状况来缓和阶级矛盾，稳定劳动力资源。于是，英、美、法等经济发达国家都开始关注卫生经济问题。

二、卫生经济学的发展过程

（一）国外卫生经济学的发展

20世纪初期，美国出现了医疗成本委员会，着重研究达到健康标准所需要的医疗卫生成本费用。这一时期，美国学者西格瑞写下了《医疗经济学概论》一书，第一次系统地提出了卫生经济学的概念和研究任务。1952年，《世界卫生组织纪事》上发表了美国人马尔达的论文《卫生的经济方面》，被认为是卫生经济学的第一篇论文。1958年，S.J.麻希金在华盛顿出版的《公共卫生报告》上发表了题为《卫生经济学定义》的论文，明确提出卫生经济学的定义是"研究健康投资的最优使用的科学"。20世纪50年代，美国对卫生经济学的研究起源于美国的经济学会，共有6篇代表作，这些论文的作者后来成为美国的第一代卫生经济学家。20世纪60年代以后，卫生经济学的研究在欧美国家进一步开展起来。1968年，世界卫生组织在莫斯科召开了第一次国际性的卫生经济学讨论会，出版了论文集《健康与疾病的经济学》，标志着卫生经济学的形成及作为一门独立的学科登上了学术论坛。此后，卫生经济学进入更为广泛的发展时期。

在研究初期，卫生经济学研究讨论的中心是政治性的。社会化的卫生保健制度与自由市场卫生保健制度的存在所产生的资金短缺和效率不高的问题及医疗技术与资金可供量之间的鸿沟加宽问题，成为卫生工作必须解决的问题，也成为卫生经济学得以迅速发展的土壤。在20世纪60年代，卫生经济学家主要从事数据的收集与整理，特别是费用数据的研究。从20世纪70年代开始，用系统方法将投入与产出、资源与效益联系起来进行卫生经济学研究。到20世纪80年代，卫生经济学的讨论进一步深化，认识到没有任何一种卫生保健制度能向人民提供在医疗技术上可能提供的一切东西。

（二）我国卫生经济学的发展

我国的卫生经济学研究始于20世纪70年代末。在党的十一届三中全会精神的指导下，以"实践是检验真理的唯一标准"讨论为背景，主要讨论医院的经济管理，也正是这些讨论所带动的经济理论孕育了中国卫生经济学的产生。为了研究与解决医院经济管理中所提出的理论与实践问题，原卫生部召开了多次座谈会，并于1983年在广州召开了中国卫生经济研究会成立大会和第一届年会，成立了中国卫生经济研究会（后改为中国卫生经济学会），标志着中国卫生经济学的诞生。

在卫生经济学初步发展阶段的10年中，卫生经济理论研究向应用性政策研究迈出了可喜的一步。在实现计划目标的政策与措施选择上，贯彻了成本有效性原则，注意成本–效益评价，坚持预防为主，贯彻了内涵挖掘与外延扩大相结合的方针。以1992年邓小平同志南方谈话及中共中共十四大确立建立社会主义市场经济体制为我国经济改革目标为契机，卫生经济学迎来了深入发展的新时期。这个时期主要有两个特点，一是各级原卫生部门牵头组织纵向与横向协作，进行了各种形式的调查研究；二是世界银行经济发展学院与我国原卫生部共同发起成立了"中国卫生经济培训与研究网络"，并且积极开展了卫生经济学方面的研究。通过近 10 年的努力，我国在卫生事业性质、卫生事业的地位与作用、卫生事业的市场环境与政府作用、健康保障制度的建设、区域卫生发展规划的理论与实践、市场经济条件下宏观卫生资金运动的研究、卫生总费用、政府职能的转变、卫生服务提供者的行为规范及卫生经济学建设和队伍建设等十大领域，均取得了重要进展。

进入 20 世纪 90 年代以后，"看病贵、看病难"成为一个突出的社会问题，我国卫生经济的发展面临着诸多挑战，如何建立一个完善、高效，同时又是低成本的医疗保障制度就显得非常重要，这也为卫生经济学的研究提供了新的内容。这一时期，我国卫生事业出现的问题集中表现在：第一，国民利用卫生服务的状况令人担忧。2003 年开展的第三次国家卫生服务调查显示，出现近一半被调查者有病不去看医生、该住院而不去住院的现象，其中经济能力是制约老百姓利用卫生服务的最主要因素。第二，公共卫生服务体系比较脆弱。随着 20 世纪 80 年代卫生事业改革以来，公共卫生服务体系建设没有得到应有的重视。2003 年的传染性非典型肺炎（SARS）和 2004 年的禽流感两大突发公共卫生事件对我国的公共卫生服务体系提出了严峻挑战。第三，卫生总费用增长迅速。1978 年、1988 年、1998 年、2007 年全国卫生总费用分别为 110.21 亿元、488.04 亿元、3678.72 亿元、10966 亿元。围绕着新时期出现的问题，我国学者通常从宏观角度去研究，强调要规范研究和投入分析；同时，也从微观角度去研究，并重视实证研究和产出分析。

2009 年，我国开始了"新医改"，卫生经济学的相关研究有了前所未有的繁荣。换言之，"新医改"的内容为卫生经济学的研究提供了肥沃的土壤和充足的养分。

第二节　卫生经济学的内涵和研究内容

一、卫生经济学的内涵

卫生经济学（health economics）是经济学领域中相对较新的学科，并逐渐成为一门重要的分支。卫生经济学自从产生之后，学术界对于卫生经济学的内涵有着各种各样的理解。

观点一：卫生经济学是研究卫生服务、人民健康与社会经济发展之间的相互制约关系、卫生领域内经济关系和经济资源的合理使用，以揭示卫生领域内经济规律发生作用的范围、形式和特点的学科。

观点二：卫生经济学是多种经济学科在卫生领域中的应用，与医学、卫生学、人口学、社会学有着密切的联系。卫生经济学在发展过程中又产生若干分支，包括医疗经济学、保健经济学、卫生计划经济学、卫生技术经济学、医院经济管理学、医学经济学等。

观点三：卫生经济学是运用经济学的理论和方法研究医疗卫生领域中投入与产出经济关系和经济规律的学科，是一门具有交叉或综合学科性质的医学社会科学。

观点四：卫生经济学是经济学的一门分支学科，是原卫生部门和卫生服务领域中的经济学。卫生经济学的研究对象是卫生服务过程中的经济活动和经济关系，即卫生生产力和卫生生产关系。

观点五：卫生经济学又称健康经济学，是为实现有效配置和利用有限的卫生资源，使最大限度地满足人们对卫生服务的需要，而对医疗服务的经济学特点专门进行的研究。

观点六：卫生经济学是研究卫生服务资源的需求和供给，以及卫生服务资源对人口的影响。

本教材认为，卫生经济学是经济学的一门分支学科，是运用经济学的理论和方法研究卫生领域的经济现象和经济规律的新兴学科。

二、卫生经济学的研究内容

卫生经济学是研究与医疗卫生活动相关的服务，如医疗服务的生产与交换、分配和配置；是研究社会成员、团体（群体）如何选择使用稀缺有限的卫生资源服务，分配给不同的社会集团（医患个体、团体）及其经济效益最佳的经济学科。卫生经济学跨越多个学科和领域，与其他学科有许多交叉融合。

卫生经济学有特定的研究内容，按研究的经济问题范围、经济范畴、经济概念等的不同，可分为宏观卫生经济学和微观卫生经济学。宏观卫生经济学主要研究全社会卫生经济活动的总体表现，微观卫生经济学则主要研究某一医疗行为或其他行为的经济现象和效率。卫生经济学的主要研究内容在不同的教材中有着不同的表述，但始终离不开经济学的一些主要概念、理论和原理，它是这些概念、理论和原理在卫生领域中的运用和发挥。本教材的主要内容包括导论、卫生服务需求、卫生服务供给、卫生服务市场、卫生服务市场的政府管制、卫生总费用、卫生筹资、健康保险、卫生资源优化配置、卫生经济分析与评价、医疗服务成本与价格、公共卫生经济学、疾病经济负担、药物经济学、计量经济学在卫生领域的应用、卫生经济学的创新与发展等内容。

第三节　卫生经济学的功能及其应用工具

一、卫生经济学的功能

1. 卫生经济学是制定卫生政策的重要理论基础　在卫生经济学的发展初期，对制定卫生政策方面的作用并不突出，在社会上也远不如医学伦理学那样引人注目。但自 20 世纪 60 年代以来，无论是个人医疗费用的支出，还是一个国家总医疗费用的支出，其增长幅度都超过了经济系统中其他多数商品和服务的支出。以美国为例，每年用于个人医疗服务的支出从 1965 年的 356 亿美元增加至 1990 年的 5890 亿美元。同期，用于个人医疗服务支出的国民生产总值（GNP）从 5% 上升至 10.6%。1990 年的医疗支出比上年增加了 11%，而同期的国民生产总值只增加了 7%，这种医疗支出的增长速度高于国民生产总值的增长速度的趋势，成为每届政府面临的棘手问题。分析还表明，医疗费用的增加并不一定意味着人均服务数量的增加，而主要是因为服务价格的上涨和服务类型的变化所导致的。因此，如何控制过快增长的医疗费用，怎样使医疗资源得到更合理的分配，使医疗服务更加有效率，成为社会的热点问题。卫生经济学也随之蓬勃发展起来，并在政府制定卫生政策方面发挥着越来越重要的作用。现在，卫生经济学已经成为世界性的学科，全世界有许多相关的研究组织在研究卫生经济学。在不少发达国家，卫生经济学已成为影响政府制定有关卫生政策的重要理论基础。

2. 卫生经济学是政府对卫生事业有效管理的理论基础　卫生经济学必须解决卫生服务利用的公平和效率问题，而公平和效率也正是卫生事业管理的核心问题。传统经济学有很大的局限性，即假设社会是公平的，政府已用税收及其他方法把社会调节公平了，然后用市场、用竞争使社会的效率得到提高。这在卫生经济学领域被看成是错误的。人的健康是人生之本，无论社会效率有多高，GDP 增长有多快，人的健康才是首要问题，当一个人患病时应该有一个平等的机会得到治疗。卫生经济学必须界定卫生、健康、医疗到底处于一个怎样的位置。必须明白政府的供应在哪里，市场的供应又在哪里，决策者必须清楚到底是政府主导还是市场主导。例如，我国"新医改"重新强调了公立医院的公益性就是体现了政府管制的作用，而主张社会资本办医也体现了卫生服务市场性的一面。卫生行业是一个特殊行业，在利用经济学原理和规律的同时，还必须充分体现卫生行业的特殊性。只有这样，卫生事业才能得到健康发展。

3. 卫生经济学有助于从业人员正确认识卫生事业的性质　卫生经济学是一门具有交叉或综合学科性质的医学社会科学，它有助于卫生事业单位及其从业人员正确认识卫生事业的性质。我国的卫生事业是政府实行一定福利政策的社会公益事业。福利是一种再分配，是国家提供给公民的产品和劳务，体现国家对社会成员的一种物质帮助和照顾。卫生事业的公益性决定了医疗卫生服务的补偿原则，即遵循谁受益、谁负担，共同受益、共同负担，由国家、集体和个人三者合理负担。

二、卫生经济学的应用工具

（一）微观经济学工具

经济学在卫生领域的实用性。作为一种公共政策工具，经济学是一种思路，提供一个框架，研究个人决策的后果，帮助确定相应的选择性机制，从而完善资源配置。但是，经济学不是无所不能的。卫生经济学是经济学在卫生领域的应用，尤其是微观经济学理论。之所以如是说，重要的原因是经济学具有理性行为假设、科学的方法、建立模型和解决问题四个特征。

其实，卫生经济学也涉及宏观经济学概念，例如，国内生产总值或消费者价格指数。但是，卫生经济学主要讨论微观经济学观点，如研究作为决策制定者的家庭和提供者，讨论健康保险和医院产业等具体产业。主要包括生产可能性边界、需求 – 供给分析、效用和无差异曲线、某个典型厂商的生产和成本曲线、竞争和垄断者的行为、福利损失的测量，以及埃奇沃斯盒状图。

（二）统计学工具

经济理论必须经得起真实世界数据的检验。统计学方法在经济学中运用产生了计量经济学。随着大数据技术的发展，卫生计量经济学也逐渐成为卫生领域经济分析的主流工具。正因如此，本教材在上一版的基础上增设第十五章"计量经济学在卫生领域的应用"。

统计学主要工具包括假设检验、平均值差、回归分析、多元回归分析、识别问题、离散选择分析等。

（三）成本 – 效益分析与其他经济评估工具

成本 – 效益分析是一种通过公共部门增进资源配置有效利用的方法学。效率概念是社会福利的概念，即对使用者和第三方社会项目的价值与提供该项目的机会成本进行比较。

政府对卫生经济的干预越强，意味着成本 – 效益分析的作用越大，这些作用包括筛选项目、评价可供选择的治疗手段和新技术，以及医疗研究。成本 – 效益分析还可应用管制措施，比如，影响新药品开发的成本与时间长短的管制措施。虽然成本 – 效益分析原则上简单易行，但是应用起来非常困难。主要表现在如何辨别所有相关的成本和效益，其中包括第三方效果、设定货币价值和长期项目的设计安排。在用非货币价值聚集不同项目的健康结果时，采用成本 – 效果分析比较合适。成本－效用分析是成本－效果分析的特殊形式。

另外，卫生经济学还用需要利用卫生技术评估、社会医学健康评价等工具。

【小结】

本章主要对卫生经济学发展历史沿革、内涵、功能和使用工具进行介绍。旨在告诉读者卫生经济学是经济学在卫生领域中应用，但不是简单的应用。它已发展为经济学的一门独立分支学科。

【课后案例】

国家医疗保障局发布《2019 年医疗保障事业发展统计快报》报告，2019 年全国基本医疗保险基金总收入、总支出分别为 23334.87 亿元、19945.73 亿元，年末累计结存 26912.11 亿元。全年职工基本医疗保险基金收入 14883.87 亿元，同比增长 9.94%，其中统筹基金收入 9185.84 亿元；基金支出 11817.37 亿元，同比增长 10.37%。全年城乡居民基本医疗保险基金收入 8451.00 亿元，同比增长 7.71%；支出 8128.36 亿元，同比增长 14.23%。

国家卫生健康委发布《关于 2019 年度全国二级公立医院绩效考核国家监测分析有关情况的通报》指出，2019 年，二级公立医院门诊和住院次均医药费用增幅分别为 6.75%、6.08%，门诊和住院药品次均费用增幅分别为 8.36%、3.31%。二级公立医院人员经费占比 38.45%，医疗服务收入占医疗收入的比例为 29.56%，资产负债率为 49.39%，万元收入能耗支出 125.31 元。参加考核的二级公立医院医疗盈余率为 2.07%，但仍有 519 家二级公立医院医疗盈余率为负数，亏损率为 24.59%。在亏损医院中，3.22% 的医院资产负债率超过 100%，40.60% 的医院资产负债率超过 50%。

问题：根据国家医疗保障局发布的数据，职工医保和城乡居民医保 2019 年基本医疗保险基金收入、支出都同比增长，但是二级医院门诊和住院次均医药费也同比增长，而且有 519 家二级公立医院医疗盈余率为负数，亏损率为 24.59%。请依据卫生经济学理论思考其中的原因。

【思考题】

1. 卫生经济学产生的历史背景是什么？
2. 如何理解卫生经济学的内涵。
3. 卫生经济学主要研究哪些内容？
4. 卫生经济学有哪些作用？

学习目标

掌握卫生服务需求与需要、卫生服务需求弹性和边际效用的内涵，掌握卫生服务需求的特点、卫生服务需求的影响因素及需求弹性理论。

熟悉卫生服务需求弹性的计算。

了解卫生服务消费者行为理论的基本内容和意义，卫生服务的诱导需求。

案例导读

第六次国家卫生服务调查

自 1993 年开始，每 5 年在全国范围内开展一次卫生服务调查，旨在通过需方调查获取居民健康状况、卫生服务需求及居民获得感等信息，反映我国卫生健康事业改革与发展的成效。2018 年 9 月，经国家统计局批准，国家卫生健康委启动开展了全国第六次卫生服务调查。调查覆盖全国 31 个省（自治区、直辖市）、156 个县（市、区）、752 个乡镇（街道）、1561 个行政村（居委会）、94076 户居民。在国家卫生健康委规划司的指导下，国家卫生健康委统计信息中心组织全国 31 个省（自治区、直辖市）卫生健康委员会和样本县（市、区）相关单位完成了调查任务。

2018 年调查与 5 年前相比，随着医疗保障水平稳步提高，以及卫生服务体系建设不断推进，居民医疗服务需求持续得到释放。《报告》指出，调查地区居民未利用医疗服务的比例下降。调查居民的两周病伤中，有 88.1% 的病伤在医务人员的指导下接受了治疗，两周患病未治疗人数占 1.7%。因经济困难而未能接受任何治疗的患者占两周患病人数的 0.59%，与 2013 年调查结果相比，出现了明显的下降趋势。调查地区居民年住院率为 13.7%，比 2013 年的 9.0% 增加了 4.7 个百分点。其中城市地区由 9.1% 增加至 12.9%，农村地区由 9.0% 增加至 14.7%。

老年人基本公共卫生服务利用率较高。调查显示，65 岁及以上老人做过健康检查的比例达到 66.2%，60 岁及以上高血压、糖尿病患者 12 个月内接受过随访的比例分别为 76.1%、72.6%。同时，城乡居民健康行为向好的方面转变。参加体育锻炼人群比例呈上升趋势，15 岁及以上人口经常主动参加体育锻炼的人口比例为 49.9%，与 2013 年相比增加 22.1 个百分点。

资料来源：我国城乡居民医疗卫生服务可及性提高——《全国第六次卫生服务统计调查报告》发布，2021-01-27.

思考： 为什么国家要开展卫生服务调查？如何阐释卫生服务调查结果？城乡居民卫生服务需要量的变化趋势对我国制定卫生政策有何作用和启示？

随着经济社会的发展，老百姓的收入水平不断提高，对健康的需求也日益旺盛。人们的健康需求既包括治疗疾病的需求，又包括预防疾病的需求。为了自身健康，人人都需要获取相应的卫生服务。因此，卫生服务需求应该是人们一项基本的生活需求。在实际生活中，由于各种因素的影响，人们对卫生服务的需求及利用量有着很大的差别，有的人过量地利用了卫生服务，有的人没有获得所需要的服务，或获得的服务不能满足其健康需要。通过对卫生服务需求研究和分析，可以分析卫生服务消费者的消费行为，明确影响消费者消费的因素，预测和评估人们卫生服务的需求，进而为政府卫生经济政策的制定、卫生资源的配置和卫生机构的经营决策提供参考。

第一节　卫生服务需求的概念、特点与影响因素

一、卫生服务需求的相关概念

（一）卫生服务需求的概念

经济学将在一定时期内、一定价格水平下，消费者愿意而且能购买某种物品或服务的数量称为需求。可见，需求的形成有两个必要条件：一是消费者的购买愿望；二是消费者的支付能力。如果只有购买愿望而没有支付能力，或者虽然有支付能力而没有购买愿望，都不能构成消费者对某种物品或服务的需求。

卫生服务需求是指消费者在一定时期内，在一定的价格水平下，愿意并且能够购买的卫生服务数量。卫生服务是人类赖以生存和发展的一类特殊物品，其产品以服务的形式出现。卫生服务的生产需要消耗大量的物化劳动和活劳动，消费者为了获得卫生服务，需要付出费用。当消费者有获得卫生服务的愿望和要求，同时还有支付卫生服务费用的能力时，才能构成对卫生服务的需求。在实际中，卫生服务需求通常用消费者实际利用卫生服务的数量来衡量。

卫生服务需求可以从结构性与根源性两个层面进行分类。

从结构性的层面看，卫生服务需求包括卫生服务的个人需求和卫生服务的市场需求。卫生服务的个人需求是指一个人在一定时间内、在各种可能的价格水平下将购买的卫生服务及其数量。其实现类型及数量取决于消费者相对于价格、保障状况的收入水平（预算约束）、卫生服务的效果和个人或家庭的消费目标和偏好。卫生服务的市场需求表示在某一特定市场、在一定时间内、在各种可能的价格水平下所有消费者将购买的某种卫生服务数量，它是个人需求的总和。因此，凡影响个人需求的因素都会影响到市场需求。此外，市场需求还受消费者人数的影响。当某种卫生服务的价格降低后，可能因每个消费者对该服务需求量的增加而导致市场需求量的增加。但在一些情况下，个人需求并不因为价格降低而增加。例如，对于某一个体并不会因为手术价格下降而做多次同样的手术，但过去因价格较高使用不起该种卫生服务的人则有可能使用该服务。在这种情况下，市场需求量的增加是消费者数量增加的结果。

从根源性的层面看，卫生服务需求包括有需要的需求和没有需要的需求。有需要的需求又可分为有需要的现实需求与有需要的潜在需求两大类。人们的卫生服务需要只有通过利用卫生服务才能转化成为卫生服务的现实需求。有需要的卫生服务需求能否转化现实的卫生服务需求，受到许多因素的影响与制约，如卫生服务需要的自我感知能力、卫生服务的可获得性、风俗习惯等。如有需要的卫生服务需求不能有效转化成为现实的卫生服务需求，则称该种需求为有需要的潜在卫生服务需求。没有需要的卫生服务需求通常是由于信息不对称下的利益驱动导致的。过度检查、过度医疗、过度预防接种等均属于没有需要的卫生服务需求的范围。这种情况的发生将导致

卫生服务需求量的增加，进而造成卫生资源的浪费，有时还会导致卫生资源紧张，甚至是短缺。

（二）卫生服务需要的概念

卫生服务需要是指从消费者的健康状况出发，在不考虑支付能力的情况下，尽可能保持或变得更健康所应获得的卫生服务量。通常是由医学专业人员判断消费者是否应该获得卫生服务及获得卫生服务的合理数量。主要取决于居民的自身健康状况，是根据人们的实际健康状况与"理想健康状态"之间存在的差距，而提出的对医疗、预防、保健、康复等服务的客观需要。

广义的卫生服务需要包括由消费者个体认识到的需要和由医学专家判定的需要，可以分为三种情况：一是专家和个人都认为有卫生服务的需要，因此有必要得到卫生服务。二是人们主观上认为自己患了疾病或为了预防疾病应该获得某种卫生服务，但医学专家认为没有卫生服务的需要，这时个人觉察到的需要和医学专家判定的需要是不一致的。比如由于消费者的疑似生病或是某种非常小的健康问题，消费者感受到应该接受卫生服务，但医学专家从医学的角度判断不必利用卫生服务，此时两者出现不一致。实际上，消费者是否有接受卫生服务的需要应该以医学专家的判定为准，但实际卫生服务的利用往往取决于消费者的认识。三是指从消费者的健康状况出发，个体实际存在健康问题，尚未被个体所认知，但医学专业人员根据现有的医学知识，分析判断消费者应该获得和利用医疗卫生服务（表2-1）。

表 2-1　消费者个体和医学专家对卫生服务需要的确定

医学专家	消费者个体有卫生服务需要	消费者个体无卫生服务需要
有卫生服务需要	A	B
无卫生服务需要	C	D

卫生服务需要的影响因素，包括社会、经济、文化教育、社会心理、人口、地理环境、居住条件、医疗和预防保健服务的供给等，由此设计卫生服务需要量指标。

（三）卫生服务利用

卫生服务利用是指实际发生的卫生服务的数量，可以直接反映卫生系统为人群健康提供卫生服务的数量和工作效率，间接反映卫生系统通过卫生服务对居民健康状况的影响。

卫生服务利用指标分为门诊服务利用、住院服务利用，以及预防保健服务利用等几方面。其中门诊服务利用指标主要有两周就诊率、两周就诊人次数或人均年就诊次数、患者就诊率及患者未就诊率等，可用来反映人群对门诊服务的需求水平；住院服务利用指标主要有住院率、住院天数及未住院率，可用于了解居民对住院服务的利用程度，还可以进一步分析住院原因、医疗机构、科别、辅助诊断利用、病房陪住率，以及需住院而未住院的原因等，从而作为确定医疗卫生机构布局、制订相应的病床发展及卫生人力规划的依据；预防保健服务利用指标包括计划免疫、妇幼保健、康复、健康体检、传染病和慢性疾病防治等各项预防保健服务利用的指标。一般通过健全的资料登记和信息系统收集相关的数据资料，计算相应的统计分析指标，反映预防保健服务的利用情况。也可以采取入户调查等抽样调查方法收集资料，反映居民实际利用和接受医疗与预防保健的服务量。

二、卫生服务需要、需求及利用的关系

卫生服务需要是卫生服务需求的前提。它们之间的理想状态是人们的卫生服务需要全部转化

成卫生服务需求，且所有的需求均为合理的满足居民健康需要的服务，即卫生服务的需要通过卫生服务的利用均得到了满足，同时又没有资源浪费的现象。但现实中并非全部如此，有时存在资源的不合理利用，即部分卫生服务需要得不到满足的情况。

需要与需求的不同之处在于：①需求是基于对某服务"想要"的前提，个体可能会选择使用可及的资源购买该项服务。需要是将正义、公平等道德标准"放置"在某些群体，尽可能地保证这些需要能够得到满足，而不管支付能力。②需求取决于个体的购买意愿和支付能力，需要源于个人主观感知和客观判断，可能不考虑个体的主观接受度，如疾病预防等服务利用则主要根据专家共识、循证医学等客观判断供给。因此，从卫生服务体系资源分配的角度看，如果一项服务是不需要的，即使个体有需求，也应尽量不提供。

卫生服务需要与需求两者之间的关系，可以用图 2-1 表示。图中，Ⅰ区为没有认识到的需要，即机体出现了健康问题，但个体没有认识或感觉到，因而也就不会去利用卫生服务；Ⅱ区为认识到的需要，但因种种原因（自感病轻、经济困难、交通不便、服务质量差、服务态度不好等）而没有转化为需求，这部分是潜在的需求，如果需求者没有获得这部分卫生服务，则对他们的健康状况不利；Ⅲ区为消费者愿意并且有能力购买，医生从专业的角度也认为有必要提供的卫生服务量，这部分构成了卫生服务利用的主体；Ⅳ为没有需要的需求，如医生创造或诱导而来的需求，这部分需求是没有必要的需求，常常与真正需要卫生服务的人群竞争有限的卫生服务资源，导致卫生服务资源的浪费与缺乏。没有需要的需求，个人主观"要求"和供方的"诱导"，比如患者不必住院，自己要求住院治疗，患者不必进行检查，但医方"诱导"的服务等，此部分利用应得到合理有效的控制。Ⅰ和Ⅱ构成了卫生服务的潜在需求，潜在需求水平在一定程度上反映了卫生服务利用障碍的大小，应采取措施减少潜在需求，使之转化为需求。例如，在贫困的农村地区，因对健康的认识水平很低、经济困难等，导致卫生服务的潜在需求水平很高，影响到农民的卫生服务利用和健康的改善，可通过提高文化水平、加强健康教育、提供医疗保障、控制医疗费用等手段减少潜在需求。

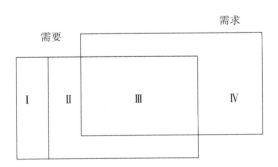

图 2-1 卫生服务需要与需求的关系

三、卫生服务需要与需求的政策意义

卫生服务需求和需要是卫生资源配置的重要依据。根据卫生服务需要配置卫生资源，这样的卫生资源配置具有较好的公平性。但人们是否利用卫生服务，除了从健康需要的角度考虑，还受到服务价格、质量、消费者的收入、消费偏好等多种因素的影响。如果仅根据需要配置卫生资源，有可能导致所配置的资源利用率不高，即所配置的资源量大于实际使用量，资源呈过剩状态。如果配置的资源低于人们的实际使用量，则呈现资源短缺的状态，造成候诊时间的延长，或不能及时获得所需要的服务。

根据卫生服务需求配置卫生资源，可以提高卫生资源的利用效率，满足人们对卫生服务的需求，增加卫生机构的活力。但是卫生服务有其特殊性，应该保证公民不分民族、收入和地位，都能够平等地享受到最基本的卫生服务。如果仅根据需求进行卫生资源配置，则一部分低收入的群体会因支付能力的问题无法享受卫生服务，导致卫生服务的公平性降低，并影响到卫生服务支付能力低的人群健康。在我国现有的条件下，完全根据需求配置卫生资源与卫生服务的性质和目标是相悖的。

四、卫生服务需求的特点

卫生服务是一种特殊的服务形式，消费者在利用卫生服务时，并不能如消费其他商品或服务那样，做出理性的选择，卫生服务需求的特点主要表现在以下几个方面。

（一）消费者信息缺乏

卫生服务是具有高专业性和高技术性的服务，卫生服务消费者很难掌握复杂的卫生服务信息，很难对卫生服务需求的数量、质量和最终结果事先做出正确判断，在利用卫生服务时往往带有一定的盲目性。如在疾病治疗过程中，患者不能判断自己患了什么病，需要什么样的医疗服务，一般都是在医生的安排下接受各种检查、服用各类药品等。至于这些检查、药品等服务是否必要，患者自身很难做出正确的判断。同时，患者对医疗服务的价格水平缺乏了解，往往是在不知道准确价格的情况下接受医疗服务。再者，患者对医疗服务的质量和效果没有准确的判断力，很多医疗服务的效果往往具有滞后性，患者在支付费用时通常不了解诊治措施的成本与效果。因此，卫生服务的消费者存在着明显的信息缺乏，消费者没有足够的信息来支撑自己做出正确的消费决策。

（二）卫生服务需求的被动性

卫生服务需求的产生经历四个阶段：一是通过自我判断是否需要获得卫生服务；二是为了健康决定到卫生服务机构接受服务；三是由医务人员判断其是否应该接受某种卫生服务及服务的种类、数量；四是消费者实际对卫生服务的利用。在需求产生的四个阶段，虽然是消费者最初决定去接受服务，但由于存在着消费者信息缺乏，医生拥有主动地位，他们作为患者的代理人为患者选择服务，最终卫生服务的需求主要受医务人员判断的影响，因而消费者在利用服务的种类和数量等方面的自主选择权不大。在医疗服务消费过程中，消费者往往因病伤和痛苦到医疗机构就诊，往往带有求助心理，希望通过医生所提供的服务来维护和增进健康，卫生服务的供需双方存在着救援与被救援的关系，这也是导致需求被动性的主要原因。

（三）卫生服务利用效益的外在性

卫生服务的利用不同于其他普通物品或服务的消费。消费者在市场购买一般物品（如水果），并消费这种物品后，这种物品给消费者带来的好处或效益只有消费者本人能够享受到。卫生服务的消费则有所不同。例如，肺结核病的治疗，当患者利用了卫生服务并治愈疾病后，等于切断了传染病的传播途径，根除了传染源，不仅自己受益，也会使与之有接触的人群受益，即卫生服务的利用在消费者之外取得了正效益，体现了卫生服务利用的效益外在性。反之，假如消费者自身没有意识到疾病的严重性，或没有支付能力而没有利用卫生服务，则不仅会导致患者本人的健康受损，也会影响到周围与之接触者的健康。

（四）卫生服务需求的不确定性

由于存在着个体差异，同一个患者在不同时期患同样疾病，或者患同一种类型疾病的同质患者，在临床症状、体征、生理生化指标等方面都可能有所不同，再加上同一患者在不同时期，以及不同患者生理特征、健康状况、心理状况及生活环境的不同，使得疾病的表现非常复杂。因此，卫生服务的需求具有不确定性，很难预测具体的患病时间、疾病的类型、严重程度和需要卫生服务的类型与数量，卫生服务的需求是因人而异的。

（五）卫生服务费用支付的多源性

由于卫生服务需求的不确定性，每个人在一生中都可能会遇到难以预测到的、突发的重大疾病风险，很多个体及其家庭往往难以在短时间内用现期收入支付高额的医疗费用来应对这种风险。对于具有不确定性且高风险性的医疗服务，需要通过费用分担（如医疗保险）来解决医疗费用的支付问题。此外，为了保证人人享有健康的权利，使国民能够获得基本的卫生服务，以及解决贫困人口对卫生服务的低可及性问题，政府和一些社会组织也会在卫生服务上有所投入。因此，卫生服务费用是通过政府、社会、保险和个人共同支付的。

（六）卫生服务需求主体的广泛性

卫生服务需求主体涵盖了全人群，既包括健康人群、亚健康人群，也包括患病高危人群及患病人群。健康人群有预防疾病的卫生保障服务需求，如预防接种等需求；亚健康人群有健康调理的卫生服务需求，以防止出现健康问题；患病高危人群有健康干预的卫生服务需求，以降低疾病发生的概率；患病人群有医疗服务需求，以便于早日恢复健康。

五、需求曲线

（一）需求表、需求函数与需求曲线

需求表是描述某种商品（服务）在每一可能的价格水平下其需求量的列表。它可以直观地用表格的形式表达商品（服务）价格与其需求量之间的一一对应关系。

需求函数使用函数形式来表示价格与需求量之间的关系。影响人们对商品（服务）需求的因素除了价格外，还有许多其他因素。假定影响某商品（服务）需求的因素有价格、收入、相关商品（服务）的价格、人们的偏好，则需求函数可表示如下：

$$Q_D = f(P, I, P_0, T)$$

以上函数中，Q_D 是市场对某种商品（服务）的需求量，P 是该商品（服务）的价格，I 为收入水平，P_0 为相关商品（服务）的价格，T 为消费者的消费偏好。

函数式表示某项商品（服务）的需求量与右侧一些影响因素之间存在联系，如欲了解相互间联系的性质和程度，则需要选择具体的函数形式。

我们还可以用图形的形式表示需求量和价格之间的关系，即需求曲线，图 2-2 是描述每一可能的价格下需求量的曲线。在坐标轴中，需求曲线是一条自左上方向右下方

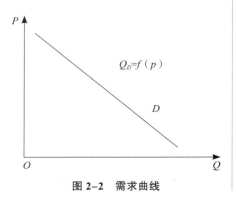

图 2-2 需求曲线

倾斜的曲线，表示在其他情况不变的条件下，需求量与价格呈反向变动的关系。

（二）需求量的变化和需求水平的变化

需求的变动有两种含义：一是需求量的变动；二是需求水平的变动。

卫生服务需求受到很多因素的影响。在其他因素不变的前提下，卫生服务价格变动引起需求数量的变动，称为需求量的变动。在图形上，表现为价格－需求数量组合点沿着需求曲线的移动。如在图 2-3 中，需求曲线上 a 点到 b 点的变动，就是需求量的变动（change in quantity demand）。

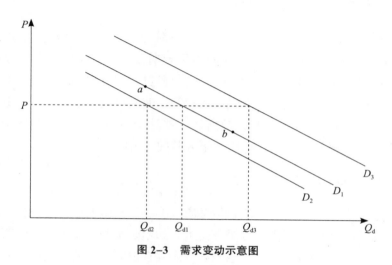

图 2-3　需求变动示意图

卫生服务价格本身不变时，其他因素变动而所引起的需求量的变动，称为需求水平的变动。此时，需求量与价格之间的数量关系发生改变，即在同一价格水平下，其他因素的变动将带来需求的升高或降低。在图形上，这种变动表现为整个需求曲线的移动。如图，其他因素的变动将引起 D_1 向左右移动，形成 D_2、D_3 曲线。

六、卫生服务需求的影响因素

（一）一般经济学因素

根据经济学消费理论，卫生服务需求受到卫生服务价格、消费者的收入、货币储蓄、相关物品（服务）的价格、消费者偏好和对未来物品或服务供应情况的预期等因素的影响。

1. 卫生服务价格　卫生服务需求受卫生服务价格的影响。通常来说，价格越高，需求量越低；价格越低，需求量越高。

2. 消费者的收入　当消费者收入水平改变时，消费者的购买能力就会改变，这将会影响到消费者对卫生服务的需求。收入越高，消费者对卫生服务的支付能力越强，在价格不变的情况下，通常对卫生服务需求也越高；反之，收入越低，消费者对卫生服务的购买力越弱，对卫生服务需求也就越少。

3. 货币储蓄　同样收入的消费者，货币储蓄额高，则可用于消费的货币量就少，在价格不变的情况下，对商品（服务）的消费能力越低，消费量会减少；反之亦然。货币储蓄与卫生服务需求呈反向变化。

4. 相关物品（服务）的价格　相关物品或服务分为互补物品或服务和替代物品或服务。一般来说，某物品或服务的需求量与其替代品价格成正向变动，即替代品的价格上升，该物品或服务的需求量也会升高。例如，富含维生素 A 食品的价格升高，则消费者就会更多地使用维生素 A 药品，对维生素 A 药品的消费就会增加。某物品或服务的需求量与互补品的价格呈反向变动，即互补品价格上升，该物品或服务的需求量随之下降。例如，注射器作为注射液的互补品，当其价格上涨时，可能会导致注射液需求量的减少。

5. 消费者偏好 消费者对卫生服务存在着质量偏好。因为卫生服务的提供关系到人的健康和生命，任何质量或不适宜的卫生服务都可能给人的健康带来不利影响，甚至危害生命。而且这种损害可能是永久性的，甚至是不可逆转的，是致命的。然而，卫生服务一经提供是不可退还的，如果患者接受了劣质的卫生服务，即使存活下来并获得了经济赔偿，但对健康的损害是金钱不可替代的。所以，卫生服务的性质决定了消费者非常注意卫生服务的质量，在寻求卫生服务的过程中，往往寻求他们认为是高质量的卫生服务，对质量有着特殊的偏好。

6. 对未来物品或服务供应情况的预期 对未来物品或服务供应情况的预期也影响着现在的需求量。如果消费者预期到今后的医疗费用有可能上升，他们便会增加对现在的卫生服务需求。例如，在我国开展城镇职工基本医疗保险制度改革前，由于消费者预期到今后将要支付更多的医疗费用，很多人在医改前突击检查、突击开药和突击住院，甚至还要多开一些储备的药品，在短时间内增加了卫生服务的需求量。

（二）人口社会文化因素

影响卫生服务需求的人口社会文化因素包括人口数量、年龄构成、性别构成、婚姻状况、受教育程度和住房条件等。

1. 人口数量 从人口学角度考虑，在其他因素不变的情况下，人口数量是决定卫生服务需求最重要的因素之一。人口数量的增加，必然导致卫生服务的利用增加。

2. 年龄构成 人口结构的改变也会对卫生服务利用水平产生影响。由于老人患病频率较高，慢性病较多，患病的严重程度也较高，因而对卫生服务利用也相对较多。人口中老年人的构成比例增加，会导致卫生服务需求的增加。

3. 性别构成 性别对卫生服务需求的影响是不确定因素。从男性从事职业的特点来看，有些危险性或有职业毒害的工作多由男性承担，因此，男性遭受生产性灾害和职业病的机会较多。但从女性生理特点来看，养儿育女也会增加卫生服务需求（主要是针对育龄妇女）。仅就住院率来看，一些研究结果表明，男性住院率高于女性，而女性平均寿命又比男性长，女性一生的卫生服务需求时间自然也会延长。在其他条件不变的情况下，女性由于寿命比男性长，因此，潜在的卫生服务需求比较多。另一些研究结果表明，由于女性对疾病的敏感性较强，因此，在同样的健康状况下，会比男性更多地利用卫生服务。

4. 婚姻状况 婚姻状况对卫生服务需求有一定的影响：独身、鳏寡、离婚者比有配偶者的卫生服务需求多。尤其当家庭病床能够代替住院的条件下，有配偶者的住院时间缩短，陪同去门诊治疗代替住院或需要在家疗养的人比以前增多。另外，未婚者的心理健康状况整体水平要低于有配偶者，比有配偶者更易发生身心疾病，使得卫生服务的利用增加。

5. 受教育程度 受教育程度对卫生服务需求存在两方面的影响。一方面，受过较多教育的人，对健康的认识水平较高，其预防保健和早期诊疗的知识较多，因此，会增加对卫生服务的需求；另一方面，由于他们掌握更多的预防保健知识，就会更多地采用自我医疗，从而减少了对卫生机构卫生服务的利用。所以，受过较多教育的人，对卫生服务需求的影响是两方面的。因此，受教育程度高对卫生服务需求总的影响很难预测。受教育较少的人，其预防保健和早期诊疗的知识较少，因此，对一般卫生服务的需求不高，一旦有了健康问题，则往往会较严重，对卫生机构卫生服务的利用也会更多。

6. 住房条件　消费者住房布局、结构、规模等条件对卫生服务需求也会产生影响。住房条件差，如背光、通气性差、潮湿、阴冷等情况下的居住条件，消费者易患佝偻病、哮喘等疾病，还容易得传染病，这将导致对某类卫生服务利用的增加。

（三）健康状况

在其他变量不变的条件下，健康状况差的人群需要更多的医疗卫生服务。健康状态下降，会使消费者感到不适，对消费者来说也面临各种损失，包括金钱和精神上的损失。健康状况不佳者，往往需要利用卫生服务来增进健康，以减少损失。因此，健康状况是卫生服务需求发生的决定因素，但由于并不是所有健康状况不良者都对自身的健康损害有所认识，也不是认识到自身健康状况不良都去利用卫生服务，因而健康状况不是卫生服务需求发生的充分条件。

（四）卫生服务供给者的双重地位

在其他因素不变的前提下，供给状况将会对卫生服务的需求产生直接影响。卫生服务供给的类型、数量、结构、质量和费用、卫生机构的地理位置等是否与消费者的需求相匹配，将直接影响到卫生服务的需求水平，供不应求和供非所需会抑制人们对卫生服务的利用。

与一般商品（服务）不同，卫生服务消费者由于缺乏足够的信息等，通常在卫生服务的选择过程中不拥有主权地位，也常常不能够做出理性的选择，只能通过医生来选择卫生服务利用的类型和数量。因此，医生具有双重身份，既是患者选择卫生服务的代理人，同时又是卫生服务的提供者，所以医生的决策成为决定卫生服务选择是否合理的关键因素。医生的决策通常取决于几方面的因素：对患者的需要进行专业判断、患者的支付能力，以及医生的自身利益。假如医生是多提供卫生服务或提供某种类型卫生服务的受益者，他们就会出于自身的利益多提供服务或倾向于提供某种服务，甚至提供不必要的服务，在经济学中称为诱导需求或需求的创造。

（五）医疗保障制度

在其他条件不变的情况下，不同的医疗保障制度对医疗服务需方的行为产生的影响不同，免费医疗、部分免费医疗与完全自费医疗患者相比较，前者由于不需要支付或部分支付医疗费用，其对卫生服务的利用通常更多一些。实际上，不同的医疗保障制度是间接地通过改变卫生服务价格，从而改变需求者对卫生服务的消费行为，进而对卫生服务需求产生影响。

医疗保险常采用设置起付线、封顶线、按比例补偿或全额补偿等方式，对需方进行补偿，只是有的采取其中的一种方式，而大多数情况下是多种方式相结合。我国的基本医疗保险制度采取设置起付线、封顶线、按比例补偿相结合的方式，对需方进行补偿。设置合理的起付线、封顶线，完善支付办法，有助于合理控制医疗费用。

（六）时间

指消费者（患者）用于获取医疗服务的时间，包括到卫生机构在路途上的时间、在卫生机构内的等候时间，以及就诊时间。消费者的时间可以被认为是对商品（服务）的投入。时间是消费者的有限资源，在商品与服务的消费中，不仅要算财务成本，而且要把时间成本计算在内。

　　时间对卫生服务需求的影响，可以从两个方面来考虑：一是对于某类卫生服务项目提供的时间长，意味着个人在接受卫生服务时所花费的时间和精力越多，对消费者而言就是接受卫生服务的价格越高，从而对需求产生影响。例如，某项卫生服务价格为 10 元，但消费者为了获取卫生服务所花费的时间成本为 20 元，实际上总的就诊价格应该是 30 元。二是时间的机会成本。机会成本是指在做出一种选择或决策时所放弃的东西，称为这一选择或决策机会成本。利用卫生服务需要花费一定的时间，有可能因此而放弃收入、升迁的机会等，这就是卫生服务利用的机会成本。卫生服务的机会成本越高，对需求量的影响越大。但不同类型的人卫生服务的机会成本不同，在其他条件不变的前提下，时间机会成本高的人卫生服务需求水平低于时间机会成本低的人。

　　时间成本对卫生服务需求的影响具有三方面的政策意义：一是随着卫生服务货币价格的降低（如提供免费或部分免费的卫生服务），卫生服务需求将对时间成本更为敏感。如果提供的卫生服务量不能够满足所有消费者的需求，可能的结果就是有时间候诊的人更多地获得卫生服务，低时间成本的人比高时间成本的人更有可能接受卫生服务。二是如果想增加某些人对卫生服务的利用，除了降低货币价格外，还要通过降低他们的时间成本来增加其对卫生服务的利用。比如将诊所或医院设在这些人住所附近以减少他们就诊往返时间，或者减少患者在医疗机构的候诊时间。三是在制定卫生服务政策时除了考虑卫生服务的货币价格外，还应该考虑消费者的时间成本。如医疗保险机构尽量扩大医保定点范围，提高参保人的医疗可及性，否则，仅从供方考虑或者仅从医疗服务提供单位考虑，尽管有利于规范管理，但是增加了患者的就诊时间，影响到患者对医疗服务的正常需求。

第二节　卫生服务需求的弹性

一、弹性的概念

　　经济分析中的弹性是指反应性，是经济学家对经济活动变化进行分析时常使用的一个概念。它表示当两个经济变量之间存在函数关系时，因变量的相对变化对自变量的相对变化的反应程度。具体地说，它是这样一个数字，它告诉我们，当一个经济变量发生 1% 的变动时，由它引起的另一个经济变量变动的百分比。例如，弹性可以表示当一种商品的价格上升 1% 时，相应的需求量变化的百分比具体是多少。

　　通常用弹性系数来形容弹性的大小，弹性系数的计算公式如下：

$$弹性系数 = \frac{因变量变动的百分比}{自变量变动的百分比} \quad \cdots\cdots (2-1)$$

　　由于弹性系数是两个百分比的比值，所以没有单位，不受分子、分母计量单位的影响，所以，可以直接比较不同商品（服务）的弹性系数。

　　弹性分为点弹性和弧弹性两种。弧弹性是衡量自变量发生较大程度变动时，因变量的变动程度的指标。若两个经济变量间的函数关系为 $Y=f(X)$，以 ΔY 和 ΔX 分别表示因变量 Y 和自变量 X 的变动量，以 E 表示弹性系数，则弧弹性公式如下：

$$E = \frac{\Delta y/y}{\Delta x/x} = \frac{\Delta y}{\Delta x} \times \frac{x}{y} \quad \cdots\cdots (2-2)$$

　　若经济变量的变化量趋于无穷小，则弹性就等于无穷小的变动率与无穷小的变动率之比，其比例称为点弹性。点弹性的公式如下：

$$E = \frac{dy/y}{dx/x} = \frac{dy}{dx} \times \frac{x}{y} \quad \cdots\cdots （2-3）$$

需求弹性可分为需求的价格弹性、收入弹性和交叉弹性，它们分别说明需求量变动与价格、收入和相关物品（服务）价格变动之间的关系。其中最重要的是需求的价格弹性。所以，一般所说的需求弹性，就是需求的价格弹性。

二、卫生服务需求的价格弹性

（一）卫生服务需求的价格弹性的概念

卫生服务需求的价格弹性是指卫生服务需求量变动对价格变动的反应程度。若以卫生服务需求量变动率与价格变动率之比来表示，卫生服务需求的价格弹性系数（E_d）的计算公式如下：

$$弹性系数（E_d） = -\frac{需求变动率}{价格变动率} \quad \cdots\cdots （2-4）$$

公式中负号的含义为价格与需求量的变动方向相反。价格上升，需求量下降；价格下降，需求量上升。一般来说，弹性系数的数值，可以是正数，也可以是负数，这主要取决于两个变量的变动方向。在经济学中，需求价格弹性更多的是用绝对值表示。弧弹性的中点计算公式如下：

$$E_d = \frac{\Delta Q / \left(\dfrac{Q_1 + Q_2}{2}\right)}{\Delta P / \left(\dfrac{P_1 + P_2}{2}\right)} = \left| \frac{\Delta Q}{\Delta P} \right| \times \frac{P_1 + P_2}{Q_1 + Q_2} \quad \cdots\cdots （2-5）$$

（二）卫生服务需求价格弹性的种类

不同的商品（服务），其需求价格弹性是不同的，有些商品（服务）的价格变动不大，就会引起该商品（服务）需求量的较大变化，而另一些商品（服务）即使价格发生较大变化，其需求量仍然变动不大。经济学家根据弹性系数的大小，将需求弹性分为五类，如图2-4所示。

种类	价格与需求量之间的关系	弹性系数	需求曲线形状
富有弹性	需求量的变动率大于价格的变动率	>1	
缺乏弹性	需求量的变动率小于价格的变动率	<1	
单位弹性	需求量的变动率等于价格的变动率	=1	
完全无弹性	需求量对价格变动无反应	0	
完全弹性	价格的微小变化引起需求量的无限变化	∞	

图2-4 需求弹性的种类

国外卫生经济研究表明，医疗卫生行业的需求价格弹性系数低于其他行业商品（服务）的需求价格弹性，属于缺乏弹性。这与我国有关研究结果类似。不同医疗卫生服务的需求价格弹性可以不同。如果某种医疗服务是特需的服务，比如特需手术或特效药，那么该医疗服务的需求价格弹性非常小。然而，这并不是说卫生服务需求量对价格变化是没有反应的，只是表示价格变化的百分比引起的卫生服务需求数量变化百分比比较小。对于一些诸如整形外科手术等特需服务的需求价格弹性就较大，因为大多数人认为它不是一种必需的消费品，所以价格的变动对需求的影响较大。

大多数卫生服务的需求是缺乏弹性的，其弹性系数一般在 0.2 ～ 0.7 之间。不同的卫生服务其需求弹性有所不同。通常外科服务、疑难重症的诊治服务、急诊服务等涉及患者的生死存亡，是患者所必需的，因而需求弹性相对较小；而内科服务因为更容易找到替代性治疗措施，特需服务或一般性的保健服务因属于非必需服务，因而需求弹性均相对较大。

（三）影响需求价格弹性的因素

1. 商品（服务）的可替代程度　如果某种商品（服务）存在替代品，并且消费者越容易找到该类商品（服务）的替代品，其需求弹性就越大，反之则越小。因为如果某种商品（服务）价格上涨，消费者就会少使用该项商品（服务）而多使用其他的替代品，对该商品的需求量减少。可替代性服务的数量越多，可供选择的机会越大，弹性系数越大。例如，内科服务比外科服务更容易找到替代性的治疗措施，因此，内科服务需求的价格弹性往往比外科服务需求的价格弹性大。

2. 对商品（服务）的需要强度　如果商品（服务）是生活中的必需品，需要强度大，其需求弹性小。反之，如果是奢侈品，那么需求弹性大。如急诊服务涉及生死存亡的问题，关系到生死抉择，这类卫生服务需求的价格弹性小，而一些保健性的卫生服务，由于需求强度小，其需求的价格弹性比较大。

3. 商品（服务）的支出在收入中占的比重　对于高价格的商品（服务），通常占收入的比重大，如汽车、商品房等，弹性较大；反之，如铅笔、食盐等，则弹性较小。例如，挂号费在消费者预算中所占比重很小，故挂号费的变动不会引起门诊量的很大变动；而 CT 检查费在消费者预算中所占比重较大，故 CT 检查费的变动会引起该项检查需求人数出现较大变动。

4. 卫生服务持续的时间长短　卫生服务持续的时间短，消费者很难在短期内找到替代性的卫生服务，其需求的价格弹性较小，如急诊服务、急诊手术、紧急对症处理等；如持续时间长，消费者就较容易在长时间内找到替代性卫生服务，其需求的价格弹性较大，如慢性病的治疗。

三、卫生服务的收入弹性

在商品价格不变的情况下，消费者收入的变动将引起需求量的变动。需求的收入弹性是指需求量变动对于收入变动的反应程度。其计算公式如下：

$$弹性系数（E_I）= \frac{需求变动率}{收入变动率} \quad \cdots\cdots（2\text{-}6）$$

不同商品（服务）的需求收入弹性不同。在价格不变的条件下，收入的提高一般会引起消费者对服务需求的增加，需求收入弹性一般为正值。

当需求收入弹性 $0 \le E_I \le 1$ 时，在这种情况下，需求量的增加服务小于收入增长幅度，这种商品（服务）称为必需品（necessary goods），如米、油、盐等基本生活用品。

当需求收入弹性 $E_I > 1$ 时，需求量增加的幅度大于收入增加的幅度，这类商品（服务）称为奢侈品（superior goods），并非生活所必须。

还有一种情况，是需求收入弹性 $E_I < 0$，即需求收入弹性为负值，表示收入增加，需求量反而减少，这类商品（服务）为劣等品（inferior goods）。

卫生服务一般属于正常品，需求收入弹性大于 0，即消费者收入增加即会增加卫生服务需求。不同收入水平的消费者对卫生服务需求的收入弹性不同。对收入较低的消费者，收入更多被利用于购买最基本的生活和生产所必需的商品，卫生服务需求量的增加低于收入的增加，其收入弹性 $E_I < 1$。收入较高的消费者的基本生活和生产必需已经得到了满足，因此，他们可以将更多的收入用于购买更多高质量的卫生服务，购买更多非治疗性的保健服务，卫生服务需求量的增加高于收入的增加，其收入弹性 $E_I > 1$。

四、卫生服务需求的交叉弹性

需求的交叉价格弹性简称为需求的交叉弹性，是指一种商品（服务）需求量的变动对另一种商品（服务）价格变动的反应程度。它是某商品需求量的变动率和其相对商品价格的变动率的比值。卫生服务需求的交叉弹性系数计算公式如下：

$$E_{xy} = \frac{\Delta Q_x}{\Delta P_Y} = \frac{P_Y}{Q_x} \cdots\cdots (2\text{-}7)$$

其中，x、y 为两种商品，E_{xy} 为交叉弹性。

不同关系的商品（服务）交叉弹性系数不同，商品（服务）之间的关系有三种：互补性关系、替代性关系和非关联性关系。

1. 互补性关系　互补性商品（服务）是指某些商品（服务）必须共同使用才能满足消费者的需求。这类商品（服务）需求交叉弹性为负值，$E_{HX} < 0$，表示随着商品（服务）X 价格的提高（或减少），卫生服务 H 的需求量也随之减少（或增加）。例如，验光服务的需求和眼镜价格之间的关系就是一种互补关系。又如青霉素针剂与注射针管的关系，这两种商品就是互补商品，它们的交叉弹性系数均为负值，弹性系数越大，互补性越强。

2. 替代性关系　替代商品（服务）是指那些课题通过相互替代来满足消费者同种需求的商品（服务）。这类商品（服务）需求交叉弹性为正值，即 $E_{HX} > 0$。表示随着商品（服务）X 价格的提高（降低），卫生服务 H 需求量也随之增加（减少）。例如，口服青霉素和青霉素针剂这两种商品就互为替代品，其需求的交叉弹性系数为正值，替代性越强，弹性系数越大。

3. 非关联性关系　这类商品（服务）间没有关系，即某种商品（服务）的价格变化对另一种商品（服务）的需求量不发生影响，其需求交叉弹性为 0，即 $E_{HX} = 0$。它表示随着商品（服务）X 价格的变化，卫生服务 H 的需求量并不随之发生变化，它们之间没有一定的相关性，是相对独立的两种商品（服务）。

五、卫生服务需求弹性分析的应用

弹性分析的用途广泛，在卫生经济学理论研究、政府和卫生机构的决策等方面发挥着重要作用。在研究卫生服务供求对价格形成，以及有效利用医疗卫生服务等方面，弹性分析也是非常有价值的。

卫生服务需求弹性分析对于卫生服务机构的经营管理等方面有着重要用途。卫生服务机构在确定其服务价格时，先需根据服务需求弹性的大小，将服务归类。然后，针对不同种类的服务实现不同的价格政策。在考虑调整服务的价格时，除了需考虑某项服务的自身价格弹性外，还需考虑相关服务（替代品、互补品）的弹性。在考虑调整服务量时，还需考虑需求的收入弹性问题。

弹性分析还被用于财务分析、收益平衡分析等方面。

卫生服务需求的弹性分析对于政府政策的制定有着重要影响。在考虑卫生服务筹资与补偿政策、制定卫生服务价格时，可以针对不同服务的需求价格弹性、需求收入弹性、需求交叉弹性等，对其采取不同的政策。例如，吸烟问题是卫生政策制定者关注的重点。研究发现吸烟是一种"理性嗜好"，一般估计香烟的价格弹性为 –0.4 左右，但青少年香烟需求的价格弹性一般估计都超过了 –1.0。因而，若通过征税进而提高香烟的价格，会大大降低青少年对香烟的需求。对成年人而言，香烟是缺乏价格弹性的。因而，若香烟赋税的提高使价格上升，则既减少了吸烟行为，又增加了政府的财政收入。

第三节 卫生服务消费者行为分析

卫生服务的有效利用，有助于消费者预防疾病、减少痛苦、恢复健康等效果，从而增加其心理上的满足。因此，卫生服务的利用是一种消费行为。消费者行为分析是经济学研究中的重要内容，而效用论是研究消费者行为的一种常用方法。

效用是衡量消费者在消费某种商品（服务）时所感受到的心理满足程度的指标。效用是消费者自身的一种主观评价，其大小取决于商品（服务）在多大程度上满足消费者的需要。由于效用是消费者的一种主观评价，因此，即使是同一种商品（服务），其效用的大小也会因人因时因地而异。卫生服务作为一种特殊商品，给患者减少疾病带来的痛苦，给消费者带来效用。经济学中有两种衡量效用的方法：基数效用分析法和序数效用分析法。

一、基数效用分析法

（一）基本概念

基数效用分析法又称边际效用分析法。这种方法假设效用是可以用具体数值测量与加和的，并且每个人有能力判断出某种商品（服务）给自己带来的效用大小。我们把一定时期之内，消费者消费商品（服务）的总满足程度之和称之为总效用。如果用 TU 表示总效用消费量，用 Q 表示卫生服务消费量，则可以用一个总效用函数来表示两者的关系，即 $TU=f(Q)$。

表 2-2 以卫生服务为例，表示卫生服务消费量及带来的相应总效用。基数效用论者将效用区分为总效用（total utility）和边际效用（marginal utility），它们的英文简写分别为 TU 和 MU。总效用是指消费者在一定时间内从一定数量商品的消费中所得到的效用量的总和。边际效用是指消费者在一定时间内增加一单位商品的消费所得到的效用量的增量。假定消费者对一种商品的消费数量为 Q，则总效用函数如下：$TU=f(Q)$。

表 2-2 卫生服务的总效用与边际效用

卫生服务消费量（Q）	总效用（TU）	边际效用（MU）
0	0	0
1	12	12
2	18	6
3	21	3
4	22	1

续表

卫生服务消费量（Q）	总效用（TU）	边际效用（MU）
5	22	0
6	20	-2
7	16	-4

从表 2-2 中可以看出，当所消费的卫生服务数量 Q 增加时，总效用 TU 也随之增加；当卫生服务消费增加到一定程度时，总效用 TU 达到最大值，如果再增加卫生服务消费量，总效用 TU 反而会下降（图 2-5）。

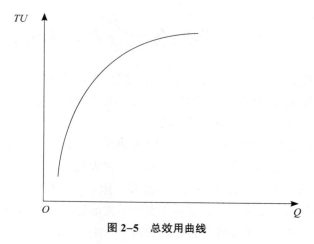

图 2-5　总效用曲线

表 2-2 中卫生服务消费量的增长幅度和总效用的增长幅度并不是同等变动的，两者的增长幅度并不同步，这里就有一个边际效用的概念。边际效用是指卫生服务消费量增加（或减少）一个单位，所引起的总效用的增加（减少）量。从表 2-2 中数据可以依次计算出每增加一个单位的卫生服务消费量所增加的效用量，即表中的第三列数据——边际效用。总效用（TU）和边际效用（MU）是效用分析中最重要的两个概念，两者的特点和相互关系如下：

（1）总效用随着卫生服务消费量的增加而增加，当消费量增加到一定程度时，总效用达到最大值，此时若继续增加消费量，总效用则下降。

（2）边际效用呈现递减趋势。从表 2-2 中的数据可以看出，在其他条件不变的情况下，消费者每增加一个单位的商品（服务）的消费，其相应的总效用增加量 ΔTU 比前一个消费单位增加所引起的总效用增加 ΔTU 小，这就是经济学中的边际效用递减规律。该规律可以用边际效用曲线来表示，如图 2-6。

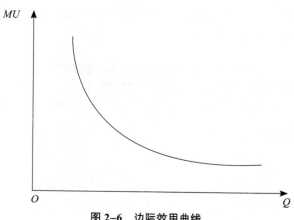

图 2-6　边际效用曲线

（3）边际效用为 0 时总效用最大。边际效用小于 0 时，总效用开始减少。

（4）边际效用是总效用曲线上各点切线的斜率。分析效用的目的在于解释消费者在市场上的购买行为，消费者之所以愿意付出一定代价购买卫生服务，是因为卫生服务可以给消费者带来一定的效用。消费者愿意付出的代价取决于卫生服务给消费者带来的边际效用，边际效用越大，消费者愿意付出的代价越大。

（二）边际效用递减规律

当不断增加同一种商品（服务）的消费时（其他物品的消费量保持不变），商品（服务）的边际效用将最终趋于下降。消费量增长幅度与总效用变动幅度是不同步的，边际效用呈递减趋势，即每增加一个单位的消费，其相应增加总效用 ΔTU 比前一个消费单位增量所引起的总效用增量 ΔTU 要小，即为经济学中的边际效用递减规律。

边际效用递减规律的特点：

（1）边际效用的大小与消费者欲望的强弱呈同向变化。例如，当一个人受疾病困扰最严重的时候，最初接受的卫生服务的边际效用最大，随着疾病的逐渐好转，想接受卫生服务的欲望逐步减少。

（2）边际效用的大小与消费量呈反向变化。消费欲望随着满足感的增加而递减，因而消费量越多，边际效用越小。

（3）边际效用的大小与特定时间有关。欲望有再生性和反复性。例如，随着疾病的不断治愈，卫生服务的边际效用可以从很大变为 0，但经过一段时间后，疾病可能复发，对卫生服务重新产生消费欲望，边际效用会再次增大。

（4）边际效用为正值。正常的消费者不会花钱购买给自己带来负效用的消费品，当一种消费品的效用变小或趋向于 0 时，消费者就会变更消费商品（服务）的类型，转而消费其他能够给自己带来更大效用或新效用的商品（服务）。所以，边际效用一般为正值。

为什么在消费过程中会呈现出边际效用递减规律呢？首先，可以是随着相同消费品的连续增加，从人的生理和心理的角度讲，从每一单位消费品中所感受到的满足程度和对重复刺激的反应程度是递减的。其次，还可以是在一种商品具有几种用途时，消费者总是将第一单位的消费品用在最重要的用途上，将第二单位的消费品用在次重要的用途上。这样，消费品的边际效用便随着消费品的用途重要性的下降而递减。最后，还有很重要的一点，在现实生活中，消费者对任何一种商品的消费都有饱和点，与这一事实相对应的另一个事实就是边际效用递减。因为只有当消费商品的边际效用逐步递减为 0 时，消费者才逐步达到消费饱和点。

（三）消费者均衡

在一定的收入和价格水平下，当消费者所选择的各种商品（服务）的组合达到总效用最大时，这种选择就是效用最大化选择，此时实现了消费者均衡。消费者均衡就是消费者把自己的收入用于各种商品与服务的消费，总效用达到最大化时的状态。这里的均衡是指消费者实现最大效用时，既不想再增加，也不想再减少任何商品购买数量的一种相对静止的状态。

消费者均衡的条件是每元钱支出的边际效用相等。每元钱支出的边际效用是从某种商品（服务）最后一单位消费中的边际效用除以该商品（服务）的价格。当消费者的全部收入用于支出，而且，当消费者用于所有商品（服务）的每元支出的边际效用都相等时，总效用达到最大，这就是消费者均衡的实现条件。

假定消费者的收入为 I，其消费的商品种类共 n 种。以 X_1、X_2、X_3……X_n 表示消费 n 种商品（服务）中每一种的数量；以 MU_1、MU_2、MU_3……MU_n 表示消费 n 种商品（服务）每一种的边际效用；P_1、P_2、P_3……P_n 分别为 n 种商品（服务）的价格；λ 为不变的货币的边际效用，即为一常量（实际购买力）。消费者消费效用最大化的限制条件公式：$P_1X_1+P_2X_2+P_3X_3+……+P_nX_n=I$。

在一定的收入和价格水平下，每单位货币所购买的商品（服务）具有相同的边际效用时，消费者才能获得总效用的最大化。

假定消费者总是追求效用最大化（理性消费），其消费的商品种类为两种，那么：

如果 $\dfrac{MU_1}{P_1} > \dfrac{MU_2}{P_2}$，则增加商品（服务）1 的消费；

如果 $\dfrac{MU_1}{P_1} < \dfrac{MU_2}{P_2}$，则增加商品（服务）2 的消费；

如果 $\dfrac{MU_1}{P_1} = \dfrac{MU_2}{P_2}$，总效用最大化。

所以，消费者效用最大化的均衡条件公式：

$$\frac{MU_1}{P_1} = \frac{MU_2}{P_2} = \cdots = \frac{MU_n}{P_n} \quad\cdots\cdots（2\text{-}8）$$

二、序数效用分析法

尽管效用是很有用的概念，但序数效用的理论认为，效用是一种心理现象，难以度量，例如，一个人在消费某种商品（服务）时，很难测量出某单位消费量对自己产生了多大的效用值。因此，在比较不同消费者使用某种物品（服务）带来的效用时，很难以此作为共同的衡量标准。为了解决这个问题，经济学家采用了序数效用分析法，也叫消费者无差异曲线分析。用这种方法时，不需要对不同物品（服务）的效用进行衡量，而只是根据个人的偏好程度对不同商品（服务）带来的效用排序，即用序数（第一、第二、第三……）来表示满足程度的高低与顺序。

假设将消费者所有消费物品（服务）分为两类，一类是卫生服务 H，另一类是非卫生服务（或物品）X；卫生服务 H 的价格为 P_H，非卫生服务物品 X 的价格水平为 P_X。如果在收入水平相同的情况下，让消费者选择这两类物品（服务）H 与 X，那么在一定时期内，可以列出消费者对两种物品（服务）购买数量的不同组合，每一组合给消费者带来的总效用是相同的。

（一）无差异曲线

无差异曲线是反映在一定时间、一定资源和技术条件下，消费者消费不同组合的两种商品（服务）所获得的满足程度的曲线。或者说，无差异曲线是表示能够给消费者带来相同的效用水平或满足程度的两种商品的所有组合（表 2-3）。

表 2-3　两类商品（服务）的无差异表

组合	H 物品消费量	X 物品消费量	H 对 X 的边际替代率
A	1	15	—
B	2	11	4
C	3	8	3
D	4	6	2
E	5	5	1

　　表 2-4 中 A、B、C、D、E 五种组合表示消费者具有相同效用的消费组合。我们把两种物品（服务）的组合情况用图中曲线表达出来，就是某一收入水平下，两种物品（服务）的消费者无差异曲线，见图 2-7。

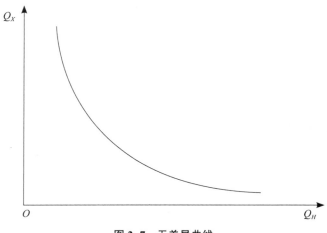

图 2-7　无差异曲线

　　无差异曲线具有以下几个特征：

　　（1）无差异曲线是一条向右下方向倾斜的曲线，表明在收入与价格既定的条件下，为了获得同样的满足程度，增加一种物品（服务）的消费，就必须减少另一种物品（服务）的消费，两种物品（服务）的消费数量不能同时增加或减少。

　　（2）无差异曲线是一条凸向原点的曲线，这需要用边际替代率（MRS）来说明。消费物品（服务）的边际替代率是指消费者要保持相同的满足程度，增加一种物品（服务）的数量与必须放弃另一种物品（服务）的数量之比。例如，为了增加卫生服务 H 的消费，就必须放弃非卫生服务 X 的消费，增加的 ΔH 与放弃的 ΔX 之比就是边际替代率，卫生服务 H 对非卫生服务 X 的边际替代率用 MRS_{hx} 表示，$MRS_{hx}=\Delta X/\Delta H$。无差异曲线上任意一点的斜率等于边际替代率。

　　（3）边际替代率呈递减的规律，这一规律说明连续增加某一种物品（服务）时，消费者所愿意放弃的另一种物品（服务）的数量是递减的。这是因为随着消费某种物品或服务数量的增加，其边际效用降低，以该种物品（服务）所能替代另一种物品（服务）的数量越来越少。例如，当卫生服务消费量较少时，增加少量卫生服务消费所带来的效用可以替代放弃较多非卫生服务消费所减少的效用，但在卫生服务的消费量达到较高程度时，可以用消费较少量的非卫生服务来代替较多的卫生服务消费。

　　（4）无差异曲线分析假设消费者可以有无数条无差异曲线，不同的无差异曲线表示不同水平的效用，代表消费者不同满足程度的无差异曲线所代表的满足程度越高，反之，则满足程度越低。换而言之，离原点越远的无差异曲线代表的效用水平越高，离原点越近的无差异曲线代表的效用水平越低。

　　（5）任何两条无差异曲线不能相交，否则与上述特征相矛盾。

（二）消费可能线

　　1. 消费可能线　每条无差异曲线表示消费者在不同水平上的满足程度，但由于受到收入和价格水平的限制，人们的满足程度不可能无限增大。在个人收入和价格水平一定的情况下，消费者如何达到最大效用，可通过消费可能线来分析。

　　消费可能线是指在收入与物品（服务）的价格既定前提下，消费者所能够买到的各种物品或服务数量的最大组合点的轨迹。消费可能线又被称为预算约束线、预算线和价格线。

　　在现实生活中，消费者总是受到其收入水平的限制。在一定时期内，消费者的收入水平和他所面临的两种物品的价格是一定的，他必须在收入和价格一定的条件下决定自己的消费行为，其消费量取决于如何分配自己的收入用于购买各种价格既定的商品（服务）。

　　假设卫生服务的价格为 P_h，非卫生服务物品的价格为 P_x，我们用 M 表示总收入，那么，如果消费者把全部收入都用于购买 X 物品，他可以购买 $M/P_x = X_1$ 量的 X 物品，如果全部用于购买卫生服务，则可以购买 $M/P_h = H_1$ 量的 H 服务。如图 2-8，将 X_1 与 H_1 相连成线，这就是一条消费可能线（图 2-8）。

　　在这条消费可能线上的任何一点，消费者购买两种物品（服务）的支出总和都等于其总收入。显然，消费者如果将收入全部用于购买两种物品或服务，其各种最大组合必然在消费可能线上。在这条线以外的任何一点，如在消费可能线右侧任意一点 E_1，都会超出消费者的收入水平，这是消费者的收入所无法达到的；而在这条线以内的任何一点，如在消费者可能线左侧任意一点 E_2，则消费者的实际支出水平低于收入，消费者尚有余力。

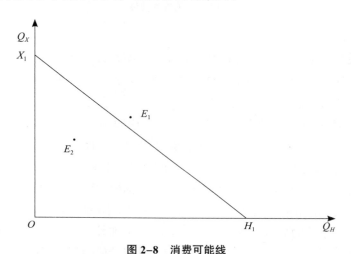

图 2-8　消费可能线

　　2. 消费可能线的移动　　消费可能线是一条收入和价格决定的曲线，因而如果收入或价格发生了变化，会直接影响到消费者对商品（服务）的可能消费量，在图形上表现为消费可能线的移动。其移动情况如图 2-9 中的 A、B、C 表示。

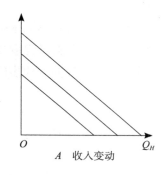
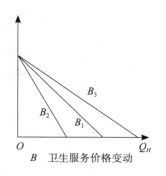
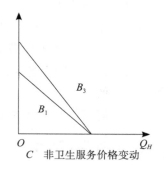

图 2-9　消费可能线的移动

　　在价格不变的前提下，收入增加，消费可能线右移，收入减少，消费可能线左移。在收入不变的情况下，卫生服务价格升高，消费可能线从 B_1 变为 B_2，卫生服务价格降低，消费可能线从

B_1 变为 B_3。同理，非卫生服务价格的变动，也会引起消费可能线的变化。

（三）消费者均衡

消费者选择的目标是为了实现效用最大化。无差异曲线表示了消费者的消费愿望，主观上消费者可以对各种商品（服务）进行选择，以达到最大的满足。消费者可能线表示了消费可能性，消费者客观上受到收入和价格的限制。卫生服务需求的实现是以消费者拥有的支付能力为前提的。因此，无差异曲线分析的目的就是研究在一定的预算范围内，使所购买商品（服务）的组合给消费者带来最大的效用。如将两者放在一个图中，就可以确定预算内哪个购买组合才能给消费者带来最大的效用。在一定的收入和价格水平下，购买无差异曲线和消费可能线切点上的商品（服务）组合，消费者才能获得总效用的最大化。

如图 2-10 所示，X_1H_1 为消费可能线，I_0、I_1、I_2 分别为三条无差异曲线，表示不同的满足程度，即效用水平。其中，E_0 点为 I_0 与 X_1H_1 的切点。

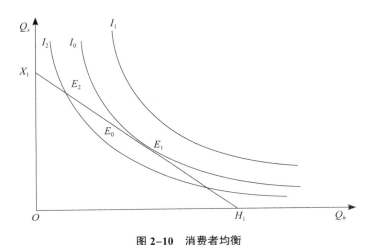

图 2-10　消费者均衡

从图 2-10 可以看出，E_0 是最佳点，在这一点上，消费者用现有收入，在现行价格水平下，获得了最大满足。除了这一点，其他点都不是最理想水平。例如，有 E_1、E_2 两点，在 E_1 点，此时的商品（服务）组合虽然获得的满足程度与点 E_0 相同，但该点超出了现有收入水平，消费者实际上达不到这种组合；在 E_2 点，E_2 点是在 I_2 上，而 I_2 在 I_0 的下方，即满足程度不如 E_0。因此，只有 E_0 点是最理想的，达到最大效用，我们也称这点为消费者均衡。

三、信息不对称与卫生服务的诱导需求

需求理论建立在个人拥有关于价格、质量、医疗保健和对健康水平其他投入的充分信息的假设上。一般消费行为理论检验的是在一个完全信息假设的模型中做出的决定，显然，在现实世界中信息总是不完全的。在消费市场中，信息也是一种很有价值的资源，它能够提高经济主体的效用和利润。例如，消费者如果知道商品的质量，就能够避开那些质次价高的东西，从而提高自己的效用水平；生产者如果了解市场的需求，就能够提供恰到好处的供给，从而提高企业的利润水平。但卫生服务需求存在特殊性，卫生消费行为与一般商品的消费行为不同。在卫生服务市场上不仅普遍存在不完全信息，而且还存在严重的信息不对称。

卫生服务消费具有诱导需求的特点。20 世纪 70 年代，美国斯坦福大学的 Tucks 教授和加拿大的 Evans 教授首先研究提出了诱导需求理论。该理论认为：在卫生服务市场中，由于消费者信

息缺乏，供需双方存在明显的信息不对称，消费者没有足够的信息来做出自己的消费选择，只好把诊疗的决策权交给医生。医生既是顾问，又是卫生服务提供者，作为供方的医生，对医疗服务的利用具有决定性的作用，能在一定程度上影响消费者的选择，这就导致了在卫生服务提供中消费者需求的被动性。如果医生具有自身经济利益，就可能会向患者推荐额外服务，即诱导需求（induced demand）。

在卫生服务市场中，由于消费者对卫生服务的需求，特别是对其中的医疗服务需求缺乏价格弹性，价格的下降会使医生的收入减少，而在患者缺乏有关治疗需要知识的情况下，医生为了保证自己的经济收入，就可以利用患者的需要而推荐额外服务，诱导新的需求。因此，需求量随供给量的增加而增加，结果保持了医生的经济收入，甚至可能有所提高。

诱导需求使患者得到了更多的卫生服务，这些服务有些是有益于患者健康的，如建议患者复诊，以判断病情恢复是否令人满意。但在更多情况下，这些服务是一种浪费，因为对于患者，预期费用超过了预期收益。更为严重的诱导需求可能在判断是否需要外科手术时发生，这种诱导需求通常会带来严重后果，如不必要的扁桃体切除、阑尾切除、子宫切除等。

医生诱导需求的程度可以通过两种假设来解释：一种是假设医生存在目标收入，随着供给量的增加，价格的下降，这时医生往往会通过诱导需求来维持自己的目标收入；另一种假设医生的诱导需求存在一种心理成本，他们诱导需求使自己的收入增加越多，其心理成本越高，因此，会限制可以发生的诱导需求量。如诱导需求太多，会使医生得到滥开处方的坏名声，获得坏名声的惩罚反过来会限制医生的诱导需求。

解决供方诱导需求的关键在于创造一种多方利益相容的激励制度结构。这种制度能够引导人们在追求自身利益的同时，在无形中也会满足他人的利益。事实上，医疗服务领域所涉及的主体——患者、医生和政府之间博弈的本质问题也就是激励相容问题。其中，政府所制定的满足医患激励相容的医疗服务制度至关重要。

【小结】

卫生服务需要是指从消费者的健康状况出发，在不考虑支付能力的情况下，尽可能保持或变得更健康所应获得的卫生服务量。卫生服务需要是卫生服务需求的前提。卫生服务需求与需要的政策意义在于它们可作为卫生资源配置的依据。卫生服务是一种特殊的产品，具有消费者信息缺乏、需求被动性、利用效益外在性、需求不确定性、费用支付多源性、卫生服务需求主体的广泛性等特点。影响卫生服务需求的因素包括一般经济因素、人口社会文化因素、健康状况、卫生服务供给者的双重地位、医疗保障制度、时间等。卫生服务需求一般为弱弹性，可以用基数效用分析法、序数效用分析法（无差异曲线分析）、信息不对称与卫生服务的诱导需求等方法分析卫生服务的消费者行为。

【课后案例】

心脏支架：不应该滥用

根据相关调查数据显示，我国 2008 年接受心脏支架介入治疗的患者达到 18.8 万人，在国际上，心脏支架和搭桥手术的比例是 7∶1～8∶1，但在我国该比例高达 12∶1。

很多人认为，心脏支架相对于心脏冠状动脉搭桥手术来说更加便捷简单。但是，心脏支架其实有着严格的适应证，只有当心血管堵塞程度达到 70% 以上时才可以使用。此外，还要看患者的病情稳定情况。而且心脏支架也有风险，当植入心脏支架后，还有可能会出现心血管再度狭窄。

扁桃体炎：价格翻 8 倍

从外地来北京务工的张先生，因为喉咙疼痛而去一家三甲医院就医，医生让他做了血常规检查后，又安排了胸片、CT 检查，最后诊断结果是扁桃体发炎，医药费竟花了 2400 多元，张先生为此和医院闹了起来。

在北京八宝山第一社区卫生服务中心主任李卫民看来，这个案例就是典型的过度医疗，像这种首次就医的普通扁桃体炎患者，进行血常规检查就可以了，在社区医院看普通的扁桃体炎费用不会超过 300 元，而张先生花的费用翻了 8 倍。

过度检查：CT、造影、核磁共振等

短短几年，急诊科的 CT 检查翻了 4 倍，而且大多都用在非急性上呼吸道感染症状的患者身上。虽然 CT 检查增多了，但是患者的治疗效果却没有得到明显改善，过度使用 CT，不仅会导致过度医疗，还会增加辐射，导致癌症风险的增加。

很多颈动脉超声都是用在没必要的无症状患者或适应证不明确的患者身上，很多人认为这个检查没什么创伤，于是患者都愿意接受这种筛查。过度检查问题的持续快速增长，而且日趋严重，每年依然有很多患者在盲目地接受这些有伤害、不获益的检查。为了避免医生过度医疗和过度检查，原卫生部在《医院管理评价指南》中，明确将 CT 检查阳性率 ≥ 70%、核磁共振检查阳性率 ≥ 70% 等指标作为三级综合医院评价指标的其中一个参考值。

2011 年，在全国医疗管理工作会议上，卫生部宣布，今年将开展"抗菌药物应用专项治理行动"，不定期对全国部分医疗机构的处方、医嘱抗菌药物使用情况进行飞行检查。对于检查结果不合格的医疗机构，将进行全国通报并协调地方政府给予机构主要负责人和有关当事人诫勉谈话或行政处分。

资料来源：温如军，靓仔观世界，2022-09-08.

问题：利益推动"过度医疗"现象严重，如何禁止"过度医疗"？

【思考题】

1. 卫生服务需要和需求之间有何联系和区别？卫生服务需求具有哪些特点？

2. 假设由你估算某大城市住院服务的需求，你的分析中包括哪些经济学和非经济学变量？解释各个变量被纳入的原因和对住院服务总需求的影响。

3. 某种卫生服务和另一种卫生服务的需求交叉弹性为 3.4 是什么意思？你认为它们是替代品还是互补品？

4. 请用卫生服务的例子说明边际效用递减规律。

学习目标

掌握卫生服务供给的概念、特点及影响因素，卫生服务供给弹性的概念及影响因素。

了解生产函数的作用及分析方法，卫生服务供给者行为模型的基本内容。

案例导读

提升基层医疗卫生服务供给能力

2023年3月23日，中共中央办公厅 国务院办公厅印发《关于进一步完善医疗卫生服务体系的意见》并提出，到2035年，形成与基本实现社会主义现代化相适应，体系完整、分工明确、功能互补、连续协同、运行高效、富有韧性的整合型医疗卫生服务体系，医疗卫生服务公平性、可及性和优质服务供给能力明显增强，促进人民群众健康水平显著提升。要求：

（一）优化资源配置，加强人才队伍建设，推进能力现代化。

提升卫生健康人才能力。提高公共卫生服务能力。强化城乡基层医疗卫生服务网底。突出县级医院县域龙头地位。推进医学医疗中心建设。扩大康复和护理等接续性服务供给。

（二）加强分工合作，促进分级诊疗，推进体系整合化。

健全家庭医生制度。推进城市医疗联合体建设。推进县域医共体建设。加强防治结合。促进医养结合。发挥中医药重要作用。

（三）提高服务质量，改善服务体验，推进服务优质化。

保障医疗服务质量安全。提高医疗卫生技术水平。促进服务连续性。提升服务便捷性。增强服务舒适性。

资料来源：中国政府网。

思考：如何提高基层医疗卫生服务供给能力？

卫生服务供给与卫生服务需求互为条件、互为基础。卫生服务需求催生出相应的卫生服务供给，而卫生服务供给同样可以催生出相应的卫生服务需求。资源的绝对有限性和卫生服务需求的相对无限性，决定了必须合理设计卫生服务供给。卫生服务供给具有许多一般性服务供给所具有的特征，符合一般服务的供给规律，但由于卫生服务具有特殊性，又具有自己独特的规律，必须按客观规律办事。通过对卫生服务供给规律的分析与探讨，可为卫生政策的制定及卫生资源的合理配置提供依据。本章主要通过介绍卫生服务供给的概念和特点，分析卫生服务供给的影响因素，阐述卫生服务供给弹性及其影响因素，剖析卫生服务供给者的行为特征、卫生服务的生产函数和供给模型等，旨在探讨如何合理地利用有限的卫生资源提高卫生服务的供给效果。

第一节　卫生服务供给的概念、特点与影响因素

一、卫生服务供给的概念

商品或服务的供给量是指该商品或服务的供给方在一定时期内，在各种可能的价格水平下，愿意且能够提供的商品或服务的数量。根据定义，如果供给方对某种商品或服务有提供的愿望，而没有提供的能力，则不能形成有效供给；或者有提供商品或服务的能力，但没有提供的愿望，也不能形成供给。因此，作为供给应具备两个条件：有供给愿望和有供给能力，二者缺一不可。

卫生服务供给的定义与一般商品或服务供给定义相同，是供给定义在卫生服务领域的具体化，即医疗卫生服务的供给方在一定时期内，在各种可能的价格水平下，愿意并且能够提供的卫生服务的数量。卫生服务供给也应具备上述两个条件：一是有提供卫生服务的愿望，二是有提供卫生服务的能力。例如，某医疗机构具备提供某项医疗卫生服务的能力，只是考虑到收益较低而不提供该项卫生服务，则不能形成该项卫生服务供给；同样，基层医疗卫生服务机构有为社区居民提供价廉、便捷基本医疗卫生服务的意愿，但是由于受卫生人力、基础设施的局限，也不能形成某些卫生服务供给。

卫生服务供给可分为单个卫生机构的供给和市场供给。单个卫生机构的供给是指单个卫生服务机构在一定的时间内，在各种可能的价格水平下愿意且能够提供的卫生服务数量。卫生服务的市场供给是指在一定时间内，在各种可能的价格水平下，所有卫生服务供给者愿意且能够提供的卫生服务的数量，它是单个卫生机构供给的总和。因此，凡影响到单个卫生机构供给的因素都会影响到卫生服务的市场供给。

卫生服务的范畴至少应该包括医疗、预防、保健、康复、健康教育和计划生育服务等方面，涉及生理、心理和社会适应性。

二、卫生服务供给的特点

卫生服务是一种特殊的消费，因而它既有一般服务所具有的特点，如提供服务的即时性，又有其自身所特有的特征，如供方主导性、效益外在性等。

（一）即时性

服务消费与产品消费不同。在产品消费过程（生产 – 交换 – 消费）中，生产行为与消费行为在时间上和空间上是相互分离的，消费者可以有更多的机会了解信息，是否购买取决于需方，需方占有主动地位。而在服务消费过程中，生产行为和消费行为是同时发生的，服务消费不能存储、运输，也不能批量生产，在生产和消费之间没有时间上的间隔，即具有时空统一性。对于卫生服务供给，在医生提供服务的同时，患者也在消费医生的劳动。这决定了卫生服务既不能提前生产，也不能储存，只能在需求者消费卫生服务的同时提供服务。提供者提供卫生服务的过程，也是需求者消费卫生服务的过程，是即时发生的动态过程。

（二）不确定性

由于存在着个体差异，不同患者之间的生理特征、健康状况、心理状况及生活环境有所差异；即使同一个患者在不同时期患同样疾病，或者患同一种类型疾病的同质患者，在临床症状、

体征、生理生化指标等方面都可能有所不同，使得疾病的表现非常复杂。疾病多因多果，疾病转归千变万化。因此，对一个既定的卫生服务需求者，提供卫生服务（如诊疗方案）应根据其具体情况，采取不同的服务措施（如诊疗方案），卫生服务的供给就呈现出不确定性的特点。同病异治、异病同治、辨证施治等诊疗策略也使得医疗卫生服务的质量判断扑朔迷离，诊疗结局也很难预计。所以，卫生服务供给过程和效果就呈现出必然的不确定性，也难以通过抽样检查服务的质量。这增加了卫生服务质量管理的复杂性和难度。

（三）专业技术性

提供卫生服务需要有相关的专业知识和技术。我国有关法律法规早已明确规定，只有接受过专门医学教育或培训并取得医师资格且执业注册的人，才有资格在一定的范围内提供某一类别的卫生服务。因此，卫生服务的供给受医学教育的规模、水平和效率的影响，也受到行医准入条件的限制，即在卫生领域存在着一定的进入障碍。这决定了在一定的较短时期内（比如 1 年），社会卫生服务的总供给量受卫生人力的影响，变动不会太大。卫生专业技术人员的培养数量过少，将会导致在较长时期内卫生服务的提供数量不足，医生或医疗机构的垄断性增加，服务的质量及效率均有所下降，居民的健康受到影响；相反，卫生专业技术人员的培养数量过多，则会在一定时期内导致卫生服务的供给量大于需求量，从而使诱导需求的现象加重。

卫生服务提供的专业性和技术性也导致需方很难掌握复杂的医疗信息，包括应该利用什么样的卫生服务，是否有必要利用这些服务，需要支付多少钱来获得这些服务，是否是成本－效果好的服务等，结果导致供需双方信息不对称。

（四）无误性与高质量性

卫生服务供给直接关系到人的健康和生命，所以对卫生服务提供的准确性和提供质量应有一个较高的要求。由于任何低质量及不适宜的服务，都会给人的健康带来不良的影响，甚至危及生命，因而不允许提供这类服务。因此，要求卫生服务的供给首先应该准确无误，同时还应保证较高的质量。

（五）供方主导性

卫生服务的需求者因为缺乏足够的信息（如专业技术、服务内容、可选择的供给、价格等），常常不能够准确、合理地选择适宜的卫生服务。所以，在卫生服务利用的选择上，卫生服务的供给者是需求者的代理人，处于主导地位。在缺乏足够有效的约束机制时，卫生服务供给者作为服务利润的直接受益者，可能会在利益的驱动下，利用其自然的主导地位诱导消费者的需求，甚至提供不必要的服务，从而导致卫生服务供给量和利用量的增加。

例如，在医生提供服务时，是否消费取决于需方，消费者可以根据价格信息和以往消费经验，或他人的介绍、媒体宣传等效果信息，来决定是否购买服务，但消费过程开始后，应获得多少服务、获得什么质量和成本－效果的服务，则很大程度上取决于供方。此外，由于卫生服务是非物质形态的行为，行为的结果一般比较滞后，通常很难对结果进行评价。整个过程中，需方经常处于被动的地位。

（六）效益外在性

效益外在性或者外部性是指在特定的生产或者消费的投入－产出体系之外，额外产生效益或者要额外追加成本。卫生服务的供给和消费具有效益外在性，即在供给和消费卫生服务的同时，也在供方和需方利益系统之外对他人造成了影响，但这种影响并没有从货币或市场交易中反映出来，提供者所获得的经济利益与提供该项服务所带来的总经济利益是不同的，享受服务者所支付的费用带来的效益并不仅仅局限于自身得到的服务，其具有外部性。

卫生服务的效益外在性包括两类：一是正效益外在性。当卫生服务供给对他人产生了有利影响，而供方和实际支付方却不能从中得到报酬时，便产生了卫生服务提供的正效益外在性。例如，对传染病患者提供治疗服务，可以控制传染病的继续传播，从而减少因他人感染疾病所带来的费用。但是，为传染病患者提供治疗服务的卫生服务提供者仅从提供服务本身获得利益，并没有因此而获得额外收入或其他形式的补偿。因此，供给方从为传染病患者提供治疗服务中获得的经济利益小于提供该项服务的社会总经济利益。健康教育、科学普及同样存在类似的情况。二是负效益外在性。当卫生服务供给对他人产生了不利影响，使他人为此付出了代价，而又未给他人以补偿时，便产生了卫生服务提供的负效益外在性。例如，抗生素滥用给患者健康带来的副作用，以及产生抗药性的负面影响。供给方虽然从药品服务中获得了经济利益，但并没有因对患者健康产生不利影响而支付费用或进行补偿，因此而导致健康损害的损失是由患者、政府或保险等来承担。因此，医生提供服务的社会总经济利益小于服务者直接获得的经济利益。

（七）公益性和福利性产品的短缺性

在经济学中，一般将产品分为私人产品和公共产品。私人产品在消费和使用上具有两个特点：一是具有抗争性，即一旦有人使用了某产品，则其他人就不能再消费该产品，增加消费者就要增加产品数量；二是具有排他性，即只有按照商品价格支付了货币的人才能够使用这种产品，不付钱者则不能使用。在实际中，还有许多具有非抗争性和非排他性特征的产品，称为公共产品，如公路、公园、路灯等。非抗争性是指对于既定的产品，增加消费者的数量，不会引起产品成本的增加，即边际成本等于零；非排他性是指只要社会存在这种产品，任何人都可以消费这种产品。

卫生事业是政府实行一定福利政策的公益事业，部分卫生服务具有明显的公共产品特征，即具有非抗争性和非排他性。根据公共产品性质的强弱，又可以分为纯粹的公共产品和准公共产品。纯粹公共产品非竞争性和非排他性特征很强，如健康教育，疫区灭螺控制血吸虫病、灭蚊等；准公共产品兼有公共产品和私有产品的特征，直接受益人是排他性和抗争性的，间接受益人是非抗争性和非排他性的，如传染病患者的治疗、基本医疗卫生服务等。对于公共产品性质的卫生服务，其供给往往是一些成本－效果好的公共卫生和防治措施，但在市场机制下，卫生服务供给方往往不愿意或者尽量少提供，容易发生供给短缺。此时，只有通过政府的投入，才能保证有效的供给量。

（八）垄断性

卫生服务的高度专业性和技术性，是导致卫生服务提供具有垄断性的主要原因之一，即由于其他人不能够代替卫生服务的提供者提供卫生服务，因而卫生服务的提供者具有一定的特权。如果卫生服务提供者在一个地区拥有特权，就会产生地区性垄断，这不仅会导致卫生服务提供的低质量及低效率，还会导致卫生资源不能够得到有效利用及卫生资源的不合理配置。卫生服务的垄断性还表现为行业垄断，这是由于存在较严重的供需双方信息不对称所致。医疗定点同样也会导致垄断性的产生。虽然医疗定点的确定是综合了诸多因素后的抉择，但是定点导致垄断是毋庸置疑的，如果存在数量较多的医疗定点，对非定点医疗机构来讲，公平竞争的条件就丧失了，可能的一些优势科目（如技术或价格优势科目等）也就不能为需方所消费，或者说提高了消费门槛、降低了可及性。

三、卫生服务供给的影响因素

卫生服务供给脱离不了现实的社会总供给能力，受一国经济水平和卫生服务体系构成的影响。许多因素都会对卫生服务的提供类型、数量、结构和质量产生影响，归纳起来，有以下主要影响因素。

（一）社会经济发展水平

卫生服务供给的类型、数量、质量和方式等均与社会经济发展水平密切相关，受到社会经济发展水平的影响与制约。一方面，如果社会经济发展水平较低，社会没有足够的卫生资源投入，卫生服务的供给也就难以在数量上和质量上有所提高；另一方面，社会经济因素也可以通过对人口数、人口结构、居民收入水平、教育程度、就业状况、生活条件等来影响居民对卫生服务的需求，进而影响卫生服务供给。

（二）社会对卫生服务供给的重视程度

全社会对卫生服务供给的重视程度，尤其是政府部门的重视程度也直接影响到卫生服务供给。单个卫生服务机构对具体某项卫生服务供给的重视程度决定其是否会愿意提供这种服务，从而影响单个机构卫生服务供给。对公共产品的重视程度主要依赖于政府的重视和投入，直接影响其供给的数量和质量，影响卫生服务社会供给。消费者对某项卫生服务的重视程度则可以直接影响其是否会去接受这种服务，进而直接影响到卫生服务需求和供给。

（三）卫生服务价格

对于一般商品或服务来说，价格是决定供给量的主要因素，尤其是对于追求利润的提供者。在成本不变的情况下，随着价格的升高单位商品或服务的利润增加，这将促使供给者尽力提供更多的商品或服务。相反，如果价格下降，单位商品或服务的利润降低，供给量就会减少。

市场经济条件下，不论是营利性机构还是非营利性机构，都是独立的经济实体，都要进行成本核算和成本－效益分析，有着各自的经济利益。如果卫生服务提供者提供卫生服务的目的是为了追求利润，则他们所提供卫生服务的数量必然会受到服务价格的影响，卫生服务的供给量会随着服务价格的改变而改变。还有一类卫生服务提供者，提供卫生服务的目的不是为了获得最大的利润，而是为了救死扶伤，以获得社会效益，因此，在保本的前提下，将尽可能多地提供居民所需要的卫生服务，卫生服务的供给量并不一定随着价格的升高而增加，也不一定随价格的降低而减少。但是，通常在所提供服务的价格下降至低于成本的情况下，可能会减少服务的提供数量，甚至停止提供服务。当然，不排除低于成本提供卫生服务的情况，之所以产生这种供给行为，可能是有其他一些特殊的目的，如市场营销策略。

对于某些具有较高固定成本的服务，如 CT 等大型仪器的诊治服务，价格与服务量之间存在着另一种关系。通常，如果服务价格明显高于成本，在利益机制的驱动下，供给者将尽可能多地提供该项服务，以获得更多的利润。但是，即使这类服务的价格低于成本时，提供者仍然尽可能多地提供服务。这是因为随着服务量的不断增加，单位服务的固定成本将不断降低，服务量越大，单位服务的固定成本就会越小，这样可以使由于价格低于成本所带来的亏损逐渐减少，最终弥补亏损甚至盈利。因此，通常供给者会尽可能多地提供这类服务。

（四）卫生服务成本

在卫生服务提供价格不变的条件下，降低卫生服务的成本将使利润增加，从而促使卫生服务提供者提供更多的服务；反之，如果某项服务成本提高，而价格不变，将会使利润减少，卫生服务提供者不愿意提供这类服务，则会导致供给量降低。在可用资源既定的情况下，成本降低还意味着可以提供更多的卫生服务供给。

卫生服务成本的高低主要取决于生产要素的价格和技术进步。当生产要素的价格升高时，生产成本就会增加，供给量也就随之降低。例如，某种药品的价格升高，意味着医院的成本增加，如果国家对这种药品的价格进行控制，则医疗机构因利润空间减小，甚至毫无利润而不愿意出售这种药品，导致该药的供给量下降。药品是卫生服务成本的重要构成要素，而药品成本又是制约药品价格的关键因素，因此，确定适宜的卫生服务成本的前提之一，是必须确定药品的合理成本。

技术进步意味着生产率的提高，使单位服务的成本降低，若服务的价格不变，则提供单位服务的利润就会增加，服务供给量也随之提高。技术进步也会形成一定的技术垄断，在一定程度上扭曲价格供给规律。

（五）卫生服务需求水平

卫生服务需求是卫生服务供给产生的基础和前提条件，如果卫生服务的需求量很低，即使提供者有能力并且愿意提供很大数量的卫生服务供给，也形成不了利用。因此，卫生服务的供给量应根据需求状况来确定，提供的数量和结构应与人们对卫生服务需求的数量和结构相匹配，这样才能够达到供需平衡。否则，一方面会降低卫生资源的利用效率，另一方面又可能不能满足居民的卫生服务需求，供给方也会失去获取更多利润的机会。

由于一些因素的影响，特别是医疗保障制度第三方支付模式的影响，一方面使得部分需求者的行为发生了改变，产生不合理利用卫生服务的现象，另一方面也使提供者利用自己的主权地位创造需求成为可能，导致卫生服务需求量的增加及卫生服务供给量的相应增加。当然，也会出现抑制需求，从而抑制供给的现象。

（六）卫生资源

卫生资源包括卫生机构设置、卫生人力、卫生财力和卫生设备等，卫生资源的投入是卫生服务提供的基础之一，卫生资源投入的数量、结构与质量将直接对卫生服务提供能力产生影响，进而影响到卫生服务的供给。在其他条件不变的情况下，卫生服务提供量依赖于卫生机构的数量和类型、卫生机构中卫生人力的数量和质量、卫生财力的投入多少、卫生设备的数量及种类、人与物质要素的结构及匹配程度等，凡影响到卫生资源数量、质量及配置的因素，都会影响到卫生服务的供给。

对于一般商品或服务的提供，资源配置主要取决于需求状况；而对于卫生服务，由于卫生服务的需求弹性较小，再加上信息不对称，供方可在一定程度上利用其主导性诱导需求，因而具有资源引导需求的特征。因此，宏观调控、合理配置卫生资源对于协调卫生服务需求和供给显得尤为重要。

在卫生人力及其他要素不变的前提下，卫生服务的物质要素（主要包括仪器设备、卫生材料和药品）对卫生服务的供给量也会产生较大影响，即卫生服务的供给量随着物质要素的种类及其量的增加而增加，这与依附于物质要素的先进技术逐步替代人的作用，以及患者以物质要素的先进程度来判定质量的心理和追求有关。

需要明确的是，卫生资源高投入并不一定具有高的卫生服务提供能力；同样，高的卫生服务提供能力也并不一定带来高的卫生服务供给。卫生资源不是卫生服务供给产生的充分条件。

（七）卫生服务技术水平

卫生服务的技术水平直接影响到卫生服务供给的能力，包括质量与数量，尤其是供给质量。医疗技术水平的提高，有助于治疗那些以往医疗技术手段所不能解决的问题，也有助于发现在以往医疗技术水平下所不能够发现的疾病，这是保证卫生服务供给高质量性和无误性的前提。在某种程度上，医疗技术水平的提高，不仅使医疗服务的质量有所提高，也使医疗服务的供给数量增加。同时，医疗技术水平的提高还可以提高对疾病的诊疗效率，从而使卫生资源能够得到更有效的利用，加大了医疗服务供给量增加的可能性。卫生服务技术水平的提高，也增加了需方的信任程度，使得需求量的增加成为可能，从而增加供给量。

（八）医疗保障制度

医疗保障制度对卫生服务的供给量也会产生重要影响，这主要通过对供需双方的激励和抑制机制实现。一方面，医疗保障制度通过对卫生服务的供给方采取不同的支付方式，对卫生服务的供给产生直接影响，另一方面，又通过对卫生服务的需求方采取各种费用分担形式来影响需求，从而对卫生服务的供给产生间接影响。

此外，在医疗保障制度的实施过程中，一系列约束供方行为的措施，如增加定点医疗机构数量、加强对定点医疗机构的监管、规范诊疗行为等，也可以促进提供者之间的竞争，并减少不必要或低质量服务的提供。

四、供给曲线

（一）供给函数与供给曲线

既然卫生服务供给量受到很多因素的影响，如价格、成本、需求状况、卫生资源、技术水平和医疗保障制度等。假定其他因素不发生变化，仅考虑一种因素对卫生服务供给量的影响，将卫生服务供给量看作为该因素的函数，则供给函数可以表示如下：

$$Q_S = f(x) \quad\cdots\cdots（3-1）$$

式中表示影响卫生服务供给量的因素，Q_S 表示卫生服务的供给量。该函数反映了在一定的时间内某因素与卫生服务供给量之间的关系。

价格与供给量之间的关系可用供给函数式 $Q_S = f(P)$ 来表示，其中 P 为商品或服务的价格，反映了价格与供给量之间的一一对应规律，这种关系可以是线性的，也可以是非线性的。价格与供给量之间的关系还可以用一条自左下向右上方倾斜的曲线来表示，横轴 Q_S 表示商品或服务的供给数量，纵轴 P 表示商品或服务的价格，它反映了在一定时期内在不同价格水平下提供者愿意而且能够提供的商品或服务的数量。供给曲线可以是直线型，也可以是曲线型，如果供给函数是一元一次的线性函数，则相应的供给曲线为直线型，如图 3-1 所示。如果供给函数是非线性函数，则相应的供给曲线就是曲线型。

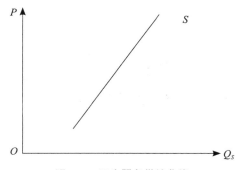

图 3-1 卫生服务供给曲线

（二）供给曲线的移动

供给曲线的移动是由供给数量的变动所致，供给数量的变动包括两种情况：供给量的变动和供给的变动，它们是两个不同的概念，因而坐标系中几何图形的表示也不相同。二者之所以不同，是由于引起这两种变动的因素不同所致（图 3-2）。

供给量的变动是指在其他条件不变的情况下，某商品或服务价格的变动所引起该商品或服务供给数量的变动，表现为供给量在一条既定的供给曲线上移动，如在图 3-2 中的 S 曲线上，从 a 点到 b、c 点的变动。

供给的变动是指在某商品或服务价格固定不变的前提下，其他因素（如生产成本、相关商品或服务的价格、预期价格等）变化所引起的该商品或服务供给数量的变动，表现为整个供给曲线位置的变化，如图 3-2 中的 S 移动到 S_1，或移动到 S_2。供给曲线位置的变化，反映了在每一个既定价格水平下供给数量的增加或减少。当供给曲线从 S 平移到 S_1 时，表示供给数量的增加，如技术进步可以使生产成本降低，而成本的降低意味着利润的提高，因而，提供者愿意在同样的价格水平下提供更多的产品或服务，即在既定价格水平下，供给量曲线 S 上的 Q 增加到曲线 S_1 上的 Q_1；反之，当供给曲线从 S 平移到 S_2 时，表示供给数量的减少，即在既定价格水平下，供给量由曲线 S 上的 Q 减少到曲线 S_2 上的 Q_2。

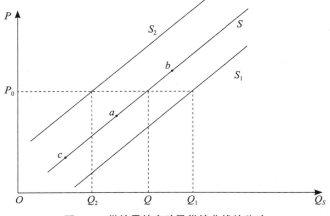

图 3-2 供给量的变动及供给曲线的移动

第二节　卫生服务供给弹性

一、供给弹性的概念及计算

供给弹性指商品（服务）供给量对于商品（服务）的价格变动及收入变动的反应程度。供给弹性可分为供给的价格弹性、成本弹性和交叉弹性，它们分别说明供给量变动与价格、成本和相关物品（服务）价格变动之间的关系。通常所说的供给弹性，就是指供给的价格弹性，表示因价格变动而引起供给量的相应变动。供给弹性以商品供给量变动量的百分数与引起它变动的价格变动的百分数之比来表示。

与需求弹性一样，供给弹性也分为供给点的弹性和供给的弧弹性。前者表示某种商品或服务供给曲线上某一点的弹性，后者表示某种商品或服务供给曲线上两点之间的弹性。其大小可用供给的价格弹性系数来衡量。假定供给函数为 $Q=f(P)$，以 E_S 表示供给弹性系数，则供给点弹性系数的计算公式如下：

$$E_S = \frac{dQ_S/Q_S}{dP/P} = \frac{dQ_S}{dP} \times \frac{P}{Q}$$

供给弧弹性系数的计算公式如下：

$$E_S = \frac{\Delta Q_S/Q_S}{\Delta P/P}$$

或

$$E_S = \frac{\Delta Q_S}{(Q_{S1}+Q_{S2}) \times 0.5} \bigg/ \frac{\Delta P}{(P_1+P_2) \times 0.5}$$

前一个计算弧弹性的公式，是以两点中某一点的 Q_S 和 P 值作为分母，但这种方法不精确，对于同一段弧选择不同点的 Q_S 和 P 值作分母，计算出的弹性值是不相同的。而后一个公式采用算术平均数作为分母，可以弥补前一个公式的不足。

弹性系数表示价格变动 1% 所引起的供给量变动的百分比。某种卫生服务的价格上升 1%，导致供给数量增加 0.5%，则该种服务的供给弹性为 0.5；某种卫生服务的供给弹性为 1.5，表示该种服务的价格上升 1%，则供给数量增加 1.5%。

卫生服务供给弹性是指卫生服务供给量变动对其价格变动的反应程度。其弹性系数等于卫生服务供给量变动的百分比除以价格变动的百分比。由于卫生服务的供给量变动与价格的变动一般情况下是同向变动，所以卫生服务供给的价格弹性系数一般是正值。

二、卫生服务供给弹性的种类

对于不同的商品或服务，供给弹性是不相同的，可以根据供给弹性系数 Es 值的大小，将供给弹性分为五种类型：完全弹性、富有弹性、单位弹性、缺乏弹性和完全无弹性。与一般商品或服务相比，卫生服务供给变动总体上是缺乏弹性的。表 3-1 描述了供给弹性的五种类型及其特点。

表 3-1　供给弹性的种类

弹性类型	价格与供给量的关系	弹性系数	举例
富有弹性	供给量的变化率大于价格的变化率	$Es > 1$	一般性医疗服务
单位弹性	供给量的变化率等于价格的变化率	$Es = 1$	比较少见
缺乏弹性	供给量的变化率小于价格的变化率	$Es < 1$	心脏、肾脏移植
完全弹性	价格变化引起供给量的无限变化	$Es = \infty$	极端情况
完全无弹性	价格变化对供给量无影响	$Es = 0$	比较少见，类似某些保险

三、卫生服务供给弹性的影响因素

（一）时间

在影响供给弹性的众多因素中，时间因素是一个很重要的因素。当商品或服务的价格发生变化时，提供者对供给量的调整往往需要一定的时间。如果短期内能够扩大规模，增加卫生服务供给量，则供给弹性就较大，如一般性诊治、医护处理等卫生服务项目；反之，则缺乏弹性，如难度较大的手术、复杂仪器设备的检查等。

（二）供给量调整的难易程度

通常供给量易于调整的卫生服务供给项目供给弹性较大，难于调整的供给弹性较小，而供给量调整的难易程度又受到以下因素的影响。

1. 生产周期　在一定时期内，对于生产周期较短的产品，提供者有可能根据市场的变化及时地调整供给量，相应的供给弹性就较大。相反，生产周期较长的产品，难以随价格的提高及时地增加供给量，则供给弹性较小。卫生服务供给亦是如此，比如，卫生人力的生产周期、卫生服务项目（如手术时间）的周期都可以影响卫生服务供给量。

2. 生产成本　如果增加卫生服务供给量，引起边际成本的较大增加，则供给弹性较小；如果增加供给量只引起边际成本的少量增加，或随供给量增加单位成本变小，则供给弹性较大。

3. 生产规模　卫生服务供给需要的规模大，尽管价格提高，但是难以在短时期内扩大生产的规模，供给弹性就小，比如大型仪器设备检查，像 CT、磁共振等成本较大，专业技术要求较高，需要专门的场所，短期内难以扩大再生产；反之，所需要的规模小，则供给量易于随价格的变化而调整，供给弹性就大。

4. 生产的技术状况　对于一般产品而言，如果产品需要采用劳动密集型的方法进行生产，则在劳动力资源丰富的地区，增加产量只需要增加劳动力，在短期内随价格提高而大幅度提高供给量，产品的供给弹性就比较大；如果产品的生产是采取资本或技术密集型的方法，则因涉及技术设备更新改造问题，在短期内难以随价格提高而增加供给，因而产品的供给弹性就小。对于卫生服务供给而言，虽然整体上需要的专业技术水平较高，但总是有高低之分，技术含量相对较低的卫生服务供给弹性较大。

（三）卫生服务项目的替代性

如果某项卫生服务供给的可替代项目较少、替代程度较低，其供给弹性就较小。比如对于尿毒症患者，肾移植是唯一的有效途径，价格的改变对供给量的变化影响就很小；再比如，目前艾滋病治疗手段很少，无论价格怎么变化，供给量也很难有大的改变。

但是，如果某项卫生服务供给的可替代项目较多、替代程度较高，一般可以认为其供给弹性较大。例如，一般性感冒的治疗，可选药物很多，中医疗法也很多，如果西药成本升高，导致价格升高，患者可以选用针灸、按摩、中医药等代替治疗，需求和利用减少，这时西药价格的升高，并没有带来西药供给量的相应增加，其供给弹性小；如果这样分析，系统地看，感冒治疗方案的平均价格上涨，在投入既定的情况下，各种治疗感冒的服务供给量增加较多（不是单指西药治疗），感冒治疗服务供给弹性较大。但是如果这种西药很容易生产，比如某些只是稍微改变剂型、复方，甚至包装的"新药"，那么价格的升高就可能引起多数生产商增加生产，增加供给量，该西药的供给弹性就较大。

（四）需求弹性

对需求弹性较小的产品，其需求量对价格变化的反应不敏感，价格改变对需求量的影响并不大，因而即使供给量有可能在短期内进行较大幅度的调整，但没有相应的需求，供给量也不会有较大的改变，因此，这种产品的供给弹性也较小；相反，需求弹性较大的产品，随价格的改变需求量的变化较大，如果供给量能够在短期内进行相应调整，供给量则会随着价格的变化而变化，因而供给弹性较大。

当然，在考虑上述因素对产品调整难易程度的影响时，通常是在固定了其他因素对供给弹性的影响之后，考察一种因素所引起的作用。因此，所谓供给弹性的大和小，往往是相对的。

第三节　卫生服务供给者的行为分析

一、生产函数

（一）生产要素的概念

生产过程就是从生产要素投入到产品（服务）产出的过程。经济学中，生产要素一般包括劳动、资源（土地）、资本和供给者才能。劳动是指人类在生产过程中提供的体力和智力的总和；资源不仅包括土地，而且包括自然界一切可以开发和利用的物质资源；资本具有两种表现：实物形态和货币形态，前者成为资本品，如房屋、仪器、原材料等，后者成为货币资本；供给者才能指供给者组织管理生产活动的能力，将各种要素按照一定的方式组合起来，在生产中发挥出所应发挥的功能。

卫生服务供给是一种特殊的生产过程。卫生服务的投入包括医生、护士和其他卫生人员等劳动力的投入，土地、房屋、设备、仪器和资金等资源和资本的投入，以及组织管理者技能。在诸要素中，房屋、大型仪器和设备等在短时期内无法进行数量的调整，称为不变投入；而医生人数、药品、卫生材料等要素在短期内可以进行数量的调整，称为可变投入。一种投入要素是不变投入还是可变投入是相对的，主要取决于时间的长短。如房屋，在短时期内很难改变其数量，属不变投入，但在较长时期内可以调整，可以视为可变投入；医生的培养至少需要 5 年，因而在 5 年之内很难在数量上有很大幅度的增加，为不变投入；但在较长时期内可视为可变投入。

卫生服务供给的产出是为改善居民健康而提供的各种卫生服务，包括医疗、预防、保健、康复、健康教育、计划生育服务等。

（二）生产函数

在生产过程中，生产要素的投入量和产品或服务的产出之间存在着一定关系，这种关系可以用生产函数表示。

1. 概念　生产函数表示在一定时期内、一定生产技术条件下，生产要素的投入数量与所能生产的产品，或所能提供服务的最大产量之间的关系，它反映了某种商品或服务投入与产出的内在联系。例如，一所医院的设备、流动资金、雇佣的医生及其他人员、租用土地等，构成了医疗服务供给的生产要素投入，而产出是这些投入所能提供的最大服务量，生产函数描述了它们之间的关系。

假定 X_1、X_2，……X_n 为生产过程中 n 种生产要素的投入量，Q 表示最大产出，则生产函数可表示如下：

$$Q=f\left(X_1,\ X_2,\ \cdots\cdots X_n\right)$$

假设生产中只使用劳动（L）和资本（K）这两种生产要素，则生产函数可以表示如下：

$$Q=f\left(L,\ K\right)$$

需要注意的是，任何生产函数都是以一定时期内生产技术水平作为前提条件的，如果生产技术水平发生改变，原有的生产函数也会随之改变，从而形成新的生产函数，即形成新的生产要素投入与产出的关系。

2. 柯布－道格拉斯生产函数　柯布－道格拉斯生产函数是由数学家柯布和经济学家道格拉斯于 20 世纪 30 年代初提出来的。他们根据美国 1899～1922 年的工业生产统计数据提出了这一函数：

$$Q=AL^{\alpha}K^{\beta}\quad 0<\alpha<1\quad 0<\beta<1$$

式中 Q 代表产量，L 和 K 代表劳动和资本的投入量，A、α 和 β 为三个参数：A 为常数（技术水平），α 和 β 分别表示劳动和资本在生产过程中的相对重要性，即由劳动和资本所带来的产出量分别在总产出量中所占的比重。一般劳动力对产出量的贡献大于资本，柯布与道格拉斯研究后得出的结论：产量增加中约有 3/4 是劳动的贡献，即 $\alpha=3/4$；资本的贡献约 1/4，即 $\beta=1/4$。利用 α 与 β 之和可以判断卫生机构的规模报酬情况，以反映在其他条件不变的情况下，卫生机构各种生产要素变化所引起的卫生服务产出量的变化，然后决定是否继续对卫生机构增加投入。规模报酬的变化情况可分为三类：

第一，$\alpha+\beta>1$，为规模报酬递增，此时卫生服务产出量的增加幅度大于对卫生机构的投入增加幅度。规模报酬递增的主要原因是卫生机构扩大投入规模可以带来生产效率的提高，比如专业化程度提高、要素组合优化等，在这种情况下，继续增加对卫生机构的人力和资本投入是有益的。

第二，$\alpha+\beta=1$，为规模报酬不变，此时卫生服务产出量的增加幅度等于卫生机构规模扩大的幅度。说明在现有技术水平下，卫生机构的生产效率已达到最高。但是如果社会需求扩大，仍需要增加投入以提高供给量，满足社会的卫生服务需求。

第三，$\alpha+\beta<1$，为规模报酬递减，此时卫生服务产出量的增加幅度小于对卫生机构增加投入使其规模扩大的幅度。规模报酬递减的主要原因是卫生机构规模过大，使得提供卫生服务的各个方面难以协调，运转不良，从而降低了生产效率。在这种情况下，不应再继续增加对卫生机构的投入，主要应进行内部机制转换、结构重组。

（三）一种可变投入的生产函数

假设技术水平不变，其他生产要素的投入量不变，考察一种生产要素投入量的变动对产出量的影响，可用于反映短期内生产要素投入与产出量之间的关系。例如，在其他要素不变的情况下，考察医生数量变化对医疗服务供给量的影响。

1. 总产量、平均产量与边际产量 总产量（total product，TP）：指与一定的可变投入相对应的最大产量。如表 3-2 中的第三列，在资本量不变的情况下，不同医生数所对应的总门诊数。平均产量（average product，AP）：指单位可变投入的产量，即总产量与可变投入量（L）之比，即 $AP=TP/L$。如表 3-2 中的平均门诊数，为总门诊数与医生数之比。边际产量（marginal product，MP）：指增加一单位可变投入量所引起的总产量的变化量，即 $MP=\Delta TP/\Delta L$。如表 3-2 中的边际门诊数，为总门诊数的增量比医生数的增量。

表 3-2　一种可变投入生产函数的总产量、平均产量与边际产量

资本量（K）	医生数（L）	总门诊数（人/日）（TP）	平均门诊数（人/日）（AP）	边际门诊数（人/日）（MP）
1	0	0	0	0
1	1	40	40	40
1	2	100	50	60
1	3	180	60	80
1	4	240	60	60
1	5	275	55	35
1	6	300	50	25
1	7	300	43	0
1	8	280	35	-25

根据表 3-2 可以得出反映总产量、平均产量和边际产量关系图，如图 3-3 所示。图中的三条曲线具有如下特点。

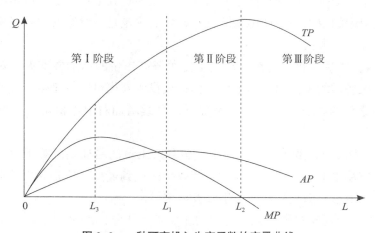

图 3-3　一种可变投入生产函数的产量曲线

（1）随着投入量 L 的增加，TP、AP 和 MP 都是先递增，到一定程度后就分别递减。

（2）当 AP 上升时，$MP>AP$；当 AP 达到最大值时，$MP=AP$；当 AP 下降时，$MP<AP$。这说明边际产出大于平均产量时，平均产量就增加，反之，平均产量就降低；而当平均产量与边

际产量相等时，平均产量达到最高值。

（3）当 MP=0 时，总产量 TP 达到最大。

（4）当 TP 下降时，AP 继续下降，而 MP 为负值。

2. 边际收益递减规律 是指在保持生产技术水平和其他生产要素不变的情况下，总产出达到一定点后，继续增加一种要素的投入量，带来产量的增加额递减。从表 3-2 的数字可以看出：随着医生数的增加，平均门诊数也在逐渐增加，但增加的幅度却有所下降；随着医生数的不断增加，门诊人数的增加量逐渐减少，最后达到零，甚至为负值。即当其他投入要素的数量保持不变时，如果一种投入要素不断地等量增加，那么超过一定数量后，产出量的增量将会越来越小，即该种投入要素的边际产量是递减的。当然在实际中，门诊人数的增加量不可能出现负值，这只是说明在边际产量达到零值时，再增加医生的数量，将会使效益降低。

3. 生产的三个阶段 根据可变投入的总产量曲线、平均产量曲线和边际产量曲线之间的关系，可将生产分为三个阶段（图 3-3）。

第 I 阶段：可变投入从 0 增加到 L_1。在这一阶段，平均产量 AP 始终是上升的，边际产量 MP 大于平均产量 AP，总产量 TP 也是增加的。说明在这一阶段不变投入量相对过多，而可变投入相对缺乏，只要增加可变投入量，就可以使不变投入的效率得到充分发挥，而使总产量有所增加。因此，通常生产者将会在此时期增加可变投入，以增加总产量，并将生产扩大到第 II 阶段。

第 II 阶段：可变投入从 L_1 增加到 L_2。在这一阶段，平均产量 AP 呈下降趋势，边际产量 MP 仍大于 0，总产量 TP 也继续增加，但速度递减，即在这一阶段是从平均产量 AP 最大到总产量 TP 达到最大。通常生产只进行到第 II 阶段，至于在此阶段可变投入的最佳投入数量究竟在哪一点，还需要结合成本、收益和利润进行分析后才能够确定。

第 III 阶段：可变投入增加到 L_2 以后，在这一阶段，平均产量 AP 继续下降，边际产量 MP 为负值，总产量 TP 开始降低，此时，每减少一个单位的可变投入，都能够提高总产量。这说明相对于不变投入量来说，可变投入量相对过多，很不经济，应停止可变投入的增加，或者优化要素的组合。

例如，盲目增加基层医疗机构的设备和基础设施，但是具备必需技能的医生数缺乏，卫生服务供给的增加就会受到限制。这时增加医生数量可使服务量迅速增加，且服务量的增加量大于医生数量的增加，这时候应增加医生人数，以提高诊疗设备的使用效率。但随着医生数的增加，医生数与诊疗设备的配置比例将逐渐趋于合理，一旦二者的比例达到合理水平后，再增加医生数，医生与诊疗设备的比例就会出现失调，医生数的增加将会高于服务量的增加量，应停止增加医生数量或减少医生数量。

（四）两种可变投入的生产函数

两种可变投入表示在一定时期、一定的生产技术条件下，其他生产要素不变的情况下，产出量与两种要素不同组合间的函数关系。与一种可变投入的生产函数不同之处在于，产出量不是一个变量的函数，表示产出量随着资本量和劳动量的变化而变化。生产者通过对两种可变投入进行不同组合，可以得到不同的产量。

二、成本理论

成本理论描述卫生服务成本与卫生服务供给之间的关系，成本可分为固定成本、可变成本、总成本、平均成本、边际成本、平均固定成本、平均可变成本等。

1. 固定成本（FC） 指卫生服务机构投入的不随卫生服务供给量变化的成本。如医院建筑、大型设备成本。

2. 可变成本（VC） 指卫生服务机构投入的随卫生服务供给量变化的成本。如人力成本、卫生材料成本。

3. 总成本（TC） 指卫生服务机构投入的固定成本与可变成本之和，$TC=VC+FC$。

4. 平均成本（AC） 指卫生服务机构提供一人次卫生服务所需的成本，$AC=TC/Q$。

5. 边际成本（MC） 指卫生服务机构增加一人次诊疗服务额外投入的成本，$MC=\triangle TC/Q=dTC/dQ$。

6. 平均固定成本（AFC） 指卫生服务机构提供一人次卫生服务所需的固定成本，$AFC=FC/Q$。

7. 平均可变成本（AVC） 指卫生服务机构提供一人次卫生服务所需的可变成本，$AVC=VC/Q$。
TC、FC、VC、AC、MC、AVC、AFC 的关系见图3-4、图3-5。

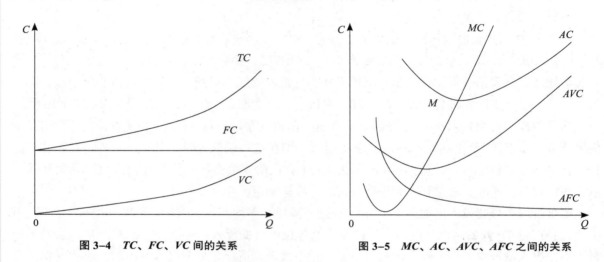

图3-4　TC、FC、VC间的关系　　　　图3-5　MC、AC、AVC、AFC之间的关系

总成本曲线 TC 可以由 VC 平移获得，平移大小等于 FC 的距离。

当边际成本 MC 低于平均成本 AC 时，它将平均成本 AC 曲线下拉；当 MC 等于 AC 时，AC 达到最低点 M。当 MC 在 AC 之上时，它将平均成本上拉。

卫生服务供给过程中要投入若干要素。要找到成本最小的方法是，每一个投入要素的边际产量除以该要素的平均价格，所有投入要素的边际产量除以各自平均价格结果相等时，就是成本最小的点。

三、生产要素的最优组合

在所投入的资本与劳动均为可变投入时，存在生产的经济区域与非经济区域的划分。生产的经济区域是指如果把生产选择在这一区域内，将不会造成资源的浪费，即将生产要素投入的组合维持在生产的经济区域内，在经济上是可行的。但经济上可行并不表示经济上的最优。生产者应该在生产经济区域内的无穷多个可行点中选择一个最优点，也就是在既定的成本下使产出量最大，或者说在既定的产出下使成本最小。

（一）等产量线

等产量线是指在技术水平不变、其他要素不变的条件下，提供同一产量的两种生产要素投入量的各种不同组合所形成的轨迹。例如，两种可变投入 X_1、X_2（医生与设备）可以进行多种组合，得到相同的服务量，将这些点连成一条曲线，即为等产量线（图3-6），表示两种生产要素的不同组合给生产者带来同等的产量。Q_1、Q_2、Q_3分别表示不同的产量，等产量线越远离原点，表示产量越大；反之，则表示产量越小，即$Q_3 > Q_2 > Q_1$。

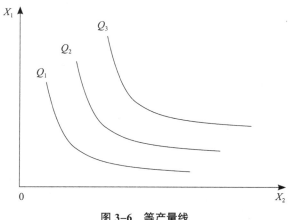

图 3-6　等产量线

等产量线具有以下特点。

1. 曲线向右下方倾斜。表示增加一种投入（如医生人数），需减少另一种投入（如设备），或者说减少一定数量的投入所带来的损失需要通过增加另一种投入来弥补。

2. 曲线凸向原点。表示在维持原产量不变的条件下，连续减少一个单位某要素的投入量，要求增加另一要素的投入量越来越大。这种现象是由于边际收益递减规律所致，我们将其称为边际技术替代率递减规律，即当一种投入不断增加时，它所能替代的另一种投入的数量就会越来越少。因此，用医生代替其他卫生人员是有限度的，而用其他卫生人员代替医生也是有限度的。当医生很少时，增加少量的医生人数，就可以减少很多的其他投入，如医生人数从 10 增加到 20，就可以减少其他卫生人员 30 人；但当医生人数较多时，即使增加很多医生，也只能减少很少量的其他卫生人员，如医生人数从 30 增加到 40，只能减少 10 名其他卫生人员。

3. 任何两条等产量线不能相交。

4. 同一坐标系中有无数等产量线，表示不同的产量水平。

（二）等成本线

在生产要素市场，生产要素是具有价格的，生产者对生产要素的购买支出构成了生产成本。为了获得较高利润，生产者在选择投入要素组合时，不能只考虑产量，还应该考虑成本。同样，医疗机构的管理者在选择医生与其他要素的组合时，也不能只考虑服务量，也要考虑成本。

等成本线是指在既定成本和生产要素价格的条件下，生产者所购买的两种生产要素的各种不同组合的轨迹。等成本线在横轴上的截距表示全部成本可购买到的 X_2 的数量，在纵轴上的截距表示为全部成本可购买到的 X_1 的数量，直线上的各点表示可买到 X_1 和 X_2 的不同组合（图 3-7 ）。

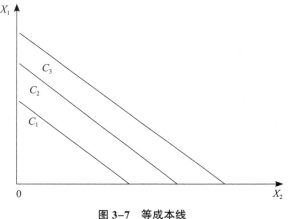

图 3-7　等成本线

在同一坐标平面上，可以有无数条等成本线，如 C_1、C_2 和 C_3。不同的等成本线所表示的成本是不相同的，离原点越远，表示购买要素的投入越大，反之则越小。在等成本线上的点，是既定成本购买 X_1 和 X_2 两种投入的各种最大组合。各等成本线互相平行，永不相交。

（三）生产要素的最优组合

生产者为取得最大利润，必然要遵循成本最小化和产量最大化原则，会以最小的成本生产最大的产量。由于投入是可以互相替代的，所以产量一定时，要使成本最小，则应使投入组合具有最低成本；成本一定时，要产量最大，则应使投入组合具有最大的产量。无论是前者还是后者，投入组合都是在等产量线和等成本线切点上的组合（如图 3-8 所示 M 点的组合），即为最优生产要素组合。它能使生产者以最小的成本获得最大的产量，从而获得最大利润。

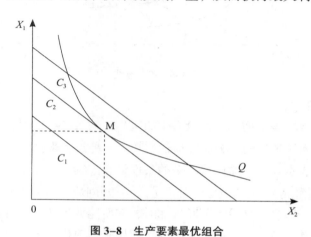

图 3-8　生产要素最优组合

生产要素的最优组合原则：两要素的边际产量之比等于两要素的价格之比，即可实现在既定成本条件下产量最大化，或在既定产量条件下成本最小化。它表示生产者可以通过对两要素投入量的不断调整，使得最后一单位的货币成本无论用于购买哪一种生产要素，所获得的边际产量相等。

四、卫生服务供给者行为分析

卫生服务市场属于不完全竞争市场，许多情况下卫生服务的提供者提供卫生服务不都是为了追求最大利润，一些卫生服务机构的收入也不完全来自市场（服务收入），因此，卫生服务提供者的行为具有自己的特点。当前，在我国，虽然营利性医疗机构有一定的规模，但是非营利性医疗机构仍是卫生服务供给的主体。即使在国外，非营利性的公立医疗机构也占有相当大的比重。目前分析卫生服务供给者的行为的理论模型有效用最大化模型、利润最大化模型和医生收入最大化模型等。

（一）效用最大化模型

该模型是 Newhouse 在 1970 年提出的，主要用于阐述非营利性生产者行为。在该模型中假定：一是医院决策者追求效用的最大，而不是利润最大，即服务数量最大和服务质量最大，数量即规模，而质量则是高级技术、高级人才、尖端设备等消费者所认为的象征；二是消费者对服务的需求取决于所感知的质量和价格，质量和价格都会决定需求。在这种模式下会发生以下行为：

如果质量继续提高，医疗服务价格会继续提高；消费者看到价格上升了，就会认为医疗质量可能提高了。由于消费者最重视服务质量，但是他又不知道质量最好的治疗是什么样子，所以他必须找一个参考物，以此来做出使用某种医疗服务的决策。于是，医院投入要素的质量就成了那个参照物，而投入要素的质量又反映在成本和价格。所以，当消费者看到医疗服务价格上升了，就会认为医院投入要素的质量可能提高了。

卫生服务供给者为了满足偏好于高质量服务的消费者的需求，需要高成本高质量的要素投入，如果这种投入仅仅是为了吸引患者，可能存在资源配置不当、供给能力过剩。

如果医院决策者追求威望，也就是数量规模，他们可能会购置高精尖设备。但是，这时患者只需支付平均成本即可。

概括地讲，对于非营利性医疗机构，供给服务的质量是最重要的，这表明投入一定的资源应带来服务质量一定程度的提高。高级别的医疗机构应以提供高质量的服务为主，低级别的医疗机构应在保证一定质量的前提下，提供尽可能多的基本医疗服务。虽然大量使用高精尖设备在一定程度上可以提高服务质量，但是由于这些设备可能是高成本的，容易造成利用不足。

（二）利润最大化模型

该模型假设：医院行为的最终目的是谋求利润的最大化，同时还谋求成本的最小化，因为高成本意味着利润的减少。此时可能存在以下行为：

医院在需求增加、需求价格缺乏弹性或成本价格增加的前提下，提高价格。为了利润最大化，医院将把价格定在边际成本等于边际收益的交点。由于患者的经济水平不同，医院可能根据不同收入的患者和不同服务的价格需求，弹性实施差别价格，既满足不同需求，又能提高利润。如果医院追求利润最大化，它会对那些需求价格缺乏弹性的服务和患者提高价格。

医院会把投资方向转到那些高回报率的项目上，尽量减少成本投入。如果医院有额外的床位能力，增加床位，可以大大节约提高技术和增加额外设施的成本。

总之，该模型是根据追求利润最大化和成本最小化原则进行定价。

作为卫生行业自身的特点，不能单纯地追求最大利润，但是在竞争的环境下，医院为了生存和发展，必须选择最节约的成本，即成本最小化，或者选择产出最大化。

（三）医生收入最大化模型

该模型假设：医生控制医院；医院的决策代表医生的目标；医生是非营利机构的受益人；医生尽可能使自己的收入最大化。

该模型显示，当医疗服务需求增加时，医生的偏好行为是增加医院容纳患者的能力，提高生产力，而不是转院。因为医院的生产率越高，医生的收入越高。例如，增加实习医生、进修医生数量，由他们代行医生职责而不需付给报酬；扩大医院基础设施（病房、手术床位），不必将患者转出，从而增加收入。

当医疗卫生服务需求增加时，该模型并不倾向于增加医生数量，因为医生数量也会影响医生收入。随着医生数量的增加，最初医生的收入是增加的，但是最后每位医生的收入会下降，因为收入增加的百分比小于医生数量增加的百分比。医生决定医院决策，必然会限制医院的人员雇佣，避免继续增加医生数量。

该模型还认为，由于医生控制医院的投资决策，容易造成低效率。因为医生倾向于增加其他要素的量，而没有相应增加医生的数量，结果导致资源配置不合理，要素组合不佳。

以上介绍了几个主要的卫生服务供给者行为模型，需要说明的是，这些理论并非完全适合我国的实际情况。

【小结】

卫生服务供给是指医疗卫生服务的供给方在一定时期内，在各种可能的价格水平下，愿意并且能够提供的卫生服务的数量。形成卫生服务供给应具备两个条件：一是有提供卫生服务的愿望，二是有提供卫生服务的能力。它具有以下特征：即时性、不确定性、专业技术性、无误性与高质量性、供方主导性、效益外在性、公益性和福利性产品的短缺性、垄断性等。主要影响因素：社会经济发展水平、社会对卫生服务供给的重视程度、卫生服务价格、卫生服务成本、卫生服务需求水平、卫生资源投入、卫生服务技术水平、医疗保障制度等。卫生服务供给弹性是指卫生服务供给量变动对其价格变动的反应程度。卫生服务供给的价格弹性系数一般是正值。影响卫生服务弹性的因素主要有时间、供给量调整的难易程度、卫生服务项目的替代性、需求弹性等。生产函数表示在一定时期内、一定生产技术条件下，生产要素的投入数量与所能生产的产品，或所能提供服务的最大产量之间的关系，它反映了某种商品或服务投入与产出的内在联系。经济学中，生产要素一般包括劳动、资源（土地）、资本和供给者才能。

【课后案例】

推动基本医疗服务供给全覆盖

《海南省卫生健康委员会关于切实加强基层医疗卫生机构基本医疗服务供给工作的通知》提出，推动基本医疗服务供给全覆盖。今年 6 月底前，所有政府办乡镇卫生院、社区卫生服务中心（站）要按标准设置临床科室，并做到应开尽开、应诊尽诊；设置床位的要全面恢复住院功能，不得以任何借口和理由不开展或缓开展住院服务。所有村卫生室要能够提供基本医疗服务，不具备诊疗能力的要通过乡镇卫生院定期巡诊、派驻，以及邻（联）村延伸服务等方式，保障基本医疗服务供给。推动优质医疗资源下沉全覆盖。各市县卫生健康行政部门会同城市医疗集团或县域医共体牵头医院要于今年 5 月底前，完成对所有基层成员单位医疗服务情况的摸底调查和一对一帮扶计划的制定，并于 6 月底前全面启动对基层医疗卫生机构的帮扶行动，通过以科包院、设置联合门诊、联合病房，以及建立中级及以上职称医疗专家定期到基层医疗卫生机构坐诊排班制度等多种方式，尽最大努力补齐基层医疗卫生机构临床科室和住院病房业务开展能力不足短板，全面带动基层医疗卫生机构基本医疗服务能力有效提升。

资料来源：海南日报，2023-3-22.

问题：为什么要加强基层医疗卫生机构基本医疗服务供给？

【思考题】

1. 卫生服务供给有何特点？
2. 卫生服务供给的影响因素有哪些？举例说明。
3. 分析老龄人口卫生供给的特点。

学习目标

掌握卫生服务市场的基本概念，卫生服务市场的构成及特点，卫生服务产品特性。

了解卫生服务市场中市场机制失灵的表现。

案例导读

北京为特需医疗划下三个 10%

4月12日，北京市卫生健康委网站发布《关于加强和规范北京市公立医疗机构特需医疗和国际医疗服务管理的通知》（以下简称"通知"）。《通知》指出，北京市允许公立医疗机构在特定区域内向患者提供部分特需医疗服务，支持医疗机构在国家允许的比例范围内设置和发展国际医疗部，放开公立医疗机构特需医疗服务项目价格。

《通知》指出，严格控制特需医疗服务规模。公立医疗机构用于特需医疗服务的床位数，不得超过医疗机构登记床位总数的 10%；除特需夜门诊和特需节假日门诊外，副主任医师及以上职称的在职医师特需门诊出诊单元数量不得超过医疗机构出诊单元总量的 10%。医疗机构内设的国际医疗部在完成政府委托的涉外医疗服务任务外，为社会提供的医疗服务属于特需医疗服务，服务总量包含在全院 10% 控制范围内。一级和二级公立医疗机构原则上不得开展特需医疗服务；三级公立医疗机构在基本医疗服务量减少的情况下，原则上不得增加提供特需医疗服务的规模。

《通知》要求，科学规范特需医疗服务管理。医疗机构结合各科室医师数量和门诊开诊情况，确定具有副主任医师及以上职称医师从事普通门诊、专家门诊和特需门诊的比例，并根据临床实际情况和患者需求变化实行动态调整。副主任医师及以上职称的医师未完成基本医疗服务任务的，医疗机构不得安排其在特需医疗部提供诊疗服务。公立医疗机构开展特需医疗服务，应设立独立区域。

资料来源：崔芳，姚秀军.北京为特需医疗划下三个 10%.健康报，2021-04-14.

思考： 卫生服务市场有什么特点？公立医院应如何提供卫生服务？

在自由竞争的市场经济中，有一只"看不见的手"引导着人们的各种经济活动，使主观上的自利行为最终达到增进社会总福利的目的——这就是亚当·斯密在其名著《国富论》中提出的经济学原理。随着经济体制改革的不断深入，卫生服务市场已经形成。

第一节 卫生服务市场概述

一、市场及市场机制

（一）市场

市场是社会分工和商品经济发展的必然产物，同时在其发育和壮大的过程中，也促进和推动了社会分工和商品经济的进一步发展。

市场的内涵有狭义和广义之分。狭义的市场是指供需双方物品交换的场所；广义的市场既包括物品交换的场所，又包括物品交换的行为。

从本质上讲，买者作为一个群体决定了一种产品的需求，而卖者作为一个群体决定了一种产品的供给，市场是物品买卖双方相互作用并决定其交易价格和交易数量的一种组织形式或制度安排。任何一种商品都有一个市场，有多少种商品，相应地就有多少个市场。

（二）市场分类

1. 市场的分类 根据交易物品是否具有可物质实体，市场可分为有形产品市场和无形产品市场。有形产品市场如药材市场、石油市场、黄金市场、土地市场等；无形产品市场如技术市场、服务市场、产权市场、信息市场等。市场的基本要素有五种：商品交换的场所、商品交换的媒介（货币）、市场需求和供给、以价格为核心的各种市场信号，以及作为市场活动主体的商品供给者和需求者。

在经济分析中，根据市场的竞争程度，表现为不同的市场结构特征，可将市场分为四种类型：完全竞争市场、垄断竞争市场、寡头市场和垄断市场。决定市场竞争程度的主要因素有四个：市场上厂商的数量、厂商所生产的产品差别程度、单个厂商对市场价格的控制程度、厂商进入或退出一个行业的难易程度。

2. 市场的特征

（1）完全竞争市场的特征 很多厂商生产类似产品，没有进入障碍，需求者对信息掌握完全，每个企业占有很小的市场份额，生产相同的产品，这些意味着在一个行业中存在相当数量的实际竞争，因为有很多可替代企业可以提供相同的产品。没有进入障碍就意味着存在潜在竞争威胁，因为没有可以阻挡新企业进入的障碍。在完全竞争市场下，实际存在的和潜在的高度竞争表明，一个企业的生产决策对整个行业的产量和价格没有重要的影响。

（2）垄断竞争市场的特征 在一个市场中存在许多企业，其中每一个企业在整个市场中所占的份额都微不足道，而且它们所生产的产品略有差异，如质量、规格、品牌、环境、售后服务等。尽管垄断竞争市场上企业的产量占整个市场的"份额"很小，但这个很小的份额却是"独特"的有差异的产品，由于产品的差异性，垄断竞争企业改变产量会对行业价格产生一些影响。同时，由于垄断竞争企业的产品与同一市场上其他产品之间存在着极高的"替代性"，企业对价格的控制力并不像完全垄断企业那么大。

（3）寡头市场的特征 只有少数几个大的企业控制着全部或者大部分产品的生产和销售，寡头对价格有一定的控制权，市场也有一些重要的进入障碍。寡头市场企业行为最重要的特点是相互依赖、相互制约。寡头的成因与垄断相似，也包括资源控制、政府特许、专利技术控制和规模经济。

（4）垄断市场的特征　整个市场上企业"仅此一家"，由于垄断企业是市场上独一无二的生产者和供给者，它的产量在市场上的占有率为100%。因此，垄断企业对市场价格和交易数量具有绝对控制力。形成垄断市场的原因有资源垄断、特许垄断、专利垄断和自然垄断。资源垄断是指某种产品的生产必须要有某种关键性的资源，而这种关键性的资源又为某个企业所独有，在这种情况下，该企业不仅垄断了这种关键性的资源，还可以垄断这种关键性资源的生产。特许垄断是指政府利用行政或法律的强制手段，把生产某种产品的权力给某个企业，而不允许任何其他企业生产。在现实生活中，这样的垄断也很常见，如许多公用事业企业就是这种类型的垄断企业。专利垄断可以归为上述的资源垄断或特许垄断。从专利的授予方面来看，它是一种特许垄断，因为专利是政府赋予的一种权力；从专利的性质方面来看，它是一种资源垄断，因为和其他生产要素一样，专利也是一种资源。自然垄断是指企业通过扩大生产规模，不断降低平均成本到最低点，在这个过程中，为了减少成本，每个企业都将努力地增加各自的产量，并相应地降低价格，不断地将平均成本相对较高的企业挤出市场，直到只剩一家企业，就成为市场的垄断者。

市场类型的划分和特征见表4-1。

表4-1　市场类型的划分和特征

市场类型	厂商数量	产品差异程度	厂商对价格的控制程度	进出难易程度	行业代表
完全竞争	很多	完全没有	没有	很容易	农业
垄断竞争	很多	有	有一些	比较容易	轻工业
寡头	几个	无或有	相当程度	比较困难	重工业
垄断	唯一	唯一产品	很大程度，但受管制	几乎不可能	公用事业

（三）市场经济

市场经济（market economy）是以市场为基础和主导，调节社会经济活动、配置社会资源的一种经济组织形式和经济运行方式。

市场经济是商品经济发展到一定阶段的产物。随着商品经济的发展，市场不断扩大，逐渐形成了一个完整的市场体系，即不仅存在商品市场，而且形成了土地、劳务、资金、技术、信息等生产要素市场。市场在社会经济活动中的作用日益显现，各种交换活动都要通过市场来进行，市场体现着人们在生产、交换、分配和消费中形成的各种经济关系，市场成为各种交换关系的总和，也成为整个社会经济生活的中心，成为社会经济资源的主要配置方式。除资源配置功能之外，市场经济的基本功能还包括利益刺激功能、信息传递功能、市场导向功能、奖优罚劣功能。市场经济的五大基本功能是市场经济规律作用的具体实现。

现代市场经济是由市场主体、市场客体、市场体系、宏观调控和市场法规等要素构成的有机整体。

（四）市场机制

1. 市场机制的概念　市场机制作为一种经济运行机制，是市场机制内部各种要素，如供求、价格、竞争、风险等之间相互作用、相互联系所构成的经济运行的内在机制，是市场运行的实现机制。市场机制主要包括供求机制、价格机制、竞争机制和风险机制。市场机制的作用回答了经济学的三大基本问题：生产什么、如何生产、为谁生产的问题。

价格机制是指在市场竞争过程中，某种商品市场价格的变动与该商品供求关系变动之间有机联系的运动。它通过市场价格信息来反映供求关系，并通过这种市场价格信息来调节生产和流通，从而达到资源配置。此外，价格机制还可以促进竞争和激励，决定和调节收入分配等。

供求机制是指通过商品、劳务和各种社会资源的供给和需求的矛盾运动，来影响各种生产要素组合的一种机制。它通过供给与需求之间的不平衡状态形成各种商品的市场价格，并通过价格、市场供给量和需求量等市场信号来调节社会生产和需求，最终实现供求之间的基本平衡。供求机制在竞争性市场和垄断性市场中发挥作用的方式是不同的。

竞争机制是指在市场经济中，各个经济行为主体之间为了自身的利益而展开竞争，由此形成经济内部的必然联系和影响。它通过价格竞争或非价格竞争，按照优胜劣汰的原则来调节市场运行。它能够形成企业的活力和发展的动力，促进生产，使消费者获得更大的实惠。

风险机制是市场活动同企业盈利、亏损和破产之间相互联系和作用的机制，在产权清晰的条件下，风险机制对经济发展发挥着至关重要的作用。

市场机制的以上内容相互结合、相互作用，共同调节和支配着市场经济的运行和发展。消费者和生产者作为一般商品市场的基本参与者，通过产品市场和要素市场相互作用。在产品市场中，消费者产生了对汽车、住房、食品等各种商品的需求，并将这种需求信息释放到产品市场中，生产者获得了相应的市场信息，为了获取利润，在价格机制和供求机制的作用下对市场信息做出反应，向产品市场提供相应的产品。在交换过程中，供给和需求相互作用决定了商品的数量和价格，在这个过程中也回答了"生产什么"和"为谁生产"的问题。生产者为了完成产品市场中的商品供给，需要在要素市场中组织生产要素用于生产，生产要素的价格通过要素市场的供给、需求来确定，要素市场的双方通过价格机制、供求机制的作用，完成和回答了"怎样生产"的问题。见图4-1。

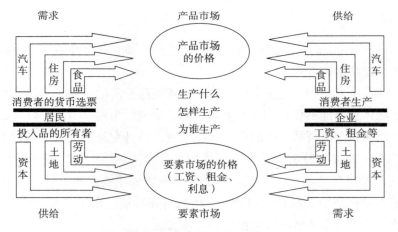

图 4-1　市场机制作用示意图

2. 市场机制的功能　市场机制在资源配置中起基础性作用，具有以下主要功能。

（1）形成市场价格的功能　商品的价值是在生产过程中形成的，但商品价值要通过交换才能实现，只有通过供求机制和竞争机制转化商品价格，才能形成一般价格水平。

（2）资源优化配置的功能　市场机制以价格水平的变化，灵敏、高效地向市场中的各个主体提供信息，作为他们决策的依据，同时也是国家提供宏观调控的基本参数。各市场主体出于对自身利益的考虑，将不断地重组以改变资源配置状况，政府也将根据市场价格的变动以调整各项宏观政策，从而影响生产要素在社会各部门和企业的投放比例，由此灵活地引导资源在各部门、各行业之间的自由流动，使全社会的资源配置不断地趋于优化，实现资源配置的效率。

（3）供求关系的平衡功能　由于信息的不对称等原因，个别商品的供给与需求、社会总供给与总需求在总量上和结构上经常会发生不平衡。在市场经济条件下，供求与价格相互作用，调节着供给和需求，推动经济总量在动态中实现平衡。

（4）提高效率的激励功能　市场的竞争机制既可以使商品生产的个别劳动时间低于社会必要劳动时间的企业获得超额利润，从而在竞争中处于优势地位；又可以使商品生产的个别劳动时间高于社会必要劳动时间的企业产生亏损，从而形成被淘汰的压力。这种作用会使企业基于对经济利益的追求，不断采用新技术，加强管理，拓展市场，以提高劳动生产率，降低生产成本，优化产品结构。

（5）经济利益的实现功能　在市场经济中，商品生产者及经营者都是从自身的经济利益出发来从事生产、经营活动的。而经济利益的实现，不仅取决于生产者本身的生产努力程度，而且还取决于市场状况和生产者在市场竞争中的实力。市场机制客观上起着经济利益的实现和调节功能。

（6）经济效益的评价功能　在市场经济中，经济主体的经济活动效果如何，不取决于这些主体的主观评价，而取决于他们生产的产品在市场上实现的程度。只有经过市场机制检验，在市场上实现了的产品，才能被证明是为社会所承认的，才是有效益的。这样，市场就成为社会各种经济活动效益的客观评价者。

二、卫生服务市场及其构成

（一）卫生服务市场

卫生服务市场是指卫生服务产品或劳务按照商品交换原则，卫生服务的供给者和需求者之间相互交换的关系总和。卫生服务的供给者包括各类医院、门诊机构、制药企业、药品零售机构、公共卫生机构（疾病控制中心、卫生监督机构、妇幼保健机构等）、其他卫生机构，以及各类卫生技术人员（医生、护士、药师、预防保健人员、卫生监督人员、个体医生等）。而卫生服务需求者是各类患者和健康者，他们是卫生或医疗服务的接受者，从某种意义上讲，他们也可以称为卫生产品和服务的消费者。

（二）卫生服务市场构成

一般来看，卫生服务市场分为广义和狭义两类。广义的卫生服务市场包括卫生服务筹资市场、卫生服务市场和卫生服务要素市场，这三个市场是相互联系、相互制约的关系。其中，卫生服务市场是核心，卫生筹资市场是前提，卫生服务要素市场是基础，三者之间的关系见图4-2。通常将卫生服务筹资市场和要素市场称为卫生服务的相关市场。

1. 卫生服务筹资市场　该市场在我国尚处于起步阶段。除政府卫生支出外，社会卫生支出、居民卫生支出和医疗保险构成了目前我国卫生服务筹资的主要方面。其中，医疗保险市场应是卫生服务筹资市场的主体。通过卫生服务筹资市场所筹集的资金，只有转入卫生服务要素市场才能发挥作用。

2. 卫生服务要素市场　即卫生服务投入市场，主要包括卫生人力市场、资本市场、药品市场、材料市场和仪器设备市场。其市场的卖方是医药企业、学校等，买方是卫生部门。

经过40多年的经济体制改革，卫生人力市场以"铁饭碗"为特征的用人制度逐渐被打破，代之以与市场经济体制相适应的就业机制。卫生人力资源的价格，具体表现形式为报酬和用人部门的社会保障制度逐渐成为人力市场供求调节的条件。

药品市场是一个特殊的市场，目前最突出的问题是药物价格普遍上涨。药品价格在我国计划经济时期一直由国家统一审批和定价，自 2002 年 9 月实施《中华人民共和国药品管理法实施条例》后，列入国家基本医疗保险药品目录的药品和国家基本医疗保险药品目录以外具有垄断性生产、经营的药品，实行政府定价或者政府指导价，对其他药品实行市场调节价。原则上药价的形成都与生产成本有关，但由于我国目前药品生产流通企业众多，区域经济发展非常不平衡，各地之间的生产要素价格差异很大，因而造成不同厂家生产的同种药品价格会有很大差别。我国药品市场仍需建设与完善。

医疗设备市场的主要作用是提供卫生机构的设备配置。改革前，卫生机构的设备配置严格按计划控制。改革后，卫生机构的经济能力增强，普遍更新医疗设备。先进科技设备一方面提高了所提供卫生服务的质量，另一方面也带来了卫生服务成本的上涨，提高了卫生服务价格。在设备配置中，有些医院盲目追求高、新设备，超规模配置，设备供给大大超过市场需求，医院为增加经济收益而诱导需求。

3. 狭义卫生服务市场 通常意义上所讲的卫生服务市场即狭义卫生服务市场，主要包括预防服务、保健服务、康复服务和医疗服务等市场。在卫生服务市场中，医疗保险的介入，形成了包含卫生服务供给、需求和保险的三方市场（图4-2）。保险能改变卫生服务需求者对卫生服务价格的敏感程度，并改变其需求行为。假设医疗保险的起付线为 970 元，970 元以内个人支付全部卫生服务费用，970 元以上全部由保险基金支付；对于个人来讲，970 元以上的卫生服务需求就成了一条价格为零的直线。同时，保险也会影响供方行为，比如医疗保险费用的不同偿付方式对供方的激励是不同的，按服务项目付费可能会刺激供方增加卫生服务供给，而预付制则会促进供方控制成本，减少不必要的卫生服务产品供给。

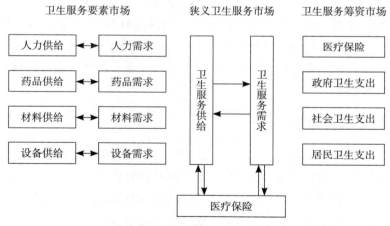

图 4-2　卫生服务市场的构成

（三）卫生服务产品

按照卫生服务的经济学特征，可将卫生服务产品分为公共产品、私人产品和混合产品，其中公共产品可以分为纯公共产品和准公共产品，私人产品可以分为必需品和特需品。

1. 纯公共产品 是一类具有非竞争性和非排他性的物品。非竞争性指的是指该产品被提供出来后，另外一个消费者消费它不需要追加付出资源成本。换句话说，公共产品的边际成本为零。

非排他性是指消费者在不愿意支付下能消费某商品，且阻止他（她）消费，要么成本太高，要么在技术上不可能。例如，一个小镇上的龙卷风警报器是一种纯公共产品，一旦警报器响起来，要阻止任何一个人听到它都是不可能的；当一个人得到警报的利益时，并不减少其他任何一个人的利益。在卫生服务领域中，许多环境卫生的控制措施，如废气、废弃物、废水治理是公众受益的，消灭蚊子、苍蝇的滋生地，减少传播媒介，人人受益；健康教育也属于公共产品，如传染性非典型肺炎（SARS）和新型冠状病毒感染流行时期，电视、报纸、网络等各个媒体都在介绍注意个人卫生，宣传防疫方法，这种信息的传递同样使每个人都能获益。由于纯公共产品有非竞争性和非排他性，任何个体所作出的资源贡献对物品供给的影响都是微乎其微的，供给者不会获得理想的利润，在自由市场经济条件下，会使纯公共产品的供给处于极端萎缩状态，甚至导致供给短缺。

2. 准公共产品　是指不同时具备非竞争性和非排他性，但却有较大外部性的产品。它是介于纯公共产品和私人产品之间，具有公共产品与私人产品特征的混合产品。在卫生领域中，预防免疫、妇幼保健、计划生育和从业人员健康检查等产品就具有消费竞争性，当消费者的数量达到一定程度时，便会出现竞争，表现为消费质量下降或者数量减少，使用的边际成本为正，有的学者称之为"拥挤型公共卫生产品"。

外部性是指个人或一部分人的某种行为直接影响到他人，却没有给予支付或得到补偿，即这个人或这一部分人没有承担其行为的全部后果。外部性是普遍存在的，如旅行者乱扔垃圾、司机排放污染气体、居民在拥挤的房间里抽烟、医生滥用抗生素等。在这些情况下，除了买卖双方外，其他人也受到损害，个人成本总和小于社会成本，这是负外部性。外部性也有可能是正的，比如计划免疫接种，在一个社区范围内，一部分人接种了乙肝疫苗，接种者患乙肝的可能性会大大减少，社区内其他未接种疫苗的人因为接触传染源的机会减少，被感染的可能性也减少，结果是接种者受益，未接种者也受益，个人受益总和小于社会受益。

当产品存在外部性时，市场对产品的配置是缺乏效率的。当一种产品的生产带来负的外部性时，生产者在决定生产多少时没有考虑"社会成本"，只考虑比社会成本低的私人成本，从而出现与考虑了社会成本相比更多的产量；当一个产品存在正的外部性时，生产者只会考虑个人的收益，导致供给不足。

3. 私人产品　私人产品的特点是具有排他性和竞争性，即产品一旦被人消费，则其他人将无法消费该产品。大部分的基本医疗、非基本医疗或特需医疗服务都属于私人产品，如内科、外科、妇科、儿科等各科室开展的非传染性门诊、检查、住院服务；针对人口老龄化开设的各种护理保健、医疗服务；其他如牙科、整形科等提供的各类服务。这些治疗服务与提高个人健康水平、生活质量和改善个人的医疗条件有密切关系，因此应该由个人付费。

必需品是指缺乏需求价格弹性，收入弹性在0～1之间的产品，如急诊、急救手术、接生等；特需品是指富有价格弹性，收入弹性大于1的产品，比如整形美容手术。

4. 混合产品　卫生服务中很难做出具体区分的产品，都可归入这一类。部分难以区分是福利产品或个人产品的，都归入混合产品的范围。

（四）卫生服务市场均衡

因为卫生服务市场的特殊性，微观经济学的理论不能直接用来分析卫生服务市场的经济行为。首先，许多非营利性的医疗机构的行为目标不是追求利润最大化；其次，医生的执业资格对执业许可设置了一个障碍，减少了医生的竞争；最后，对许多医疗服务来讲，消费者缺乏价格和医疗技术方面的信息，在消费者信息缺乏的情况下，医生就可能会做出机会主义行为的事情。由于卫生服务市场的实际情况与微观经济学理论假设的偏差，因而难以使用已有的模型对其进行评价，以下的分析放宽了相关的经济学假设。

卫生服务市场到底是什么样的市场结构？卫生服务市场是一个垄断竞争市场。市场中有大量的厂商生产类似但又不完全相同、不能互相替代的产品。一方面，它与完全竞争的市场类似，市场中有大量的厂商，但没有一个厂商有巨大的市场份额，进入和退出市场比较容易；另一方面，它又与完全竞争的市场不同，不同的厂商生产和销售有差异的产品。所谓有差异的产品，是指它们的重要特征存在差异。产品的差异性可能来自提供产品的位置不同，也可以是因为质量不同。由于产品的差异性，使厂商有提高和降低价格的自由度，因而每个厂商所面对的是一条向下倾斜的需求曲线，如图 4-3 中的 DG 和 D'G'。

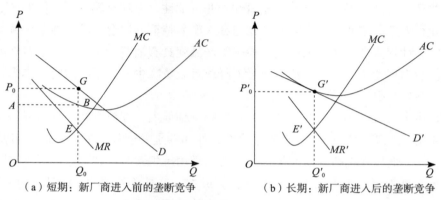

（a）短期：新厂商进入前的垄断竞争　　　　（b）长期：新厂商进入后的垄断竞争

图 4-3　垄断竞争市场中厂商的均衡

图 4-3（a）给出了垄断竞争市场中厂商短期均衡时，即有新厂商进入这一市场前的均衡状况。垄断竞争厂商决定利润最大化的均衡产量的原则仍然是边际收益 MR 与边际成本 MC 相等，即 E 点对应的产量 Q_0 实现其目标。这时的市场价格 P_0 大于平均成本，因而此厂商会获得超额经济利润（图中 $ABGP_0$ 面积）。以拜耳公司的阿司匹林为例，因其是一个较好的品牌产品，面对一条向下倾斜的需求曲线，拜耳同时和许多同类的阿司匹林的生产者竞争，但它的品牌使其产品能定在一个更高的价位，使得该公司在短期内获得超额利润。然而，因进入屏障的缺失，其他厂商被这个行业的超额利润所吸引，也进入这一市场，提供很类似但却并不完全一样的新产品，使每个厂商的市场份额慢慢减少，转而使对现存产品的需求水平降低，直到超额利润为 0，即需求曲线移动到 D'G'，见图 4-3（b），这时 D'G' 与平均成本曲线 AC 相切。点 G' 就是这一产业的长期均衡点。

第二节　卫生服务市场的类型与特征

一、卫生服务市场的类型

我国的卫生服务市场是社会主义市场经济的重要组成部分，它与一般商品、服务市场一样，有自身的要素、结构和内容。为了更好地把握这一市场，大致可以进行如下分类。

（一）按卫生产业职能划分

卫生服务市场可以分为公共卫生防疫服务市场、预防保健服务市场、医疗康复服务市场和医教科研服务市场四类。卫生防疫和预防保健服务市场的职能主要是对人类生态环境、自然灾害等进行监控和调节，对严重危害健康的各种地方病、传染病进行预防和防疫，主要以福利性卫生消费形式为全体公民提供服务，同时也为消费者提供公益性健康保健服务。医疗康复服务市场是为消费者提供公益性的治疗、保健、康复、护理、整形，以及美容等卫生服务；同时也为部分特殊消费者提供福利性卫生服务，并对危害严重的传染病、流行病等疫情进行监控，以保障人们的健康。医教科研市场是培养卫生人才和进行医学科学研究的重要市场，可以为防疫、预防、医疗、康复、保健等各类卫生服务提供人才保证和科学技术支持。

（二）按地域进行划分

卫生服务市场可以分为城市卫生服务市场和农村卫生服务市场，它们分别是为城镇居民和农村居民提供服务的市场。我国幅员辽阔，人口众多，无论城市还是农村，都是一个相当庞大的卫生服务市场。

（三）按卫生消费层次划分

卫生服务市场可以分为基本型卫生服务市场和特殊型卫生服务市场。基本型卫生服务市场主要是为大多数普通大众服务的。而特殊型卫生服务市场的消费者有以下三类人：一是少数先富起来的人，他们除了需要一般的卫生服务以外，还要求提供健康保健、美容等特殊的卫生服务；二是社会上的优秀人才、专家和党政高级干部，他们的健康长寿是人类的宝贵财富；三是特殊病种的患者，需要专业技术较强的专家的特殊卫生服务。

二、卫生服务市场的特征

卫生服务市场与其他市场相比，有一些重要区别：一个竞争性市场的核心是存在许多知情的买卖者，谁都没用足够大的规模来影响价格；买卖者独立行动，没有相互勾结；其他买卖者可以自由地进入市场。绝大多数卫生服务市场远没有达到竞争性的要求。因此，卫生服务市场与一般商品市场比较起来，具有很大的不同，是一个特殊的市场。

（一）不确定性

就个人而言，疾病和伤害的发生具有很大的偶然性，很难对个人的疾病进行准确预测，无法提前预知什么时候发生疾病、发生什么疾病，以及疾病的严重程度如何，因而个人的医疗需求具有很大的不确定性。同时，由于个体之间的差异，即使被诊断为相同疾病的人，其所应该获得的医疗服务的种类和数量也有所不同，治疗的效果无法事先准确判断，因而卫生服务的供给同样具有很大的不确定性。

（二）信息不对称

由于卫生服务需求者具备的卫生服务信息不完全，其很难像其他商品的消费那样，对卫生服务需求的数量、种类、质量、服务者，乃至价格等事先做出正确判断和理性选择，从而增加了需求的盲目性和选择的成本。医疗服务与普通商品相比，不同之处在于：普通商品市场中不同消费者购买和消费的商品，对商品满足自身的需求是基本相同的。因此，准备消费某种商品的消费者，可以以很低的成本从曾经消费过的消费者那里得到充分的信息。而医疗服务，尤其是以辨证施治为特征的中医药服务，却是根据不同的患者，即消费者自身的情况量身定制，即使患者的病情相同，但因自身的功能和所处的环境不同，其所需要的服务也可能是大相径庭的，这就需要供方即医生的专业知识来帮助判断。同时，供方拥有充分信息，居于主导地位，供需双方对信息的拥有是不对称的。信息经济学指出，只要存在信息不对称，就必然存在道德风险，并可能创造需求或诱导需求，使卫生服务需求存在明显的被动性。

（三）委托 – 代理关系

在医疗服务市场中，医生诊断患者的病情，患者同时让医生为自己决定用何种方式治疗，即以需求者"代理人"和"服务提供者"的双重身份对服务做出需求选择，这意味着患者和医生之间建立起了"委托代理"的关系。作为患者，必然希望自己的代理人是一个完美代理人，将自身的利益放在首要位置。而作为医生，也理所应当为委托人考虑，做好本职工作，医生应该做出等同于患者在完全信息的情况下所能做出的最优决定。但当代理人的利益与委托人的利益发生冲突时，代理人很可能更侧重于自己的利益。而在医患关系中，医生不仅仅是替患者做出病情判断并选择治疗方案的代理人，更是提供治疗服务的供给者，医生可以利用代理人身份为自己追求利益最大化。例如，医疗服务供给者可以向需求者提供更多的不必要的服务或者索要高价，也可能在同一价格水平上降低服务质量。

（四）不可替代性

医疗卫生服务的不可替代性表现在以下几个方面：一是人们患病后，只能寻求医生的帮助来解决自己的病情。即便所需的医疗卫生服务比较短缺或价格十分昂贵，但由于没有其他办法和途径能够解决自己的病痛问题，所以人们不得不接受自己所需的医疗服务，这同时也导致医疗服务的需求相对缺乏价格弹性。二是物质商品的生产是有形的，可以通过库存或者增减生产量来适应市场变化，而医疗卫生服务是非物质产品，卫生服务的生产与消费过程同时完成，具有即时性，从而决定了卫生服务产品的生产不能提前进行，其产品也不能运输或储存，难以选择替换。三是在医疗卫生服务的提供过程中，机器或设备起辅助作用，而起主要作用的是医务人员的劳动，如技术水平、专业知识、临床经验等，都很难通过其他途径代替。以上这些都是医疗服务具有不可替代性的原因。

（五）垄断性

卫生服务具有很强的专业性和技术性，关系到人的健康和生命，为了保证服务质量，该市场不是任何人都可以自由进入的，必须受过专业教育并且获得相应的执业资格；也不是任何机构可以随意进入的，必须具有一定的资质并获得医疗机构执业许可证。由此可见，医疗服务市场受到法律的限制，造成了垄断。另一种垄断的形式就是政府保护，比如某个制药企业发明一种新药获得专利，政府就授予它在若干年内独立地控制这种新药，自然能设定一个垄断利润最大的价格。

（六）主体的特殊性

由于医疗保险方的存在，卫生服务市场拥有三方经济主体，即卫生服务供给方、需求方和医疗保险机构。医疗保险机构的介入，打破了医患双边关系。第三方支付的出现，意味着需求价格可以在某种程度上独立于供给价格，使需求者的医疗费用在起付线和封顶线之间；或者有共付保险的情况下，对市场信号——医疗价格的供求调节不灵敏，使医疗消费者对价格的需求弹性反应迟缓。同时，由于大多数医疗服务属于维护生命健康的基本消费，使价格的消费约束变弱。

医疗保险的出现，改变了医疗服务的支付方式，由患者自己负担全部医疗费用变成了和第三方共同承担医疗费用，这不可避免地产生一些副作用，"道德风险"和"逆向选择"就是其中的表现。道德风险是因为消费者参加医疗保险之后，有病就医时所需要承担的医疗费用大大减少，根据消费定理，这种费用降低会刺激消费者增加医疗服务的需求，从而造成过度消费。此外，因为有了医疗保险，消费者对疾病的防范意识有可能下降，缺乏主动预防疾病的动机。在医疗保险市场中，医疗保险的需求者比医疗保险的供给者更加清楚自己的身体健康状况，因此在了解自己的健康风险和医疗成本后，就会更加倾向于购买医疗保险。而医疗保险作为一种支出，正常应该遵循边际效用递减的规律——消费者的健康状况和购买医疗保险的支出成反比，但出于规避风险的意识，消费者购买医疗保险与自己的健康风险却成正比，这就是逆向选择。

（七）卫生服务价格形成的竞争非充分性

卫生服务价格是医疗服务价值的货币表现形式。卫生服务虽是一种商品，但它不同于一般的商品，具有福利和商品的双重性。国家不向其征收税金，同时给予一定形式的财政补贴。因为卫生服务价格不是通过市场供求的调节自发形成的，所以采用不完全生产价格模式，即由政府有关部门通过理论价格，再根据国民经济发展水平和居民承受能力等来确定价格水平，包括计划价格、指导价格和市场价格等三种主要形式。

（八）卫生服务产品的特殊性

由于存在非排他性和非竞争性的典型特征，大多数卫生服务产品具有公共产品属性。公共产品通常由公众共同占有、使用、消费和生产，因此没有私人愿意为使用该类产品付费，从而导致供给萎缩。

卫生服务还有一些产品存在正外部效应，如免疫接种。其社会效益大于卫生机构效益，也大于消费者私人效益，不仅使消费需求价格弹性大，而且使卫生机构的产量决策只根据机构利益。因而卫生服务的市场化会使卫生机构不愿意或较少生产供给这类卫生服务，使这类卫生服务少于社会需要量或最优产量。

第三节　卫生服务市场失灵

一、市场失灵的内涵

市场机制作用的实现是有条件的，这些条件是：必须具备各种市场要素，具有独立利益的市场主体、完备的市场体系、充分的市场竞争、灵敏的市场信息等。根据经济学理论，在充分竞争完备的市场上，由于市场机制的作用，生产者和消费者在市场活动中自愿达成了双方均能接受的合约，商品的价格达到了均衡，资源得到了合理配置，"自动"达到了帕累托最优，全社会的福利达到了最大化。但完备的、充分竞争的市场在现实中并不存在，实现充分竞争的条件并不具备，难以完全通过市场实现社会福利最大化，市场机制有时难以使资源达到有效的配置，达不到帕累托最优状态，这种情况称为"市场失灵"。

"市场失灵"（market failure）是1958年由美国经济学家弗朗西斯·M.巴托（Francis M.Bator，1925）在《市场失灵的剖析》（The Anatomy of Market Failure）一文中提出来的，有的称为市场障碍、市场失效、市场失败等。

《西方经济学（精要本·第三版）》认为：市场失灵是指市场机制不能有效发挥作用，难以实现帕累托效率的状况。《现代经济学辞典》认为：市场失灵是指私营市场完全不能提供某些商品，或不能提供最合意或最适度的产量。

二、市场失灵的原因

约瑟夫·E.斯蒂格利茨认为，只要私人市场不能提供产品或服务，即使提供的成本低于个人的意愿支付，就存在市场失灵，并把市场失灵区分为两种：新的市场是以不完全信息、信息的有偿性，以及不完备的市场为基础的；而原始的市场失效是与诸如公共物品、污染的外部性等因素相联系的。

一般认为，在卫生服务市场上出现市场失灵的基本原因有四种，分别是垄断、外部性、信息不完全、公共产品。

（一）垄断

垄断就是市场中只有一个卖方，但有许多买方。买方垄断则正好相反，市场中有许多卖方，但只有唯一的买方。在卫生服务领域中，由于供需双方的信息不对称，供给方因掌握更多的技术和信息，处于主导地位，造成供需双方的不平等竞争，以及法律限制和技术"壁垒"形成进入障碍，形成垄断。一旦有了垄断，竞争将不存在或不完全存在。垄断者通过提高价格、减少供给量，既可造成福利损失而致资源配置和资源使用低效率、技术进入受限，也会带来卫生资源的可及性、卫生服务质量下降等问题。

（二）外部性

当一个人的消费或企业生产活动对其他消费或生产活动产生不反映在市场价格中的间接影响时，就产生了外部性。外部性分为负外部性和正外部性，外部性可以在生产者之间、消费者之间、消费者与生产者之间产生。当一方的经济活动导致另一方付出成本时，称为负外部性；反之，当一方的经济活动使得另一方受益时，称为正外部性。下面分别以卫生服务生产活动、消费活动解释卫生服务市场的负外部性、正外部性形成机制。

1. 负外部性　在医疗服务提供过程中，会产生许多医疗垃圾，如果这些带有致病菌的医疗垃圾未经任何处理而流失到生活环境中，会增加公众感染疾病的危险，具有负的外部性。这种负外部性，可以使生产医疗卫生服务的社会成本大于医疗机构的成本，如生产每一单位的抗生素，其社会成本包括医疗机构的私人成本加医疗垃圾影响的旁观者成本，图4-4表示医疗服务提供的社会成本。社会成本在供给曲线之上，因此它考虑了医疗机构给社会所带来的外部成本。这两条曲线的差别反映了排放医疗垃圾的成本。

医院在提供医疗服务的过程中，主要考虑私人成本，所愿意提供的服务量是Q_1，但从社会角度，最适的均衡数量应该是Q_0，Q_1大于Q_0。这种无效率的原因是市场均衡仅仅反映生产的私人成本，因此，负外部性往往导致供给过度，妨碍资源的最优配置。

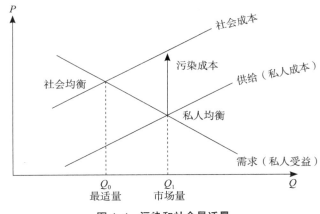

图 4-4 污染和社会最适量

2. 正外部性 虽然医疗卫生领域的某些活动会给第三方带来成本，但也会有一些活动产生了利益。如免疫接种，当个体接受了免疫接种服务时，除其自身减少感染疾病风险外，也会使他周围的人减少感染风险，表现出正外部性。正外部性的分析类似于负外部性分析，如图 4-5 所示，需求曲线并不反映一种物品对社会的价值。由于社会收益大于私人收益，社会收益曲线在需求曲线之上，在社会收益曲线和供给曲线相交处得到最适量。

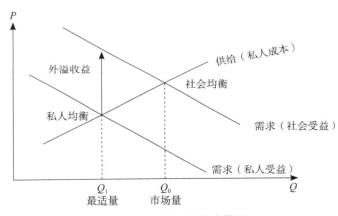

图 4-5 免疫接种和社会最适

在自由市场中，当消费者决定是否要进行免疫接种时，会将其私人收益和价格相比较，市场于 Q_1 达到均衡，但社会收益决定的最适均衡量应该是 Q_0，所以市场资源的配置处于帕累托无效率状态。

（三）信息不完全

完全竞争模型的一个重要假定是完全信息，即市场供求双方对于所交换的商品具有充分的信息。例如，消费者充分了解自己的偏好，了解在什么地方、什么时间存在何种质量、何种价格的商品，生产者充分了解自己的生产函数，了解在什么地方、什么时间存在何种质量、何种价格的生产要素等。完全信息的假定保证了帕累托最优状态的实现。

在现实经济中，特别是在卫生服务市场中，信息通常是不完全的，表现为交易双方掌握的信息不对称。消费者对于产品质量是不可能全面了解的，当然也不可能对产品可能提供的效用进行正确评价，对商品价格也不可能具有完备的信息。当然，生产者也不可能对自己的产品完全了解，对消费者完全了解；买卖双方在对产品信息的了解上具有不对称性。

在卫生服务领域，主要存在两个方面的信息不对称：卫生服务需求方和供给方不对称；卫生服务需求方和卫生服务筹资机构不对称。

1. 卫生服务需求方和供给方之间的信息不对称　卫生服务是一种专业性很强的服务，并且提供的服务往往是不同质的。相对于医生来讲，关于疾病、可选择的治疗手段、预期结果及其他提供者的收费等信息，患者了解得很少，只能委托医生帮其做出各种决策。这时医生既是患者的代理人，又是医疗卫生服务的提供者。当患者与医生的利益发生矛盾时，医生就会利用信息上的优势做出更符合自己利益的决策。比如诱使患者消费并不需要的服务，这种行为最终导致资源配置没有达到最优的经济效益，出现市场失灵。

2. 卫生服务需求方和卫生服务筹资机构的信息不对称　当卫生服务需求方与筹资机构的信息不对称时，就会发生逆向选择和道德损害。逆向选择是一种事前的机会主义行为，不同的人所面临的疾病风险和预期损失是不一样的，有较高医疗需求的人乐于购买保险，而医疗需求较小的人可能不愿意参加保险。逆向选择的结果是参保人群中医疗需求高的人的比例高于普通人群，从而导致整个保险人群的医疗需求水平比测算水平高，由此带来保险机构的费用风险。如果保险机构提高保险费，那么保险人群中又会有一部分人进行逆向选择。最后，保险人群就是高危人群，导致疾病风险难以分散。道德损害是一种事后的机会主义行为，保险机构对参保者全额支付或部分支付医疗费用，这对消费者而言，相当于医疗服务价格的降低，提高了实际购买力，因此导致医疗服务的过度利用。

（四）公共产品

对于私人产品而言，由于商品所具有的排他性和竞争性特征，适宜于市场原则，通过价格竞争来决定由谁消费、消费多少，生产者也根据消费者所显示的消费者偏好来决定生产什么、生产多少，并使资源得到有效配置。就公共产品而言，由于商品所具有的非排他性和非竞争性特征，故按市场原则通过价格竞争决定的商品提供方式就变得不可行，或者低效率。因为对于非排他性商品，每个人都从消费中分享受益，自然不会付费购买公共产品，从而使个人取得公共产品的成本为零。提供公共产品需要花费成本、付出代价，对于具有竞争性的准公共产品也可能由于代价太大而不得不放弃收费。所以，对于公共产品，市场机制调节资源配置的作用完全失灵，市场机制无能为力。

在卫生服务市场，卫生监督、计划免疫、传染病监测与预防、安全的饮用水、环境卫生、健康教育等，都是公共产品。

三、卫生服务市场失灵的表现

（一）垄断和信息不对称导致卫生服务价格上涨

垄断和信息不对称是导致医疗服务价格不断上涨的主要因素，进而推动医疗卫生费用上涨。医疗服务价格上涨的因素有很多，比如人口老龄化、环境污染、疾病谱变化、技术水平提高等，但其中一个重要的因素是医疗服务机构及从业人员基于垄断和信息不对称提供的过度服务。过度服务的形式有大处方、抗生素滥用、大检查。其中，大处方是指能用便宜药却开高价药，能用一种药却要"联合用药"。据卫生部统计，2007 年医院的药品收入占总收入的 41.28%。按照国际标准，中国卫生总费用的 12% ～ 37% 被大处方浪费掉了。与大处方相连的是"抗生素滥用"。世界卫生组织在全球的一项调查发现，住院患者中应用抗生素药物的约占 30%，抗生素药费占全部药品支出的 15% ～ 30%。中国某医院的调查发现，该医院住院患者中使用抗生素的占 80.2%，其中联合使用两种以上广谱抗生素的占 58%，大大超过了国际平均水平。此外，还有一个突出表现是大检查。过去几十年，卫生系统的大型医用设备更新换代快。一方面，医院通过先进设备提高了对疑难病症的诊断水平，降低了误诊率。但大量的卫生资源流向了耗资巨大的先进医疗设备检查，减少了使用其他卫生服务的资金。另一方面，医院要收回大型设备的投入，必然会增加设备的使用。

（二）公共卫生服务供给不足

在过去 20 多年的医疗体制改革中，政府对公共卫生服务的投入不足，为了维持机构的正常运转，卫生服务机构不得不积极追求利益，采取"开源节流"的措施。所谓"节流"，就是缩减原来免费提供的公共卫生服务项目，特别是群体血吸虫病的灭螺计划、疾病监测、健康教育等；所谓"开源"，就是进行创收，引入价格机制，对原来免费但在政府监督下又不能不提供的服务进行收费，比如计划免疫。这样做的后果，就是使公共卫生机构提供的预防服务明显减少，在无偿服务项目中，有 80% 的服务项目没有达到原卫生部规定的目标工作量，其中有 1/3 的服务提供量不足 50%。

（三）外部性产生的环境污染严重

制药企业低水平重复建设，环境污染严重。20 世纪 90 年代中期，药品价格总体上已经放开，除了关系国计民生的医药产品由国家集中掌握定价外，其余产品允许企业按照国家统一定价方法，根据市场供求情况制定价格。在这个市场化的变革中，各地区药厂争相投产，低水平重复建设，企业数量增加明显，但规模偏小。往往有上百家厂商生产同一种药物，比如阿莫西林。因为企业规模小，技术水平偏低，没有能力对制药废渣、废水进行符合环保标准处理，因而造成了严重的环境污染。

（四）信息不充分导致卫生服务配置不合理

在市场经济体制中，市场主体是众多的企业和个人。这些企业和个人是分散的，并且从各自利益出发参与市场活动。他们的决策还受到活动范围、认识水平和能力的限制，活动具有自发性和盲目性。市场机制调节受局部利益驱动，也带有一定的自发性和盲目性。不同经济主体各自理性的选择、分散的决策和谋求利润最大化的种种努力，使市场中有较高的微观活力和效率。但是这些活动所形成的综合效果，往往导致整体的非理性行为，从而使市场盲目地发挥作用。目前我国卫生资源的配置中，卫生服务的社会需求呈现"倒三角形"状态，即：基本卫生服务需求大，而供给不足；高端卫生服务需求小，而供给相对过剩。

（五）市场不完备导致卫生服务供给主体布局不合理

由于市场的不完备，如基础设施不足等，医疗服务体系布局不合理，城乡差距较大。1982 ～ 2001 年，城镇医院床位数从 83.2 万张增加至 195.9 万张，涨幅为 135.3%；而农村医院床位则从 122.1 万张下降至 101.7 万张，降幅为 16.7%。除了布局不合理外，由于竞争导致的优胜劣汰，医疗服务资源迅速从初级体系向高级体系集中。城市中大医院的专业技术人才云集，规模越来越大，设备越来越先进；而乡镇卫生院则逐渐萎缩，甚至难以生存。这样的布局和资源配置的后果是，大大降低了卫生服务的可及性和公平性。

（六）卫生服务配置不公平

单纯的市场作用不能解决卫生公平问题，特别是不能解决社会弱势群体的卫生服务需求。市场经济的首要目标是效率，是社会经济资源的最优配置。市场调节的自发力量会使收入差距扩大，导致收入分配不公，这是市场机制作用的必然结果；而卫生保健是以公平原则占主导地位的保障服务，特别是老年人、丧失劳动能力的患者和妇女儿童，对这些脆弱人群的关怀与照顾是无法以市场机制作为调节手段的。由此可见，在卫生保健服务领域，市场失灵现象是普遍的，在许多情况下是不可避免的。

【小结】

狭义的市场是指供需双方物品交换的场所；广义的市场既包括物品交换的场所，又包括物品交换的行为。从本质上讲，市场是物品买卖双方相互作用并得以决定其交易价格和交易数量的一种组织形式或制度安排。市场机制作为一种经济运行机制，是市场经济机体内各种要素，如供求、价格、竞争、风险等之间相互作用、相互联系所构成的内在运行机制，在资源配置中起基础性作用。市场机制主要包括供求机制、价格机制、竞争机制和风险机制。卫生服务市场是指卫生服务产品或劳务按照商品交换原则，卫生服务的供给者和需求者之间相交换的关系总和。广义的卫生服务市场，包括卫生服务筹资市场、卫生服务市场和卫生服务要素市场，这三个市场是相互联系、相互制约的关系。其中，卫生服务市场是核心，卫生筹资市场是前提，卫生服务要素市场是基础。通常意义上所讲的卫生服务市场，即狭义卫生服务市场，主要包括预防服务、保健服务、康复服务和医疗服务等市场。卫生服务市场按照不同的标准划分为具体的细分市场。卫生服务产品分为公共产品、私人产品和混合产品，其中公共产品可以分为纯公共产品和准公共产品，私人产品分为必需品和特需品。卫生服务市场是一个特殊的市场，具有需求和供给的不确定性、供求双方的信息不对称、特殊的委托代理关系、不可替代性、具有垄断性、市场主体的特殊性、卫生服务价格未经充分竞争形成、卫生服务产品具有特殊性等特点。完备的、充分竞争的市场在现实中并不存在，市场机制有时难以使资源达到有效配置，达不到帕累托最优状态，这种情况称为"市场失灵"。市场失灵是指市场机制不能有效发挥作用，难以实现帕累托效率的状况。垄断、外部性、信息不完全、公共产品的存在是导致市场失灵的主要原因。我国卫生服务市场失灵的表现为垄断和信息不对称，导致卫生服务价格上涨，公共卫生服务供给不足，外部性产生的环境污染严重，信息不充分导致卫生服务配置不合理，市场不完备导致卫生服务供给主体布局不均衡，卫生服务配置不公平等。

【课后案例】

国家反垄断局成立，医疗、医药万亿级市场悬剑于首

2021年11月18日，国家反垄断局挂牌成立，升格为副部级的国家局。这是我国反垄断领域的一大里程碑，标志着反垄断行政执法资源将更加集成高效。

今年以来，互联网成为反垄断的主战场。因强制要求商家对电商平台"二选一"，阿里和美团被罚。按理说，医药、医疗行业的市场集中度低于互联网行业，原料药、化学药的"低小散"问题尚未根治，某地大型医疗机构受医疗质量安全监管限制，也未能辐射全国。实际上，我国尚未形成足以垄断全国医药产品、医生患者的寡头市场。

然而，自2009年启动新医改以来，医药行业始终是我国反垄断执法的重点领域。部分医药

企业在控制上游原料药后，以不公平高价销售，或在未达成价格共识后拒绝供货，或附加其他不合理交易条件，原料药短缺，导致下游药价高涨。2021 年，国家市场监管总局开出的第一个大罚单，即是对先声药业滥用原料药的市场支配地位重罚 1.007 亿元。扬子江药业更是由于与药品批发商、零售药店等下游企业串谋控制药品转售价格、线上药品销售价格，被重罚 7.64 亿元。

医疗、医药都事关民生，垄断不仅给有关竞争主体带来了经济损失，抑制了市场效率和技术创新，损害了广大患者的消费者福利。患者常因垄断问题而增加就医问药负担，或造成部分疾病得不到及时救治而损害患者的健康权、生命权。垄断问题带来的健康公共产品供给不足或质量下降，还会侵蚀政府公信力。

早在 2016 年，针对美敦力与其交易相对人达成并实施心脏血管等三个领域医疗器械产品价格垄断协议，国家发改委罚款高达 1.185 亿元。2020 年，国务院医改领导小组的深化医改重点任务中，再度列入"加大对原料药、进口药垄断违法的执法力度"。

同为副部级国家局的国家医疗保障局，2018 年成立半年内，就推出影响千亿级医药市场、百万家医疗机构的带量集采政策。

资料来源：梁嘉琳.国家反垄断局成立，医疗、医药万亿级市场悬剑于首.第一财经日报，2021-11-23.

问题： 医疗、医药市场存在哪些垄断、信息不对称等市场失灵现象？为什么会存在？

【思考题】

1. 什么是卫生服务市场？它具有哪些特征？
2. 卫生服务产品有几类？各类产品具有哪些特征？
3. 从经济学的角度分析市场失灵的原因。

第五章
卫生服务市场的政府管制

扫一扫，查阅本章数字资源，含PPT、音视频、图片等

学习目标

掌握政府管制的内涵、卫生服务市场政府管制的必要性、卫生服务市场政府管制的主要方式，以及政府管制失灵的表现及原因。

熟悉政府管制的相关理论。

了解政府管制的目标。

案例导读

种植牙收费纳入政府指导价，倒逼民营机构跟进价格调整

近日，广东省医疗保障局官网发布《关于做好口腔种植医疗服务收费和耗材价格专项治理有关工作的通知（征求意见稿）》（简称《征求意见稿》），明确广东省单颗常规种植牙按照"诊查检查＋种植体植入＋牙冠置入"的医疗服务价格实施整体调控，单颗常规种植牙医疗服务价格调控目标为不超过 4500 元。

在业内看来，从口腔医疗服务和耗材价格调整情况来看，种植体牙集采打响了细分市场行业规范的"第一枪"，更进一步为医疗服务价格划上"红线"，口腔种植整体费用可以预见的大幅降低，这极大减轻了患者医疗负担，政策挥出组合拳，"种牙自由"或指日可待。

根据《征求意见稿》显示，公立医疗机构主要采取"服务项目＋专用耗材"分开计价的收费方式提供口腔种植医疗服务，将广东现行医疗服务价格项目中的口腔种植类项目整合修订为 15 个主项目，并将现行市场调节价的"牙种植体植入术"和"种植即刻修复术"项目，调整为政府指导价项目。另外，《征求意见稿》显示，广东省单颗常规种植牙将按照"诊查检查＋种植体植入＋牙冠置入"的医疗服务价格实施整体调控。

值得一提的是，虽然《征求意见稿》中的价格限制是针对公立医疗机构，但其也对民营医疗机构提出，口腔种植牙等服务价格实行市场调节，并建议这些机构"对比本地区公立医疗机构，制定符合市场竞争规律和群众预期的合理价格；其中承诺响应单颗常规种植牙全流程医疗服务价格调控的应按相应公立医疗机构的调控目标定价"。

事实上，早在 2022 年 9 月 8 日，国家医疗保障局发布的《国家医疗保障局关于开展口腔种植医疗服务收费和耗材价格专项治理的通知》明确，三级公立医院单颗常规种植牙医疗服务价格全流程调控目标为 4500 元。各省级医疗保障部门在种植体集采、牙冠竞价的结果产生后，进一步合并制定并公开本地区种植牙全流程价格调控目标（含种植体、牙冠、医疗服务）。通过对构成种植牙费用 3 个部分的综合施策，群众种牙费用负担将会有效下降。

《征求意见稿》出台后，市场对此给予高度关注，尤其是民营医疗界对此较为关注。市场观点认为，本次规定虽然主要针对公立医疗机构，但更像是给广东省口腔医疗市场划定了"市场指导价"，如果规定落地，民营口腔机构客流或将受到冲击，而为了留住客流，民营口腔机构的种植体和服务价格都可能跟进降价。

《2020 中国口腔医疗行业报告》显示，截至 2021 年，我国人口总缺牙数达到 26.42 亿颗，潜在种植牙数量 1888 万颗，潜在种植牙市场规模超过 2000 亿元。种植牙巨大的市场需求背后，难掩市场"暴利"冲动。高值医用耗材价格虚高一直是群众反映强烈、社会关注度高的突出问题，"种植牙降价"呼声日渐高涨，引发了监管部门的高度重视。今年以来，国家医疗保障局多次强调种植牙集采的重要性。

业内判断，国家出招"集采、限价、竞价"全面整治口腔医疗暴利。从广东省拟对种植牙限价，到早前种植体联盟带量集采开标，政策端上的种种动作，让曾经被认为"最难砍价"的种植牙出现了松动。集采的难点不仅在于降低耗材价格，还包括优质医疗服务的提供、牙科医生的培养等方面。从整体市场看来，此次的动作也意味着国家开始全面着手解决"种牙贵"难题。

资料来源：淑文.医药经济报，2023-1-20.

思考：卫生服务市场为什么需要政府管制？政府如何去做才能对卫生服务市场进行有效管制？

政府管制在解决卫生服务领域所出现的各种问题上发挥着越来越重要的作用。政府管制的内涵是什么？为什么卫生领域需要政府管制？政府管制的必要性体现在哪些方面？政府管制的方式又有哪些？政府管制也会出现失灵现象，其表现、原因及矫正措施又是什么？这是本章要研究的主要内容。

第一节　卫生服务市场政府管制的必要性

一、政府管制概述

（一）政府管制的内涵

关于政府管制的概念，学术界争议颇多。美国学者丹尼斯·史普博认为，政府管制是行政机构通过制定直接干预市场机制或间接改变企业和消费者供需决策的一般规则，并加以执行的一种行为。日本学者植草益认为，一般意义上的管制是指依据一定的规则，对构成特定经济行为（从事生产性和服务性的经济活动）的经济主体活动进行规范和限制的行为。

根据实施管制行为的主体不同，管制可分为私人管制和公共管制。其中，公共管制是由社会公共机构依照一定的规则，对私人和经济主体的行为进行管制，是由司法机关、行政机关和立法机关进行的管制行为，这里的社会公共机构或行政机关是指政府。我国学者余晖从行政法意义上提出，政府管制一般是指政府行政机关根据法律授权，采用特殊的行政手段或准立法（如制定行政法规、部门规章和规范性文件）、准司法（如行政仲裁、行政认定）手段，对企业、社会组织、消费者等行政相对人的行为实施直接控制的活动。由于其作用范围在微观经济领域，故又称"微观管制"。学者王俊豪认为，政府管制是具有法律地位的、相对独立的政府管制者（机构），依照一定的法规，对被管制者（主要是企业）所采取的一系列行政管理与监督行为。

综合上述关于政府管制概念的论述，可以总结出政府管制具有以下四个要素。

第一，政府管制的主体是经过政府授权的组织或行政机关，前者如证监会、保监会和中国人民银行等，后者如国务院、国家药品监督管理局等。这些机构通过立法形式或其他形式被赋予管制权。

第二，政府管制的客体是行政相对人，如企业、社会组织和个人（消费者）。其中，最主要的是企业。

第三，政府管制的内容是对行政相对人的决策或行为进行直接管制或者间接管制。

第四，政府管制的主要依据是各种规章制度，方式包括行政方式、行政立法和行政司法等。

在这四种构成要素中，最关键的是作为政府管制依据和手段的各种规章制度。

（二）政府管制的目标

1. 促进社会公平与正义 政府管制不仅单纯对经济进行干预，而且对社会生活的各个方面进行干预，旨在弥补市场失灵，维护公共利益，实现社会公平与正义。政府是公共利益的代表，实现公共利益最大化是政府管制合法性的来源。新公共行政学认为，公共行政的实质意义在于代表公共利益，政府必须持公共目的，承担公共义务或公共责任。民主行政理论认为，按照"主权在民"的宪法精神，有必要强调行政的公共属性，使公共行政始终为"主权的委托者"，始终尽心尽力地维护社会公平和正义，始终以人民的意志为转移，始终以不断增进公众的福祉为己任。公共行政的核心价值在于代表和最大限度地表达公共利益，反对"价值中立"，主张通过积极的公共政策有效反映和体现社会各阶层的意愿、需求和利益。政府管制作为公共行政的重要内容，其追求的目标应与公共行政的总体目标保持一致。

2. 促进社会健康、有序、全面发展 从表面上看，政府管制是对经济和社会的某个方面进行限制，其实质是为了促进整个社会健康、有序、全面的发展。在限制性管制中，政府对某项产品、某项服务做出严格规定，以保证社会组织或个人按政府的规定提供产品或服务。例如，在产品质量问题的管制上，应严格制止不合格产品进入市场，以保证产品质量，规范市场经济秩序，促进经济健康发展。政府管制带有普遍性，其目的是促进各行业、各地域、各阶层的协调均衡发展，促进整个社会健康、有序、全面发展。

（三）政府管制的相关理论

1. 公共利益论与市场失灵论 完全竞争市场条件一旦得不到满足，市场的资源配置能力不足，将缺乏效率，即"市场失灵"。主要表现为公共产品、外部效应、自然垄断、信息不完全和信息不对称。"市场失灵论"的最大贡献在于为政府管制提供理论依据与实施理由。公共利益论属于正统的管制理论，认为政府管制是对市场失灵的反馈，具备经济学上的合理性。该理论是20世纪30年代在美国广泛实施政府管制改革的理论基础上形成的，假定政府是从公共利益角度出发而制定管制政策，以矫正在市场失灵情况下的资源配置低效率和分配不公平，从而维护经济秩序和社会稳定，增进社会福利。比如，为了避免企业实施价格垄断或对消费者滥用权力，政府可采用限定价格、反垄断、限制进入等形式进行管制。

2. 自然垄断论 自然垄断是指依靠独特的资源优势，如自然条件、规模经济和范围经济，致使市场中出现由一家或少数几家企业经营要比多家企业经营效率更高的现象。一方面，由于自然垄断行业存在规模经济特征，产品成本较低，为了避免重复建设所带来的无效率，政府可对该行业进行准入管制；另一方面，出于对广大消费者利益的考虑，为防止垄断者索取垄断高价，政府通常需要对自然垄断行业实行价格管制。由于自然垄断产业具有固定网络系统复杂、基础设施投入大的特征，即"沉淀成本"高，因此，实现排除或限制竞争而实行准入管制较容易。但是，因为自然垄断行业为社会经济活动和民众生活提供基础性、稀缺性公共商品和服务，防止和解决自然垄断企业滥用垄断力量侵害消费者的利益，而实行退出、质量、价格等方面的政府管制的难度较大。

3. 信息不对称理论　该理论是英国剑桥大学教授 James A.Mirlees 和美国哥伦比亚大学教授 William Vickery 分别于 20 世纪 60 年代、70 年代在信息经济学研究中提出的重要理论。这一理论从否定完全竞争市场条件之一——"交易各方拥有完全对称的信息"为切入点，揭示了不对称信息结构下的市场失灵现象内在逻辑。造成信息不对称的原因有多个方面，包括拥有信息优势的交易一方对信息的保护或故意误导、搜寻成本对信息失利方构成的信息搜索障碍、社会分工和劳动分工造成交易各方知识的差异等。在不对称信息结构中，信息优势方能利用信息优势获得额外利益，而信息劣势方因信息不足导致利益受损，从而无法实现公平公正的交易，甚至可能造成交易的困难。主要表现为道德风险和逆向选择两种行为，并在保险市场、信贷市场、劳动力市场、医患关系、环境保护等领域频现。为了提高资源配置的效率，就需要政府在信息方面进行管制，以弥补市场机制的不足。

4. 管制俘虏理论　管制俘虏理论表明，政府管制是为了满足产业对市场利益的需要而产生的，管制机构最终会被产业所控制，无论怎样设计管制方案，管制机构对某个产业的管制实际上是被这个产业所俘获。换言之，管制提高的是产业利润而不是社会福利。美国经济学家乔治·施蒂格勒（George Joseph Stigler）和萨姆·佩尔兹曼（Sam Peltzman）是管制俘虏理论的代表人物，施蒂格勒在 20 世纪 40 年代就对政府管制的效果提出疑问。他通过对受管制和不受管制的供电企业的比较（1962），揭示出管制可能无法达到管制者的期望效果。施蒂格勒在《经济管制理论》（1971）中第一次使用经济学的基本范畴和方法来分析管制的产生，认为"管制通常是产业争取来的，而且其设计和实施都是为了使该产业获得更大利益"。他的观点使管制理论有了深层次的突破，并对美国后来放松管制的政策产生了重要影响。佩尔兹曼（1976）从公共选择理论角度出发，建立了管制的政治均衡模型，并将施蒂格勒的理论进一步模型化，其意义在于把经济管制的过程看作是市场调节各种利益关系的过程，看作是管制者追求自身政治支持最大化的过程。

当然，施蒂格勒的理论也有矛盾之处：它一方面认为管制没有作用，另一方面又承认政府在经济体系中具有不可取代的作用。同时，他引入经济学分析工具研究政府管制，提出了管制被厂商利用的结论，却忽视了管制为消费者服务的一面。

他提出市场经济条件下政府管制的局限性具有一定普适性，如管制效率低下、寻租和腐败行为等在很多国家都存在。该理论警示人们要认识到政府管制的局限性，必须随着经济发展而适时更新管制体制，政府应该退出市场机制较好发挥作用的领域，同时必须控制和减少管制成本。

5. 利益集团理论　在西方政治学中，利益集团有时又被称为"压力集团"，通常是指有某种共同目标并企图对公共政策施加影响的组织实体。利益集团理论表明，管制是利益集团之间竞争压力的外在表现，其目标是为了提高具有较大影响力的集团利益，管制的政策目标实际上是各利益集团之间相互争斗的结果。该理论的代表人物是美国芝加哥大学经济学家及诺贝尔经济学奖的获得者加里·S·贝克尔（Cary·S·Becker），他所建模型（1983）描述的是不同利益集团之间的竞争对管制形成的决定机制。

乔治·施蒂格勒和萨姆·佩尔兹曼的管制模型是以管制者或立法者选择实现政治支持最大化的管制政策为目的，倾向于从管制者的角度探索管制均衡的实现，却忽略了利益集团之间的能力抗衡。加里·S·贝克尔关注的角度与之不同，他从"管制的实质在于利益集团之间的竞争"的角度进行研究，试图在利益集团相互竞争的条件下找出政治均衡的结果，强调管制活动取决于利益集团之间的相互影响，这类影响取决于管制的福利效应，同时也取决于利益集团向管制者施加压力的相对效率，其结论是管制侧重于增添较有影响力的利益集团的福利。

二、卫生服务市场政府管制的意义

（一）政府管制是克服卫生服务"市场失灵"的必要手段

虽然市场具有刺激创新、配置资源、优胜劣汰、价值分配、经济评估等多项功能，但这些市场功能的有效发挥是有条件的。当这些条件不具备时，市场的上述功能就不能正常地发挥作用，而市场机制的"有所不能"，导致了所谓的"市场失灵"。卫生服务市场既具有市场的一般性质，又具有明显的特殊性。卫生服务市场信息不对称特征明显，供给者具有提供者和决策者的双重身份，卫生服务产品中大多具有公共产品性质和效益外在性的特征。这些特殊性使得市场机制对卫生服务领域的调节作用是有限的，"市场失灵"是大量的、普遍的，在许多情况下是不可避免的。这时需要发挥政府强有力的管制作用，克服"市场失灵"现象，维持卫生服务市场的平稳发展。

（二）政府管制是培育健康卫生服务市场的重要保障

一方面，医疗卫生领域中违规甚至违法现象时有发生。如医疗广告诓骗，以医行骗的不正当竞争行为；不按技术规范和操作规程进行医疗活动，卫生服务质量下降，医疗技术事故增多和责任事故增多；受经济利益驱动，开大处方、贵重药、乱收费、高新仪器检查常规化；各种行业不正之风，直接侵害患者财产权益现象，如拿回扣、要"红包"、搭车开药检查、提成、开单费等。这些都反映出卫生服务市场的严重"不健康"，其混乱根源在于管制体制的不完善和管制力度的薄弱。因此，政府需要加强对卫生服务市场的管制力度，及时建立和完善卫生服务市场管制制度，为建立和培育健康的卫生服务市场提供保障，这也是构建和谐社会的要求。

另一方面，市场机制调节资源配置的优势是以健全、完善、统一的市场体系的形成为前提条件，需要政府规范市场行为，保护公平竞争，创造有利于市场运行的环境和条件。加紧构建医疗服务市场运行机制，逐步建立起调控有余、运行有序、富有生机的卫生服务市场运行机制，促进卫生服务市场公平有序竞争，这是政府管制的应有义务。

（三）政府管制是社会主义卫生服务市场的基本要求

在计划经济体制下，我国的卫生事业同其他领域一样，也是进行高度集中、统一管理的。卫生领域一直是政府统筹，人员、资金、设备、机构都处于政府统一管理的范围之中。改革开放以后，我国对原有的卫生体制进行了改革，下放了部分权力，改革了经费管理办法，扩大了医疗机构的自主权，政府的作用相对缩小，逐步形成了卫生服务市场这一社会主义市场经济体制中的特殊市场。根据市场机制在资源配置中的市场机制作用，与政府导向作用结合在一起，卫生服务市场与居民健康乃至社会安全相连，应当是具有福利性和公益性的。因此，在卫生服务市场中的政府管制作用尤其突出。在强调市场机制对卫生服务市场基础作用的同时，更需要重视政府对卫生服务市场的调控作用，这是对政府职能的要求。获得医疗卫生服务是每个公民的权利，而提供医疗卫生服务是政府的责任。医疗卫生服务作为社会福利事业的重要组成部分，各级政府给予一定比例的财政补偿，但对卫生设施布局严格控制，对医疗卫生服务实施政府管制，使医疗卫生服务不完全受市场机制的调节，以保证不同层次医疗卫生消费者的经济和心理承受能力。在卫生领域，为保证卫生服务市场的公益性，还必须让政府承担更大的责任，加强政府的调节、控制管理和监督，以发挥政府的管制作用。

（四）政府管制是卫生事业可持续发展的基本前提

在市场经济体制中，市场主体是众多的企业和个人，这些企业和个人是分散的，并都是从各自利益出发参与市场活动。他们的决策还受到活动范围、认识水平和能力的限制，活动具有自发性和盲目性。卫生服务市场经济的微观机制，使它不能解决宏观层面的问题。首先，它不能解决社会卫生服务目标问题。如果仅靠市场机制的作用，将难以实现"人人享有健康的权利"的社会整体目标，这一目标的实现必须依靠政府的宏观调控。其次，它还不能妥善处理卫生服务的宏观总量平衡问题，仅依靠市场机制不能实现卫生资源拥有量与卫生服务总需求之间的总体均衡。最后，市场机制不能有效解决卫生资源的合理分配和布局。

我国卫生事业是政府实行一定福利政策的社会公益事业，政府对发展卫生事业、保障人民健康负有重要责任。制定卫生事业中长期的发展战略，是关系我国卫生事业长远而健康发展的大问题。市场机制难以兼顾卫生事业长期发展的需要，不利于产业结构的调整，不利于公共部门的发展，不利于卫生事业的结构优化，特别是不利于社会基础卫生设施建设。市场机制的自发性和滞后性，不能与卫生服务领域长期发展的计划性相适应。所以，政府必须承担中长期卫生发展规划的任务。长期以来，我国卫生资源条块分割，各自为政，卫生机构重复设置，医疗机构追求费用昂贵的高新技术检查和治疗设备，重城轻乡、重治轻防等问题严重地影响着我国卫生事业的发展。政府应该通过制定和实施卫生长期发展规划、区域卫生发展规划来加强卫生全行业管理，提高卫生资源的使用效率和效果，实现卫生事业的可持续发展。

三、卫生服务市场政府管制的作用

由于卫生服务市场失灵的存在，卫生服务领域不能仅靠市场机制发挥作用，必须加强政府监管，发挥政府的有力管制作用。政府在卫生服务领域的作用主要表现为以下五个方面。

（一）反垄断

垄断的存在会产生许多弊端，主要表现在垄断机构通过控制产量、提高价格的办法获取高额利润，使资源配置和收入分配不合理。垄断造成经济和技术停滞，不利于社会发展。因此，必须采取策略，反对垄断，推动竞争。

在卫生服务领域，政府的反垄断策略主要表现为以下几个方面。

1. 实现价格管制　如政府制定医疗卫生服务价格，明确医疗服务价格管理范围和定价形式，以及制定一系列医疗价格管制的公共政策和法规。

2. 引入市场竞争机制　如政府鼓励和引导社会资本进入医疗领域，使其与公立医疗机构形成竞争局势；政府采用购买卫生服务的方式，在医疗机构中引入竞争。

3. 增强需方理性选择权　如果医疗市场信息不完全或很昂贵，则需要政府通过许可证或信息对市场进行管制。从社会角度来看，有关医院质量的准确信息对消费者是有利用价值的，通过提供相关信息会减少卫生服务供给者的市场优势，促进市场竞争。

同时，具备相关信息会使卫生服务消费者对符合其偏好的供给者赋予更高的评价。但医疗市场的信息既不完全，又很昂贵，若完全依靠市场来供给，可能会产生不生产信息或生产不充足的信息。通过管制，使信息公开化、标准化，可以减少卫生服务消费者的搜索成本。

（二）提供公共卫生服务

公共卫生服务是具有较高社会经济效益的服务，在完全市场机制作用下，公共卫生服务的供给是极度缺乏的，几乎不能满足社会的需要，卫生资源的社会效用得不到实现。为了提高卫生资源的利用效率，需要由政府提供公共卫生服务。在获得政府财政投入的条件下，政府可以通过行政计划方式要求公共卫生服务机构提供公共卫生服务。由于公共卫生服务机构是非营利机构，提供的公共卫生服务是为大众服务的，机构和卫生服务人员缺乏利益驱动激励，会导致公共卫生服务效率低下。目前，政府购买服务的方式被学者认为是可以提高资源使用效率的方式。

（三）治理外部效应

外部效应会使市场机制不能在卫生领域达到有效率的帕累托最优状态，会倾向于向产生外部成本领域配置过量的卫生资源，向有外部收益的领域配置更少的卫生资源，因而需要政府通过执行一定的政策来解决这一市场失灵问题。经济学家建议，政府管制的原则是使外在成本或外在效益内部化，以使供给者的产量决策能够符合资源合理配置的要求。这里所说的外在成本和外在效益，分别是指社会成本与私人成本，以及社会利益与私人利益之间的差额。在卫生服务领域，政府可以通过行政手段、经济措施和法律规范，以缩小卫生服务供给者成本与社会成本、私人收益与社会收益之间的差距，从而使卫生领域竞争有序、规范。如对造成外部不经济的医疗机构（比如环境污染），国家应该征税，其数额应该等于该医疗机构与给社会其他成员造成的损失之和，以使私人成本和社会成本相等，从而实现最有效率的状态。在存在外部经济的情况下，国家则可以采取财政补贴的方法，使卫生服务供给者的私人利益与社会利益相等，这样可以促其增加产量，使资源配置达到最优。为了解决卫生服务领域中外部性的问题，政府管制有两方面作用：第一，它必须确定卫生服务外部效益和外部成本的确切性质和大小；第二，落实将如何为外部性筹资，即要补偿谁、向谁征税。

（四）促进市场信息传递

在卫生服务市场上，往往卫生服务提供者对所提供服务情况了如指掌，而卫生服务需求者却很难了解卫生服务产品的内在质量。在这种情况下，伪劣卫生服务就会堂而皇之地进入卫生服务市场，甚至在局部市场会排挤优质产品，而成为卫生服务市场的主角，使消费者的效用和正当生产者的利润都受到损失，这叫"劣品驱逐优品"现象。对于该现象，一方面作为优质卫生服务的提供者当然不会甘心被伪劣卫生服务产品逐出市场，为了让消费者发现并相信自己所提供的卫生服务产品的确是优质商品或服务，优质卫生服务的提供者可以采取"信号显示"的方法。通过发送信号，优质服务的提供者就能够在伪劣产品中脱颖而出。作为信号，必须具备这样的特点：伪劣卫生产品的生产者无法提供，或者他们提供信号的成本非常高；在提供信号后，伪劣卫生产品与优质卫生产品相比，在成本上已不再具备任何优势。在卫生服务领域，卫生服务的质量品牌在消费者心中尤其重要，为此他们愿意支付高价来取得质量保证。另一方面，政府管制作用在信息的传递效果中十分重要。政府通过建立和完善法律、法规，如制定药品和医疗服务广告规定等，通过加大对假冒伪劣卫生产品、无证行医的打击力度，切实维护消费者的权益，促进卫生服务市场信息的正确传递。

（五）推进卫生法制和规章制度建设

为了保证卫生服务市场的健康有序运转，政府应加快卫生立法步伐，完善以公共卫生、与健康相关的产品、卫生机构和从业人员的监督管理为主要内容的卫生法律、法规和部门规章，建立健全相配套的各类卫生标准。比如，制定医疗卫生机构管理条例、规定药品生产经营制度和颁布医院基本用药目录等措施，以达到规范和管理卫生服务市场的目的。

第二节 卫生服务市场政府管制目标、方式及影响因素

一、卫生服务市场政府管制的目标

（一）提高卫生资源的配置效率和使用效率

合理利用和配置现有卫生资源，充分发挥资源利用效率，是政府管制的目标之一。政府利用管制手段对现有的卫生资源进行实地调查评估，调整资源的配置结构，公平、合理、有效地分配新增卫生资源，以提高卫生资源利用效率为重点，使医疗卫生服务更好地适应社会主义市场经济的发展，使卫生资源及卫生部门拥有的卫生资源的配置趋于科学、合理，并取得尽可能大的社会效益。

（二）提升基本卫生服务获得的公平性

在自由市场机制下，卫生服务的获得取决于个体对卫生服务的支付能力，使不同收入群体获得卫生服务的不公平性凸显，尤其是贫困群体的基本卫生服务得不到保障。当面对同一卫生问题时，贫困群体与富裕群体相比，抵抗风险的能力更弱。政府要保证公平，即医疗保障应使全部患者享受国民待遇，实现医疗服务在贫困群体与富裕群体之间的平衡。因此，通过政府管制，向贫困群体提供基本卫生服务，努力改善医疗服务分配中的不公平性，确保贫困群体能够获得基本医疗服务，提高全体民众获得基本公共卫生服务的公平性和可及性，取得更大的社会效益。

（三）合理调控日益增长的医疗费用

通过政府管制，对医疗费用进行调控，使医疗支出控制在合理水平。一方面，医疗支出水平要适应民众的卫生服务需求；另一方面，医疗支出规模要和社会经济总水平和社会整体发展相协调。如美国为减缓医疗支出快速上涨的压力，采取的应对策略有两种：一种是从支付制度的改革着手，改善医疗服务供给者的财务诱导因素，减缓供给诱导需求的问题；另一种是运用管制的方式，直接限制各项医疗服务的提供量或限定医疗服务的价格。

（四）推动医药卫生体制的改革

我国卫生体制改革的目的是为了增强卫生事业的活力，充分调动卫生机构和卫生人员的积极性，不断提高卫生服务的质量和效率，更好地为人民健康服务。2009 年，《中共中央 国务院关于深化医药卫生体制改革的意见》颁布，通过政府主导推进基本医疗保障制度建设和国家基本药物制度建设，健全基层医疗卫生服务体系，促进基本公共卫生服务均等化，推进公立医院改革。近几年来，又进一步采取了相互配套的改革措施，发挥政府管制的作用，推动了我国医疗卫生体制

改革的深入。

（五）促进卫生事业健康发展与社会稳定

拥有一个稳定的社会环境是发展经济的重要前提。这里的稳定，既包括经济上的，也包括社会和政治上的稳定。在经济上，政府采用各种手段促进经济健康、持续、稳定地发展，千方百计地降低失业率，逐步提高民众的收入水平。在政治和社会方面，建立和完善各种规章制度，促进依法治国，扩大民主，鼓励民众参与，最终形成社会发展的良性运行机制。人人享有卫生保健，不断提高全民健康素质，是我国社会主义现代化建设的重要目标，也是我国全面建设小康社会的重要内容。通过政府管制，对我国卫生事业的发展进行长期规划，保证卫生事业与国家、社会的统一协调和同步健康发展。

二、卫生服务市场政府管制的主要方式

（一）政府管制的主要方式

1. 经济管制　是指政府为防止垄断行业滥用市场力量，对商品价格、种类、市场进入和退出条件，或某个行业的服务标准等进行监督和控制，也包括政府对生产者之间、生产者与消费者之间，进行经济关系的协调。如目前我国医疗服务领域内，对某些医疗卫生服务实行政府统一定价的制度，就属于经济管制。

2. 社会管制　是指政府为了民众健康或安全，针对某些经济活动所引起的各种副作用和外部影响而制定的规章制度，并对实施情况予以监督，如政府对净化空气和水质、确保药品及医疗器械安全等的规定。社会管制侧重于处理生产者的经济行为可能带给消费者不健康或不安全问题，如为保护民众用药安全，药品行政监督部门制定并颁布《药品生产质量管理规范（GMP）》，要求药品生产企业遵照执行。制定并颁布国家药品标准——《中华人民共和国药典（2020 年版）》，定期淘汰部分疗效不确切、不良反应大、危害民众健康的药品，撤销其生产批号等，都属于社会管制范畴。

（二）我国卫生服务市场政府管制的主要方式

1. 区域卫生规划　是政府对卫生事业发展进行宏观调控的主要手段，它以满足区域内全体居民的基本卫生服务需求为目标，对医疗机构、人员、床位、设备、经费等进行调控，形成区域卫生的整体发展。我国政府现行的区域卫生规划概括起来有以下几点：第一，规划从区域和人群出发，以居民的主要卫生问题为规划依据；规划以居民健康指标为目标，而不是以床位、人员增长为目标。第二，规划以优化配置区域卫生资源为核心，围绕区域人群的健康为目标，对区域各项卫生资源"规划总量，调整存量，优化增量"，特别是对存量卫生资源从结构、空间分布上进行横向和纵向调整，推行卫生全行业管理，按照公平、效率的原则合理配置，使有限的卫生资源得到充分利用。第三，规划采取产出决定投入的计划模式，要求采取的干预措施符合成本－效益原则，推动卫生资源向成本低、效益高的卫生服务领域流动，更好地提高卫生事业的社会效益和经济效益。第四，规划着眼于提高卫生系统的综合服务能力，明确各层次、各类医疗卫生机构的地位、功能及相互协作关系，形成功能互补、整体、综合的卫生服务体系。第五，规划从编制、实施到评价，均有一套科学的管理程序。

2. 价格管制　改革开放以来，我国政府逐步放开了对医疗服务价格的管制。具体的价格管制

政策主要包括以下两点：第一，制定医疗服务项目价格计算办法，制定价格规范标准。我国现行《全国医疗服务价格项目规范》是公立非营利性医疗机构的医疗服务价格执行标准。第二，对医疗服务的收费实行多种手段的监督制度。比如，公开医疗收费的政府定价标准，强制医疗机构公开医疗服务项目收费价格；对提高医疗服务收费标准、变相涨价和不必要收费行为，按照《中华人民共和国价格法》等相关规定进行处罚。随着卫生领域改革的深入，卫生服务的价格管制政策也相应地进行着改变。2014 年，国家发展改革委正式发布了《关于非公立医疗机构医疗服务实行市场调节价有关问题的通知》。

3. 准入管制 在行业准入管制手段方面，我国政府的具体管制措施包括：第一，对医疗服务的从业人员制定执业资格准入规范。第二，对医疗机构的设置和等级评定制定准入规范，进行分级分类管理，每年考察运营状况。第三，对医疗设备及医疗技术规范进行审核。目前，为了鼓励更多社会资本进入医疗服务供给领域，提高医疗服务供给主体之间的竞争力，我国政府放松了医疗机构的准入门槛，医疗机构的设立不再进行行政审批，而采取备案制度。

4. 制定行业标准 我国政府制定《中华人民共和国卫生行业标准》，形成卫生领域的系列标准。政府制定行业标准是不断补充和修订的过程，通过行业标准的制定和实施，确立管理工作标准，规范卫生服务操作规范，确保卫生服务质量和效果，如 2009 年 12 月 1 日实施的《医院感染监测规范》、2012 年发布的《临床常用急救操作技术第 2 部分：催吐、洗胃》等六项卫生行业标准。

5. 制定卫生法规和管理制度 我国现行的卫生法规与管理制度主要包括以下五个方面：第一，规范预防保健方面的制度，具体包括传染病预防控制制度、突发公共卫生事件应急制度、职业病防治制度、公共场所和学校卫生管理制度、妇女儿童健康权益和公民生殖健康权益保障制度。第二，规范医疗机构、人员及医疗救治行为方面的制度，具体包括规范医疗机构管理的制度、规范卫生技术人员管理的制度。第三，规范与人体健康相关的食品、药品、化妆品和医疗器械管理等制度，具体包括食品卫生管理制度、药品管理制度、化妆品管理制度、医疗器械管理制度。第四，规范传统医学保护的法律制度。第五，规范卫生公益事业的法律制度。

（三）国外卫生服务市场政府管制借鉴

1. 美国 美国实行市场主导型医疗管制模式。美国的卫生服务领域是多层次和多元化的，它是世界上为数不多的以市场调节为主的国家之一，医疗服务的提供和医疗资金的筹集都主要通过市场需求调节。政府除了提供公共卫生服务，负责为穷人、老人提供医疗保险之外，其主要的管制职能包括两个方面：一是依照基本法律对医疗市场实施较为严格的间接管制，如运用反托拉斯法等经济法律来规范医疗服务行为，给医院颁发营业或执业许可证等；二是在公共卫生和公共保险（如老年人和穷人医疗保险计划）领域实施与公共费用补偿有关的直接监督，如投资和设备审查、公共保险计划中的支付系统和费用补偿的监督等。政府一般不对涉及公共资金以外的医疗服务价格、服务数量、医院和医师的投资与财务会计、市场准入等进行直接经济管制。对于涉及医疗服务执业规则、技术规范、信息发布和质量保证等方面的间接准入管制和社会性管制问题，政府也是通过相应的法律制度及规范以间接方式进行管制。在这一过程中，中介机构和行业自律组织始终发挥着至关重要的作用。美国政府医疗管制的改革包括：第一，改革医疗保险制度，扩大医疗保险覆盖范围，强化社会性管制。第二，改革医疗费用支付办法，完善间接价格管制机制，控制医疗费用增长。第三，提高医疗服务的可及性，扩大社会医疗覆盖面，为全美公民提供基本医疗保险。

美国经验表明，缺乏有效竞争的医疗市场难以顺利运转，缺乏有效管制的医疗市场不可持续。规范市场主体行为，应该转变行政主导的直接管制方式，采用能保持有效竞争的间接管制方式，加强参与主体的激励与约束；在确保医疗服务公平性和公益性方面则要强化政府责任，加强直接管制。

2. 英国　英国实行国家卫生服务体系（national health service，NHS）框架下的政府主导型医疗管制模式。英国于 1946 年成立了国家卫生服务体系。在国家卫生服务体系中，政府既是卫生服务的提供者，又是卫生服务的购买者和管理者。医院属于公共所有，隶属于当地卫生局管辖，缺乏自主权。政府既可以通过举办国有医院直接向国民提供免费医疗服务，也可以把医院医生纳入国家公务员系列，直接控制医疗服务的市场准入。与此同时，医院的投资、财务会计、服务价格、医院医师聘用及其工资和医疗服务行为等，都是政府直接管制的对象，都被纳入政府计划管理之下。英国政府对医疗管制也进行着改革，具体方式包括：第一，放松投资准入管制，引入私人资本。第二，建立自我管理的医院联合体，放松对医院内部经营管理的直接管制。第三，分离国家卫生服务体系的管理机构与服务机构，改变政府直接管制方式为间接管制方式。

英国经验表明，英国是世界上分级诊疗做得最好的国家之一，90% 的门诊由全科医生首诊，门诊处方药大部分也由全科医生开出。这种有效的分级诊疗体系是通过竞争性社区守门人制度来实现的。竞争的结果是为了留住客户并获得稳定收入，社区医生必须在保证医疗服务质量的前提下努力控制成本，良好的医患关系也因此而建立。

3. 德国　德国实施政府与市场结合型的医疗管制模式，是世界上最早制定和实施医疗保险法律的国家。德国卫生服务系统始于 1883 年的 Bismark 计划。德国卫生服务系统注重平等（solidarity）、共济（subsidiarity）和自行管理（self-governance）。德国医疗管制的具体方式包括：第一，较为严格的设施与设备投资和执业准入制度。医院的设立必须遵照政府区域卫生规划，由政府根据人口、地理等社会条件等确定建设地点，并对基本建设、设备等进行直接投资，全国的每一城区和农村都建立四级医院服务体系。第二，包括医疗保险制度在内的较为完善的社会性管制制度。德国的医疗保险法律不但具有强制性，而且明确界定了医疗保险的保障项目范围、参保对象及资金来源、参保者分担比例、付费方式等内容，是国际上较为完善的社会医疗保险制度。第三，间接的价格管制机制和严格的费用控制机制。按照相关规定，医疗保险机构要与医院通过合同的方式购买医疗服务。法律对医疗服务费用的结算方法、支付和定价机制做出了确切的划定。

德国经验表明，为了实现医疗服务公平性、公益性，政府主要在偏远、人口稀少、经济落后地区兴建公立医疗机构。更多的财政投入转向对医疗服务需方的补偿和弱势群体的救济。在医疗服务领域引入竞争之后，政府一般不直接干预市场主体的经济决策，而是采用间接管制方式，激励医疗机构采取与政府目标一致的行为，建立竞争性的社区分级诊疗服务体系。

（四）中国医疗市场政府管制的历史演进

中华人民共和国成立以来，我国医疗管制及其制度体系一直处于不断改革和完善之中，医改大趋势上是以市场为导向，围绕"政府与市场关系"的演进历程，整体上可划分为如下四个阶段。

1. 计划经济体制下行政性管制阶段（1949～1978）　这一阶段我国实行的是计划经济体制，并逐步建立了与当时计划经济相适应的医疗服务管制体系，主要由三大部分构成，分别是公费医疗制度、劳保医疗制度和合作医疗制度。

2. 市场导向、监管缺位阶段（1978～1997）　1978 年 12 月召开的中共十一届三中全会，是包括医改在内中国各项改革的起点。这一阶段医改的指导思想是放权让利、扩大公立医疗机构经营自主权。但是，政府的医疗服务质量监管没有跟上，导致医疗乱象百出。1997 年，《中共中央 国务院关于卫生改革与发展的决定》（中发〔1997〕3 号）发布，明确提出："举办医疗机构要以国家、集体为主，其他社会力量和个人为补充。""社会力量和个人办医实行自主经营，自负盈亏。政府对其积极引导，依法审批，严格监督管理。当前，要切实纠正'乱办医'的现象。"标志着这一阶段的结束。

3. 两相并重、探索前行阶段（1997 ~ 2009） 第一阶段的自由放任政策，带来诸多乱象，引起政府办医主导责任在第二阶段的归位，同时引起社会各界对"政府主导还是市场主导"的激烈讨论。但是，这一阶段的改革总体上讲是政府和市场并重，并没有偏重某一方。2009 年，《中共中央 国务院关于深化医药卫生体制改革的意见》（中发〔2009〕6 号）颁布，表明政府主导占了上风，标志着这一阶段的结束。

4. 政府主导、干预回归阶段（2009 ~ 至今） 2009 年，《中共中央 国务院关于深化医药卫生体制改革的意见》（中发〔2009〕6 号）颁布，新医改启动，标志着医改政策导向回归政府主导。做出回归政府主导这个判断，并不是依据政策鼓不鼓励民营医疗机构的发展，而是基于政策对公立医疗机构经营自主权进行干预。主要的干预措施包括药品省级集中统一招标采购制度、国家基本药物制度和收支两条线制度。

三、影响卫生服务市场政府管制的因素

（一）经济、政治、社会因素

1. 经济因素对卫生服务市场政府管制的影响　经济发展状况和经济发展水平会影响卫生服务的发展和水平，继而影响政府对卫生服务市场实施的管制措施。总体上说，当一个国家的整体经济发展状况良好，经济发展水平提高的时候，卫生体制也会得到相应发展。因为一个国家的卫生体制是不可能脱离国家的整体经济实力而单独发展的，而经济体制的改变也直接影响着卫生服务市场的政府管制。随着我国经济体制的市场化进程，为满足人民群众对健康的多层次需求，允许民营资本进入卫生服务领域，在价格管制、准入管制等方面也进行着相应的改革。

2. 政治因素对卫生服务市场政府管制的影响　政治因素也对卫生服务市场政府管制产生重要影响。任何一个国家的政府对卫生事业制定的发展规划，建立的卫生体制，确定的卫生发展目标，以及为此设计、构建的卫生服务的组织形式，都对这一国家卫生服务体系的形成、性质、面貌、发展方向起着决定的作用。政府的政策也直接影响着政府对卫生服务市场的管制。

3. 社会因素对卫生服务市场政府管制的影响　社会环境的变化，诸多社会因素的出现，都会影响政府对卫生服务市场的管制。如人口出生率的高低、人口年龄结构的变化、人们的就业状况、收入情况等，都会使政府对卫生服务市场提出不同的要求；社会教育的发展，人们受教育程度的提高，将使政府对卫生服务市场更加关注，对卫生服务的质量要求更高；社会生活方式的进步、人们生活习惯的改变，也会使政府为满足不同的卫生服务需求制定相应的规划。

（二）其他相关市场影响因素

卫生服务的提供，直接与各种要素市场相联系。因此，政府对卫生服务市场的管制直接受相关市场的影响和制约。

1. 卫生筹资市场的影响　通过改革，我国的卫生筹资市场已经初步建立。目前卫生资金的来

源已有多种渠道，包括政府的卫生投入、社会医疗保险经费、个人卫生费用支出、其他卫生投入等。卫生筹集资金的数量对卫生服务市场政府管制所产生的影响：一方面，资金数量的增加能促进政府监督以改善卫生服务条件，保证卫生服务的顺利进行，既有利于提高卫生服务质量，也有利于卫生机构本身的发展；另一方面，由于资金来源渠道广泛，筹资形式多样，也使卫生服务市场中的关系较以前更加复杂，从而使政府加大了对卫生服务市场制约因素的管制力度。

2. 卫生要素市场的影响 随着我国经济体制的改革，卫生服务要素市场正在发生变化，影响着政府管制的范围和方式。就卫生人力市场而言，在计划经济体制下，卫生人力的供给和卫生人力的需求都服从于政府的管制。随着社会主义市场经济的推进，卫生人力市场正在发生变化，对卫生服务市场政府管制的影响比较明显：一方面，由于医学院校招生权的下放，卫生人力的供给不再完全服从于政府的管制；另一方面，由于卫生机构管理权的下放和私立卫生机构的发展，卫生人力的需求已逐步脱离政府的控制。

第三节 卫生服务市场政府管制的失灵

"政府失灵"是指政府活动或干预措施缺乏效率，或者说是政府做出了降低经济效益的决策，或不能改善经济效益的决策。政府决策具有权威性、全局性等特点，决定了政府失灵往往会比市场失灵造成更大的资源浪费。卫生服务领域存在市场机制失灵，要求政府通过管制措施来促进市场机制作用的充分发挥。然而，政府的调节机制也有内在的缺陷，也存在着"政府失灵"。

一、卫生服务市场政府管制失灵的表现

（一）卫生服务市场存在功能障碍

计划经济时期，我国政府在医疗卫生领域采取全包全揽的措施，医疗卫生服务被视为"非生产性"服务和社会公益事业，缺乏投入与产出、成本与效益的观念。从 20 世纪 70 年代后期开始，我国进行了医疗卫生体制改革。随着医疗卫生体制改革的推进，我国政府一直在不断探索其合理职能，但目前在医疗卫生领域，政府仍存在着越位和缺位现象。时至今日，无论在结构上，还是在功能上，卫生服务市场都不完善。卫生服务市场中合理的卫生服务体系还没有形成，医患双方的利益还不能得到有效保障。卫生要素市场中存在着如卫生人才分布不合理、药品市场紊乱、卫生信息传播受限等问题。卫生服务市场的发育不完善，政府管制的不合理，使市场机制配置资源的功能不能有效发挥，卫生服务市场活力不足。

（二）行政性垄断导致资源使用效率低

市场竞争的一个显著特点就是优胜劣汰，而一旦有了垄断，竞争将不存在或不完全，垄断者就能影响价格，并从中获利。垄断的存在会破坏市场功能，降低市场配置资源的效率，使整个经济处于低效率之中。我国的卫生服务市场垄断不是由自由竞争演化而来的经济性垄断，而是由政府执行许可证制度、准入限制等干预措施形成的行政性垄断。例如，因为卫生服务具有很强的专业性和技术性，关系到人的健康和生命，为了保证服务质量，该市场不是任何人都能自由进入的，必须是受过专业教育并且获得相应的执业资格；也不是任何机构可以随便进入的，必须具有一定的资质并获得医疗机构执业许可证。由此可见，医疗服务市场的供给受到了各式各样的行政限制。一方面，这种行政限制在保证供给者的资质和质量方面发挥了较好的作用；另一方面，准

入限制等干预措施造成了卫生服务领域的供给者存在一定程度上的垄断，严重影响着卫生服务市场的运转，影响市场机制在卫生服务领域发挥作用，导致资源配置及资源使用效率的低下、技术进步受限。

（三）卫生服务领域存在不同程度的违规现象

目前，医疗卫生机构及医务人员存在一些违规违纪的行为，如医务人员收受患者红包，接受药品回扣和提成，医疗机构对药品、仪器检查、化验报告及其他特殊检查等实行"开单提成"办法，或与科室、个人收入挂钩。这些违规违纪的行为，不仅会造成不良社会影响，而且说明卫生行政部门监管不严，疏于对卫生服务领域的医德医风教育。

（四）公立医疗机构的公益性缺失

目前，我国公立医疗机构自主经营及工资收入的分配还接受政府管制，如政府对公立医疗机构的医疗服务价格和医生的工资进行管制，但医疗服务价格的制定没有体现包括医务人员的技术价值和医院管理成本等无形成本，医疗服务价格整体水平偏低，技术服务价格甚至低于成本，在医疗机构的经济收入中占比很低。公立医疗机构医务人员的工资是接受政府管制的工资制度，和国际上医生的薪酬水平相比，政府制定的工资整体水平差距较大。由于对医疗服务价格和医务人员工资制度的制定没有适应社会经济发展及医疗机构的自身发展，致使医疗机构及医生的逐利行为逐渐加剧。公立医疗机构的公益性缺失，一方面是由于医疗机构和医生自身职业道德的淡化和缺失所致，另一方面则是政府管制不当或不科学所致。此外，补偿机制不完善也是公益性缺失的原因之一。

二、政府管制失灵的主要原因

（一）政府职能的不到位

1. 卫生服务监督职能的"缺位"　政府在卫生服务领域承担着监管者的角色，但其监督职能存在着"缺位"现象。如公立医疗机构监管制度不完善，使其违规检查治疗、诱导需求、乱收费现象严重；对医药和医疗器械流通监管不力，使药品及医疗器械巨大的折扣空间及非法经营现象严重，医药费用居高不下、药品质量问题得不到有效保证的问题突出。

2. 卫生服务管理职能的"越位"　政府既是卫生机构的所有者，又是管理者，导致政府公共卫生服务管理职能与运营职能界定不清。政府既要履行公共卫生服务的规划、调节与监督职能，同时作为医院的所有者，又直接管制医院的微观经济活动。政府在卫生服务领域中监督与被监督者、调节与被调节者的角色混淆，职能偏离，管办没有分开。

（二）政府决策不到位

1. 信息的有限性　卫生服务市场信息不足是造成卫生服务市场失灵的一个因素，政府决策也需要有充分准确的信息作为科学决策的依据。然而，由于卫生服务系统相当复杂，政府也很难充分掌握决策所需要的各种信息。

2. 决策过程的不确定性　即使政府能够做出正确的决策，但在决策的具体实施过程中，也经常会受到各种因素的干扰而无法达到预期的目的。其主要原因在于：决策方式本身的缺陷、庞大的政府机构难以协调、干预对象复杂多变、"时滞"及效果的不确定性、政府官员的利益和监督等因素。此外，还会受到一些利益集团的影响，很难做到公正无私、分配公平。

（三）追求公共利益的主动性不高

公共选择理论认为，人类社会由政治和经济两个市场组成。同一个人不可能在两个不同的市场上遵照两种完全不同的行为动机从事活动，即在政治市场上自觉追求公共利益的最大化，同时又在经济市场上追求个人利益的最大化。因此，政府在卫生服务市场的管制中所涉及的公共部门和个人都存在"经济人"假设，会追求部门或个人利益最大化。缺乏追求公共利益的动机，表现为监管部门人浮于事、效率低下。

（四）存在败德行为

这是寻租人（团体）为了争取自身经济利益而对政府决策施加影响，争取有利于自身再分配的一种非生产性活动，它不增加任何社会财富和福利。如卫生机构通过合法或非法的形式向政府争取优惠、特惠，寻求政府对现有管制政策的改变而获得政府特许或庇护，垄断性地使用某种市场紧缺物资。在这种情况下，政府官员可能存在"寻租"现象。一旦出现"寻租"现象，将可能导致经济资源配置的扭曲，造成政府管制的失灵。

三、政府管制失灵的矫正

在卫生服务领域，矫正政府失灵的主要策略：一方面引入市场机制，另一方面提高决策的科学性。

（一）在公共部门引入市场机制

经济学家们设想通过在公共部门引入市场机制来消除政府的低效率。对于卫生服务领域的具体设想：设置两个以上的卫生机构来提供相同的公共卫生物品或服务，使这些卫生机构之间展开竞争而增进效率；借用私营部门的奖惩机制，根据政府高级官员的工作实绩给予特别"奖金"，并允许政府机构的负责人把本机构的"结余资金"用于"预算以外"的"投资活动"，以刺激和发挥卫生行政部门及其负责官员的积极性；将某些公共卫生物品的生产承包给私人生产者，以便更多地依靠市场经济来生产社会所需的公共卫生物品。此外，还可以采取加强和鼓励地方政府之间的竞争，来提高地方政府的卫生工作绩效。

（二）科学界定政府管制范围

毋庸置疑，卫生服务领域遵从政府领导，政府应强化在基本医疗卫生制度中的责任，维护公共医疗卫生的公益性。但需明确政府本身的角色、任务及管制范围，克服治理过程中的"缺位"和"越位"现象。重要的是，要妥善处理政府与市场的关系，及时调整和转变政府职能，让"政府的归政府，市场的归市场"，最终达到公平和效率兼顾，政府保障公平，市场保障效率，形成健康、有序、公平的医疗卫生市场的竞争局面。

（三）提高决策的科学性

提高政府对卫生决策的科学性：一方面需要为卫生政策的决策者提供可靠、充分的信息，使其能科学决策，严格坚持"不经咨询论证不决策"的原则；另一方面，需加强对卫生政策决策者的决策能力和素质培养，只有决策者自身综合素质得到提高，能深刻认识到自身所承担的历史重任，才能提高其各项卫生决策的水平。

（四）建立有效的制约与监督机制

建立有效的制约与监督机制：一方面，要提高政府卫生决策、政策执行的透明度与民众的参与度，使社会监督作用得以有效发挥；另一方面，完善政府机关监督机制，完善制度，提高违规成本，有法必依、执法必严、违法必究，维护制度的权威性。

【小结】

政府管制具有几个要素，包括政府管制的主体是经政府授权的组织或行政机关，政府管制的客体是各行政相对人，政府管制的内容是对行政相对人的决策或行为的直接管制和间接管制，政府管制的主要依据是各种规章制度。政府管制的目标体现在：一是促进社会公平与正义，二是促进社会健康、有序、全面发展。政府管制是克服卫生服务市场"市场失灵"的必要手段，是培育健康卫生服务市场的重要保障，是社会主义卫生服务市场的基本要求，是卫生事业可持续发展的基本前提。政府在卫生服务领域的作用，主要表现为反垄断、提供公共卫生服务、治理外部效应、促进市场信息传递、推进卫生法制建设。卫生服务市场政府管制的具体目标是提高卫生资源的配置效率和使用效率，提升基本卫生服务获得的公平性，合理调控日益增长的医疗费用，推动医药卫生体制的改革，促进卫生事业健康发展，确保社会稳定。卫生服务市场政府管制的主要方式，包括经济管制和社会管制。影响卫生服务市场政府管制的因素，包括经济、政治、社会因素及其他相关市场。卫生服务市场政府管制也存在着"政府失灵"，可以通过引入市场机制和提高决策的科学性来矫正。

【课后案例】

运用大数据加强对卫生市场主题服务监管

2009 年 4 月出台了《中共中央 国务院关于深化医药卫生体制改革的意见》和《医药卫生体制改革近期重点实施方案（2009—2011）》，深化医药卫生体制改革工作从此进入实质实施阶段。医药卫生信息化作为深化医药卫生体制改革"四梁八柱"的八柱之一，明确提出要建立实用共享的医药卫生信息系统。

大数据技术在医疗行业的主要应用：临床数据对比；药品研发；临床决策支持；实时统计分析；基本药物临床应用分析；远程患者数据分析；人口统计学分析；新农合基金数据分析；就诊行为分析；新的服务模式。

1. 临床决策支持系统　临床中遇到的疑难杂症，有时即便专家也缺乏经验，做出正确的诊断和治疗更加困难。临床决策支持系统可以给临床工作者、患者或个体提供知识或统计信息，并可以自动选择适当的时机，智能地过滤或表示这些信息，以促进临床决策，减少人为的医疗错误，更好地提高医疗质量和患者安全。

2. 远程监控诊疗系统　从远程监控系统收集数据，并将分析结果反馈给监控设备及人员，从而实时诊断并确定治疗方案。目前已有医院通过结合手机 APP 等方式，进行心率、体温及血糖等检测，但检测的内容仍很单一。临床上希望针对不同病种开发一些诊治后辅助系统，可以减少患者住院时间或门诊复诊次数，提高家庭护理的比例及质量，也帮助医院和医生锁定患者群。

3. 公共卫生监管系统　卫生主管部门可通过监控数据库，实时统计分析，快速检测传染病、院内感染等情况，并进行快速响应。同时，也有利于网络覆盖地区发病及诊治情况的数据汇总。

如果将整个数据系统整合，不仅有利于整个体系内的医疗资源分布和供给，也便于实时监管和调控。

资料来源：孙伊婷.运用大数据加强对卫生市场主体服务监管［J］.中国市场，2016（1）：101，103.

问题： 如何构建卫生市场主体服务监管大数据平台？

【思考题】

1. 如何理解政府管制的内涵？
2. 政府管制的目标是什么？
3. 卫生服务市场政府管制的主要方式是什么？
4. 政府管制失灵的表现及原因是什么？
5. 如何矫正政府管制失灵？

学习目标

掌握卫生总费用的概念、特点及卫生总费用的分析与评价。

熟悉卫生总费用核算的基本框架和核算方法。

了解卫生总费用的研究过程。

案例导读

我国近几年的卫生总费用及其构成

2021 年全国卫生总费用初步推算为 75593.6 亿元，其中：政府卫生支出 20718.5 亿元，占 27.4%；社会卫生支出 33920.3 亿元，占 44.9%；个人卫生支出 20954.8 亿元，占 27.7%。2021 年全国卫生总费用较 2020 年增长 4.5%。人均卫生总费用 5348.1 元，卫生总费用占 GDP 的比例为 6.5%。

2020 年全国卫生总费用预计达 72306.4 亿元，其中：政府卫生支出 21998.3 亿元（占 30.4%），社会卫生支出 30252.8 亿元（占 41.8%），个人卫生支出 20055.3 亿元（占 27.7%）。人均卫生总费用 5146.4 元，卫生总费用占 GDP 的百分比为 7.12%。

资料来源：根据《2020 年我国卫生健康事业发展统计公报》《2021 年我国卫生健康事业发展统计公报》整理。

思考：什么是卫生总费用？卫生总费用由哪几部分组成？卫生总费用如何科学地分配与使用？导致卫生总费用增长的原因是什么？

卫生总费用是卫生经济学研究的主要领域之一，是分析一个国家或地区卫生资源配置的合理性和有效性的重要指标，同时也是政府制定和调整卫生经济政策的重要依据。卫生总费用从宏观角度反映卫生资金运行的全过程，主要用于分析评价卫生资金的筹集、分配和使用效果。卫生总费用已经在许多国家和地区得到广泛应用，实践证明它对分析和评价国家卫生筹资政策和卫生保健系统公平与效率方面发挥着重要作用。

第一节　卫生总费用概述

一、卫生总费用的概念

卫生总费用即卫生保健总支出（total expenditure on health，TEH）是以货币形式作为综合计量手段，全面反映一个国家或地区在一定时期内（通常是1年）全社会用于医疗卫生服务所消耗的资金总额。从其构成来看，卫生总费用包括政府、社会和个人对卫生投入的总和。卫生总费用研究是通过建立一个国家的国民卫生账户核算系统，反映一个国家的卫生保健总支出，并且从全社会的角度反映卫生资金运动的全过程，为政府卫生政策提供重要信息和客观依据。由于卫生资金以货币的形式在卫生领域流入和流出，经历卫生资金的筹集、分配和使用等过程，卫生总费用也就分别从筹资、分配和使用三个层次反映卫生资金的运动，分析与评价卫生资金的筹集、分配和使用效果。

二、卫生总费用的基本特点

（一）卫生总费用是一种信息工具

卫生总费用作为一种经济信息，已经在许多国家得到广泛应用，而且实践证明，卫生总费用是分析和评价一个国家或地区卫生保健系统公平性和效率的有效工具。卫生总费用分析的任务是通过建立一个卫生费用核算体系，不仅反映一个国家或地区的卫生保健总支出，而且从不同层次和不同角度反映和研究卫生资金的全部运动过程，评价卫生资金的筹集、分配和使用效率，为政府卫生决策提供重要信息和客观依据。

（二）卫生总费用是一个社会概念

由于卫生总费用反映的是全社会的卫生保健总支出，因此，卫生总费用是一个社会性概念，它不仅反映卫生部门内部的资金运动，而且包括卫生部门以外的行政事业单位、国有企业、城镇和农村集体经济单位、私人开业医生、部队、武警、公安、司法等特种部门的医疗卫生投入，以及城乡居民个人支付的卫生费用，还有社会各界、国内外友人、华人华侨、国际组织等对卫生事业的无偿赞助、捐赠与贷款。

（三）卫生总费用具有动态性

卫生总费用研究的是卫生领域的资金运动。卫生资金首先从各个渠道流入卫生领域，从出资者的角度看，表现为政府、企业和居民个人等各种卫生支出。当卫生资金流入卫生领域时，表现为各级各类卫生机构的财务收入，即上级拨款和业务收入。同时，卫生机构通过各种形式的业务活动，又使卫生资金流出卫生领域，表现为卫生机构各项业务活动的支出和基本建设支出。卫生资金在其全部运动过程中，依次经历了卫生资金的筹集、分配与使用三个阶段，而且这种运动过程总在连续不断地循环往复。因此，卫生总费用可以分别从筹资、分配和使用三个层次和不同角度反映卫生资金的运动过程及其特点，形成三套指标体系和三种测算方法，其测算结果表现为卫生资金筹集总额、卫生资金分配总额和卫生资金使用总额，统称卫生总费用。因此，卫生总费用具有动态性。

（四）卫生总费用分析是与卫生政策有关的基础性研究之一

卫生总费用将为卫生筹资战略的制定提供重要的、不可缺少的宏观经济信息，被形象地比喻为制定卫生发展战略的作战地图。同时，卫生总费用又为检验和评价卫生经济政策的制定和执行结果，调整和重新制定政策提供客观依据。卫生总费用为诊断与评价区域性卫生资源配置的合理性、有效性提供数据信息，是编制区域卫生规划和预算的基础条件，也是开展社会和经济效益综合评价体系的重要组成部分。从国际组织对一些国家的卫生技术支持和资金援助来看，国际组织对这一领域的研究工作十分关注。目前，世界卫生组织（WHO）已经形成了一套完整的卫生总费用研究方法，并且通过它在世界各国的工作人员获取各国卫生总费用的相关数据，引用在历年的世界卫生报告当中。

三、卫生总费用的研究进展

（一）国外发展概况

卫生总费用研究最早始于 20 世纪 50 年代，世界上许多国家首先采用《卫生资金筹集与支出》的调查方法，全面、系统地研究卫生领域的经济活动。1963 年英国卫生经济学家艾贝尔·史密斯受世界卫生组织的委托，率先在国际上进行跨国卫生总费用研究，第一次使用标准化的调查表对 6 个国家的卫生资金筹集与支出状况进行比较全面系统的调查，分析一些发达国家和发展中国家的卫生费用。

1967 年，艾贝尔·史密斯在对调查表进行修正的基础上，完成了第二次规模更大的国际性调查研究，这次调查涉及 29 个国家，其中包括 21 个发展中国家。艾贝尔·史密斯的调查研究虽然在定义和操作上尚不够成熟和完善，但是，他出版的《卫生保健的支付》和《卫生费用的国际研究》两本书，对卫生经济学发展和卫生经济政策分析产生了重要影响，特别是对以后进行的国际性卫生总费用研究发挥了重要作用。

1976 ～ 1977 年，日内瓦桑多兹卫生与社会经济研究所同世界卫生组织合作，在小规模调查研究的基础上，制定和检测了一种简单、快速、较节省的卫生费用调查方法。首先，他们利用这种方法对博茨瓦纳进行了十分详细和全面的调查，调查结果表明，该国的卫生总费用占国内生产总值的 5.3%，其中，45.6% 来自政府，33.2% 来自外援，个人支付卫生费用只占 16%。随后，塞内加尔、卢旺达和多哥也使用同样方法，对本国卫生事业筹资和费用支出进行调查，进一步确认了调查方法的可行性。

世界卫生组织对卫生总费用的研究工作一直给予高度重视，1978 年，世界卫生组织专门召开了一次研究小组会议，讨论卫生事业筹资问题，会后，在博茨瓦纳进行了第二次卫生资金筹集与费用支出调查研究学习班。在世界卫生组织的支持下，美国公共卫生协会和桑多兹研究所合作，于 1980 年年末举行了为期两周的短训班。进入 20 世纪 80 年代后，世界卫生组织又组织了对加纳卫生费用的回顾性调查。

1983 年，艾贝尔·史密斯和麦克共同撰写了《卫生事业筹集计划的编制》一书，详细讨论了卫生总费用的概念、调查方法和评价指标。同年，法国的杉地尔撰写了《评价和分析卫生费用的方法》，深入讨论了卫生总费用的评价原则，统计信息的收集和处理，以及如何从卫生服务管理角度去分析和利用这些信息。

经济合作和发展组织长期关注成员国卫生保健筹集问题，为进行卫生总费用国际对比，在 20 世纪 80 年代初期开发和建立了一套卫生费用核算系统，以及比较稳定的数据收集统计制度和数据库，系统地收集和整理卫生总费用数据，定期公布卫生总费用测算结果，并进行国际间比较。

1993 年，为了完成关于"投资与健康"的世界发展报告，世界银行依靠美国的卫生经济学家，利用经济合作与发展组织国家卫生总费用调查研究方法，对全球卫生总费用进行了大规模的系统研究。1993 年，世界银行发展报告第一次向全世界提供了世界各国的卫生总费用估计值。

1990 年全世界卫生总费用为 17030 亿美元，占全球 GDP 的 8%。其中，发达国家卫生总费用为 14830 亿美元，占全世界卫生费用总额的 87%，中国卫生总费用占全世界卫生费用的 0.76%（见《1993 年世界发展报告》）。

世界卫生组织也日益重视卫生总费用研究工作与信息发布。2001 年，世界卫生组织在 2000 年世界卫生报告中，首次向世界各国公布了所有会员国 1997 年卫生总费用占各国国内生产总值（GDP）比重及其内部构成（见《2000 年世界卫生报告》）。

近年来，卫生总费用研究逐步走向系统化和规范化。2001 年经济合作与发展组织秘书处为了支持卫生政策的经济分析，开展卫生总费用数据的国际比较，在历经 15 年研究和实践的基础上，通过国际组织的许多专家多次讨论，由经济合作与发展组织卫生政策部完成的《国际卫生总费用核算数据收集制度》一书。在这本小册子中，提出了卫生总费用核算国际分类新标准和一套综合、系统、灵活的核算制度，为各国建立卫生总费用核算统计报告制度奠定了理论基础。

2003 年，世界卫生组织出版了《国民卫生费用核算指南》一书，主要用于指导中、低收入国家建立本国的国民卫生账户，并促进各国卫生总费用核算体系、指标与口径的统一，便于进行不同国家或地区之间卫生总费用核算结果的比较。

（二）国内发展概况

中国卫生总费用研究与测算开始于 20 世纪 80 年代初，1981 年，世界银行派专家对中国卫生部门进行考察，引进卫生总费用概念，介绍国际卫生总费用核算方法，中国政府开始与世界银行合作，首次运用筹资来源法估算中国卫生总费用，拉开了中国卫生总费用的研究序幕。

1987 年，世界银行对中国卫生部门进行了第二次考察，世界银行专家与卫生部规划财务司、贷款办等相关业务司局，以及中方专家对中国总费用测算方法进行共同研讨，并确认 1978 ～ 1985 年中国卫生总费用估计值。在世界银行综合性区域性卫生发展规划（简称为 Ⅲ 贷款项目）实施过程中，金华、九江、宝鸡三城市运用筹资来源法连续开展数年卫生总费用测算，积累了丰富的经验和数据信息。

1995 年，世界银行派专家代表团专程来中国，对中国卫生总费用测算方法和测算结果进行了全面系统、深入细致的考察，考察期间，世界银行专家与卫生部、财政部、劳动部、农业部、国家计生委等多部门官员和工作人员进行访谈，深入了解中国卫生总费用测算方法和数据来源。考察结束后，世界银行专家组向中国政府提交了《中国卫生总费用评估报告》。这份报告全面客观地反映了中国卫生总费用研究工作取得的成绩和存在的问题。报告中基本肯定了中国卫生总费用筹资来源调查方法和测算口径。同时，建议继续完善筹资来源法，进一步解决卫生总费用测算值偏低和遗漏问题。在完善筹资来源法的同时，开展卫生总费用实际使用法的研究，并且将筹资来源法和实际使用法的测算结果以矩阵表形式进行综合平衡，争取与国际卫生总费用核算体系接轨。

随着研究的逐步深入，中国卫生总费用从理论研究阶段进入实际应用阶段，其研究成果已经被中国政府所采用，卫生总费用占国内生产总值的比重已经成为一个发展指标和控制指标被写入《中共中央 国务院关于卫生改革与发展的决定》中，其中指出：到 20 世纪末，争取全社会卫生总费用占国内生产总值的 5% 左右。

2002 年 4 月，国家统计局正式发函，同意卫生部发布卫生总费用信息，并在信息发布 10 日内报国家统计局备案。《中国统计年鉴 2002》公开发布 1995 ～ 2000 年卫生总费用测算结果与主要评价指标，标志着卫生总费用已经被正式纳入国家信息发布系统。

2006 年，国家统计局根据 2005 年第一次全国经济普查结果，对我国部分宏观经济数据进行了调整，特别是对国内生产总值的调整幅度较大，也直接影响了卫生总费用测算结果。为了与国民经济统计数据变动保持一致，经原卫生部规划财务司同意，对历年卫生总费用占 GDP 比值等数据进行了全面调整和更新，并公开发布。

同时，由于中国卫生总费用的传统分类指标与国际指标体系不完全一致，为便于国际比较，根据经济合作与发展组织《国际卫生总费用核算数据收集制度》与世界卫生组织《国民卫生费用核算指南》，将我国卫生总费用核算结果与国际指标体系接轨，并通过官方渠道提供给世界卫生组织，公布于历年的《世界卫生报告》中。自 20 世纪 90 年代以来，全国各省、自治区、直辖市的卫生总费用测算工作已经相继开展。2003 年以来，中国政府再次与国际组织合作，通过世界卫生组织的支持，增强中国卫生管理信息系统能力建设，逐步建立健全国家级、省、市地方级卫生总费用核算体系和信息网络。

四、卫生总费用研究的目的与意义

（一）为制定和实现卫生发展战略目标提供宏观经济信息

卫生费用核算结果，可以提供卫生系统在一定时期内所筹集到的全社会卫生保健筹资总量，它有助于评价卫生系统实现战略发展所需要的资源总量的充足与否。卫生费用核算结果占 GDP 的比例，可以反映出全社会对人类健康的重视程度，对分析与评价卫生政策及其变化趋势具有重要意义。因此，卫生总费用为各级政府制定卫生筹资政策和发展目标提供了重要的宏观信息。

（二）为调整和制定卫生经济政策服务

国内外的实践证明，卫生总费用研究是制定卫生经济政策的一项基础性工作。卫生总费用的测算与分析结果是各级政府制定科学有效、公平合理的卫生经济政策不可缺少的客观依据。卫生总费用筹资结构、资源分配和费用消耗等方面的数据信息会敏感地反映各项卫生经济政策的合理性和公平性。由谁对卫生服务付费，筹资负担程度与他们的负担能力相对比有多大，这些问题揭示了财政保障制度的性质和财政负担的公平性。了解谁支付了卫生费用，对制定卫生政策和干预措施是很有价值的信息。

（三）有助于分析卫生资源配置的公平性

卫生资源配置的公平性是卫生事业的内在要求和重要目标，也是建设和谐社会的重要内容之一。卫生费用核算结果可以描述卫生资金的筹集渠道与方式，卫生资源在各级各类卫生机构的分配使用，以及不同类型卫生服务的利用程度和费用水平，这些信息不但可以显示出资源的分配是否能反映卫生系统实际发展的重点领域，而且可以反映出卫生资源配置的合理性及公平性。卫生总费用的结构和发展趋势分析能够从宏观角度反映出政府和社会对居民健康的重视程度、居民个人经济负担水平和健康公平性，以及卫生事业和社会经济发展的适宜性和协调程度。

（四）满足国际比较的需要

许多国家，尤其是经济合作与发展组织中的发达国家较早地开始全面、系统地测算卫生总费用，并且定期发表卫生总费用测算结果和分析报告。世界卫生组织已经将世界各国的卫生总费用相关数据公布在其年度报告中。中国卫生费用系统的建立和测算，有利于开展国际间和地区间的分析与比较，满足政策制定者和研究人员的信息需求。

（五）具有中国特色的核算系统在各个领域中发挥着重要作用

卫生费用核算作为政策分析的一种工具，越来越受到各国卫生政策制定者的关注，其核算方法和结果成为分析与评价卫生筹资政策公平和效率，制定和完善卫生政策过程中最重要的依据之一。

卫生费用核算起源于 20 世纪 20 年代末。20 世纪 70 年代以后，越来越多的国际组织认识到国家层面上进行常规性卫生费用核算的重要性。20 世纪后期，经济合作与发展组织在同世界卫生组织和欧盟（EU）合作基础上，于 2000 年出版了《国际卫生核算账户的数据收集制度》一书，为各国之间卫生费用的比较提供了统一的口径和标准。

中国卫生总费用研究与测算开始于 20 世纪 80 年代初，经过近 40 年的发展，立足于满足和适应中国卫生政策分析的需要，形成了具有中国特色的核算方法、指标体系和数据收集体系，逐步建立了国际级常规报告制度。《中国统计年鉴 2002》公布了 1995 ～ 2000 年卫生总费用测算结果与主要评价指标，标志着卫生费用核算进入国家信息发布系统。

近年来，中国卫生总费用的研究也在根据政策分析需要和中国卫生体制特点，以及和国际比较的需要，参考国际卫生费用核算分类口径，对我国卫生费用核算指标体系进行适时调整，使我国卫生费用核算工作走向常规化和制度化。卫生费用核算结果不仅在卫生领域，而且在社会经济领域中发挥着重要作用。

第二节　卫生总费用的基本构成与核算方法

一、卫生总费用的基本构成

卫生总费用是以货币形式全面反映一个国家或地区在一定时期内全社会用于医疗卫生服务所消耗的资金总额。那么卫生总费用都包括什么？它是由哪几个部门构成的？由于卫生资金以货币的形式在卫生领域流入和流出，经历卫生资金的筹集、分配和使用等过程，所以卫生总费用核算的内容自然就包括卫生资金的筹资来源、机构流向和使用消耗三个层次，由此形成了三套指标体系及其相应的测算方法，即筹资来源法、机构流向法和实际使用法。这三种方法分别回答了卫生资金从哪里来，卫生资金流向哪里，卫生资金购买了什么卫生服务，从而形成了卫生总费用核算的基本框架。

卫生总费用核算（national health accounts，NHA），也称"国民卫生账户"，是采用国民经济核算方法，以整个卫生系统为核算对象，建立卫生费用核算指标和核算框架，专门研究卫生系统的资金运动过程。即把卫生领域作为一个整体，以社会作为一个费用核算账户，按照国民经济核算体系（system national accounts，SNA）进行卫生总费用核算，并通过分析卫生资金的筹集、分配和使用来反映卫生领域的经济活动规律。

卫生总费用核算是国民经济核算体系的重要组成部分，是国民经济核算在卫生领域的进一步延伸。国民经济核算是以整个国民经济为核算对象的宏观经济核算，反映的是国家各个部门和不同领域的资金运动过程、资金来源和产品与劳务的生产情况。卫生总费用核算属于部门经济核算，它以整个卫生领域为核算对象，专门研究卫生系统的资金运动状况、资金来源和卫生产品与劳务的提供情况，反映了卫生部门和卫生领域特定的经济活动内容和客观规律。

二、卫生总费用核算的基本框架和原则

（一）卫生总费用核算的基本框架

卫生总费用核算采用的是国民经济核算方法，它以国民经济核算理论为基础，根据卫生领域经济活动的特点，制定一套反映卫生经济运行的指标体系、分类标准和核算方法，以及相应的表现形式，从而形成逻辑一致、结构完整的核算框架。

卫生资源是以货币的形式在卫生领域流入与流出，形成了卫生资金的运动过程。卫生资金在运动过程中，依次经历了卫生资金的筹集、分配和使用这样一个连续不断的循环过程。因此，卫生总费用核算的内容自然就包括卫生资金的筹资来源、机构流向和使用消耗三个层次，由此形成了三套指标体系及其相应的测算方法，即筹资来源法、机构流向法和实际使用法，从而建立起了完整的卫生总费用核算体系。卫生总费用核算体系从不同层次、不同角度进行数据汇总和测算，用于满足卫生政策制定者和研究人员进行卫生政策分析与评价的需要。

1. 筹资来源法　是根据卫生资金的筹资渠道与筹资方式，收集和整理卫生总费用的数据，以测算全社会卫生资金投入总量的方法。卫生资金的筹集是货币流入卫生领域并转化为卫生资金的总源头。从出资者的角度看，卫生总费用表现为政府预算卫生支出、社会卫生支出、居民个人卫生支出，以及医疗保险卫生支出。

2. 机构流向法　是按照卫生服务机构的类别划分，通过卫生机构的各项收入，收集和整理各级各类卫生机构的费用数据，测算卫生资金流向各类卫生机构的费用总额。从机构划分的角度看，卫生总费用具体表现为不同级别的医疗机构费用、公共卫生费用、药品零售机构费用、卫生行政管理费用及医学科研机构费用等。机构流向法用以反映全社会筹集的卫生资金在各级各类卫生机构的分配，可以分析与评价卫生资源配置的公平性和合理性等内容。

3. 实际使用法　是根据卫生服务功能进行划分，通过消费者对不同卫生服务实际利用的调查，收集和整理各类卫生服务项目的数量和费用数据，测算消费者接受卫生服务时所消耗的费用总额。从卫生服务的功能和产品使用的角度去看，卫生总费用表现为个人卫生费用、卫生发展费用和其他卫生费用。实际使用法可以反映消费者对不同类型卫生服务的利用程度和水平。

根据卫生资金运动的特点及规律，卫生总费用核算体系的基本框架如图 6-1 所示。

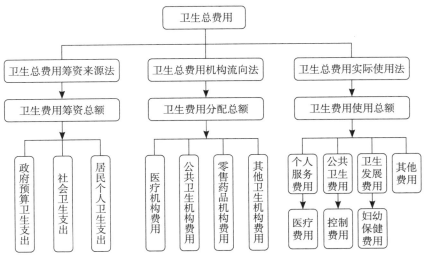

图 6-1　卫生总费用核算体系框架图

（二）卫生总费用核算平衡表

卫生总费用核算结果通常以平衡表方式表示，根据我国现行国民经济核算体系和世界其他国家卫生总费用核算办法，结合我国卫生服务体制特点和常规的信息报告制度，卫生总费用核算一般采用"丁字帐"式平衡表（表6-1），对卫生筹资总额和卫生服务提供费用进行综合平衡，以此来勾画和反映卫生资金来源及卫生服务产品和劳务提供者之间，以及消费者对卫生服务利用的内在关系。

表6-1 卫生总费用核算平衡表（"丁字帐"平衡表）

筹资来源	机构流向
筹资总额	分配总额

平衡表的左方为筹资方，反映卫生总费用来源，同时按照卫生筹资渠道进行核算，右方为使用方，反映卫生资源的使用，并可以根据卫生机构和卫生服务功能进行划分。

卫生总费用平衡表的作用和特点主要表现：在一张表中，通过相关指标分类，将卫生总费用两大核算体系的总量指标实现有机结合，既可以从不同角度对两类指标进行观察与分析，又能使两类总量保持平衡关系，同时，又保持了两类指标各自概念的完整性，逻辑关系比较清晰，技术方法保持了统一性。根据国民经济综合平衡原则，卫生总费用筹资来源、机构流向、实际使用三种方法核算的结果应该达到大体平衡。但是，由于三种方法之间的数据来源、指标体系和测算方法不同，在实际操作过程中，各项指标之间不能实现绝对的吻合，出现统计误差是正常现象。通常，将误差控制在可以接受的范围之内，并列入平衡表内相应的位置。

"丁字帐"平衡表的不足之处在于，它只能反映卫生总费用的总量平衡关系，却无法反映卫生筹资与使用各部分的平衡关系。而二维矩阵平衡表则可以在一张表中同时反映两类指标总量和各个项目之间的平衡关系，并且相互制约，测算结果更加准确，对政策分析能够起到更大的作用。目前，国际上开展卫生总费用核算较早的经济合作与发展组织国家已经广泛采用这种二维矩阵核算方法，以反映卫生资金运动状况。一些国家卫生经济专家也建议我国卫生总费用核算参考与借鉴国际先进经验，将卫生总费用核算结果由"丁字帐"平衡表转化为二维矩阵平衡表。按筹资来源与服务提供者分类的二维矩阵核算表是反映从社会各渠道筹集的卫生资金在各种分配和补偿政策作用下，以各种不同方式流向各个卫生服务者的明细状况，虽然测算难度较大，但是政策意义较强（表6-2）。

表6-2 卫生总费用核算平衡表（二维矩阵平衡表）

	医疗	公共卫生	卫生发展	其他	合计
政府					
社会					
个人					
合计					

（三）卫生总费用核算的基本原则

1. 应用性 卫生总费用测算主要立足于为国内卫生政策服务，具有较强的应用性，适用于各级政府的卫生计划和管理决策，为政府制定卫生发展与改革政策提供科学依据。

2. 可靠性　卫生总费用的数据来源要最大限度地保证其权威性，并且要避免重复计算，以保证数据的真实、可靠和可用，以便为制定各类卫生政策与研究服务。

3. 可比性　国家及各地区之间卫生总费用核算要按照统一要求的指标体系、资料来源收集和整理数据，确保不同地区、不同时期核算口径和核算方法的一致性，以保证卫生总费用数据的可比性。

4. 及时性　由于卫生政策分析具有时效性，因此，卫生总费用核算应该做到及时准确，以便政府决策部门进行政策分析和决策时，提供大量相关基础数据和各种信息支持。

5. 制度性　建立卫生总费用年度报告制度，由官方定期发布卫生总费用数据信息，并且使卫生总费用核算范围和口径、数据来源、指标分类和测算方法保持相对稳定，必要时进行统一调整和修订，以保证测算结果的连续性和一致性。

6. 政策敏感性　卫生总费用核算已经被世界各国公认为是与卫生政策有关的基础性研究工作，卫生总费用核算具有很强的政策敏感性，需要根据宏观经济形势变化和卫生政策制定的需求，充分利用与开发卫生总费用数据，从不同角度进行政策分析与评价，以满足国家宏观政策和卫生部门政策制定和分析的需要。

（四）卫生总费用核算的数据收集方法

1. 充分利用与开发现有的数据资料　卫生总费用核算，首先要以现有的公开发表的各类社会经济统计资料，以及卫生部门公布的卫生统计资料和卫生事业费决算资料等常规信息数据作为主要数据来源，并进行测算。这类数据资料具有权威性和连续性，而且数据来源和质量比较可靠。

2. 现场典型调查　在常规信息数据不充分或难以获取现成数据的情况下，以小规模的现场调查作为补充，抽取有一定代表性的调查点，以取得相应指标的数据作为测算数据。必要的现场调查是卫生总费用核算方法的重要内容之一。

3. 现场访问调查　卫生总费用核算的部分常规信息数据，还可以通过政府其他相关部门和单位直接获取。

4. 间接估算法　由于受时间、人力和物力等的限制，一时无法做小型抽样调查时，也可以利用手中掌握的相关资料、财务数据和各种参数，利用数学模型和计量经济模型等技术方法进行相关数据的推算。

5. 建立费用监测点　对卫生总费用核算中的一些"盲点"问题，即只知道费用的发生，但没有资料来源的，可以建立稳定的费用监测点和经常性的报告制度，以保证数据来源的可行性和连续性。

三、卫生总费用的核算方法

（一）卫生总费用筹资来源法

筹资来源测算法是国际通用的、比较成熟和完善的测算方法，它是卫生总费用核算体系的第一个层次，是按照卫生资金的筹集渠道与筹资形式收集、整理与测算卫生总费用筹资总额的方法，简称"筹资来源法"。

1. 指标分类　根据我国现行卫生体制和卫生政策分析的需要，从出资者的角度看，一般将卫生总费用筹资指标体系分为三个部分，即政府预算卫生支出、社会卫生支出和居民个人卫生支出。

（1）政府预算卫生支出　指各级政府用于卫生事业的财政拨款。包括上级财政拨款和本级财政拨款。按其投入方向划分，政府预算卫生支出包括卫生事业费、中医事业费、食品和药品监督管理费、计划生育事业费、预算内基本建设经费、医学科研经费、卫生行政和医疗保险管理费、行政事业单位医疗经费、基本医疗保险基金补助经费。

卫生事业费指各级政府用于卫生部门所属医疗卫生机构的财政预算补助。包括用于卫生部门所属各类医院、疗养院、城市社区卫生服务中心、乡镇卫生院、独立门诊部的补助经费；疾病控制与防治防疫机构、卫生监督机构、妇幼保健机构、干部培训机构及其他卫生事业机构的事业费、新型农村合作医疗政府补助经费及其他各项经费。

中医事业费指各级政府用于卫生部门所属的各类中医机构的财政预算补助。包括各级中医医疗机构的补助经费、中医干部培训机构、科研机构等中医事业单位的财政预算补助。

食品和药品监督管理费指各级政府用于食品药品监督管理部门的财政预算补助。包括食品、药品、医疗器械抽检经费，食品药品检验机构经费和食品药品监督管理部门的管理人员、监督执法人员、技术人员的专业培训费，以及其他监督管理经费。

计划生育事业费指各级政府用于计划生育咨询、技术服务、宣传教育的财政预算补助。

预算内基本建设经费指各级政府社会发展部门用于卫生和中医的基本建设支出。

医学科研经费指各级政府科学事业费中用于医学科研及信息机构的财政预算拨款和科技三项经费中用于医学科研项目的预算拨款。

卫生行政和医疗保险管理费指各级政府财政预算为卫生部门和社会医疗保险管理部门支付的行政管理费用。包括卫生行政机构、城镇职工基本医疗保险管理机构、新型农村合作医疗管理机构的人员经费、公务费、业务费等。

行政事业单位医疗经费指各级政府为部门人群提供的医疗保障基金。包括尚未参加社会基本医疗保险的行政事业单位职工公费医疗经费；已参加社会基本医疗保险的职工按政策规定由财政集中安排的医疗保险缴费经费；由财政部门集中安排的公务员医疗补助经费；按国家规定享受离休人员、老红军、二等乙级以上革命伤残军人待遇人员的医疗经费；按规定对企业离休人员、老红军、二等乙级以上革命伤残军人医疗费超支补助；国家正式核准设置的大专院校学生医疗补助经费等。

基本医疗保险基金补助指政府对城镇职工基本医疗保险基金给予的政策性补贴，主要用于基本医疗保险基金入不敷出时进行的风险补救。

（2）社会卫生支出　是指政府预算外社会各界对卫生事业的资金投入。包括社会基本医疗保险费、社会其他保险医疗卫生费、商业健康保险费、非卫生部门行政事业单位办医支出、企业医疗卫生支出、农村居民医疗保障经费、卫生预算外基本建设支出、私人开业医初始投资、公共卫生机构预算外资金投入、村集体经济卫生投入等。

社会基本医疗保险费指现行城镇职工基本医疗保险、城乡居民基本医疗保险基金的收入总额，包括根据国家有关规定，由纳入基本医疗保险范围的缴费单位和个人，按国家规定的缴费基数和缴费比例缴纳的基本医疗保险基金，以及通过其他方式取得的形成基金来源的款项，如利息收入等。但是由于机关和事业单位缴纳的基金已经计入政府预算卫生支出中的行政事业单位医疗经费，为避免重复计算，需要在社会基本医疗保险基金收入总额中扣除行政事业单位缴纳的基本医疗保险基金，政府基本医疗保险基金补助也已计入政府预算卫生支出中。

社会其他保险医疗卫生费指在社会失业保险、工伤保险、生育保险的社会统筹基金中，按规定支付的医疗卫生费用。

商业健康保险费指城乡居民家庭自愿参加各种形式的商业健康保险，当年所缴纳的保费总额。

非卫生部门行政事业单位办医支出指卫生部门以外的行政事业单位主管的医疗卫生机构在开展医疗卫生服务时，由该部门筹集和投入的资金，经费主要来源于行政事业费和单位自筹资金。

企业医疗卫生支出包括企业离退休职工医疗卫生费和企业办医支出。企业离退休职工医疗卫生费指各类企业按照规定为离休、退休、退职人员支付的医疗费用。企业办医支出指企业根据自身经济承受能力，对其所属医疗卫生机构的资金投入，经费来自本企业的职工福利费，主要用于企业办医疗卫生机构的人员经费。

农村居民医疗保障经费指农村开展的各种形式的医疗保障制度所筹集的资金，主要包括新型农村合作医疗经费和乡镇企业职工医疗卫生费。新型农村合作医疗经费指在实行新型农村合作医疗制度的地区，农村集体经济组织和居民个人根据一定筹资标准，缴纳的合作医疗资金。各级政府资助的合作医疗资金已包括在卫生事业费中。乡镇企业职工医疗卫生费指尚未参加当地城镇职工基本医疗保险的乡镇企业，根据本企业经营状况和经济承受能力，参照集体企业原有劳保医疗实施办法，从企业福利费中为本企业职工提供的医疗卫生费。

卫生预算外基本建设支出指卫生部门、中医部门所属的医疗卫生机构的预算外基本建设投资，以及工业和其他部门医疗卫生机构的基本建设投资。卫生预算外基本建设支出主要来自各类医疗卫生机构通过社会各界、各部门及个人无偿赞助，国内外捐款、赠款，以及部门或单位兴办的以副补医、科技开发等创收活动筹集的资金。

私人开业医初始投资指城乡私人开业医生在开业初期投入的医疗用房、医疗器具等费用。

公共卫生机构预算外资金收入指防治防疫、卫生监督、妇幼保健、干部培训等公共卫生机构在开展业务活动时所获得政府外的事业收入，主要指对企业、餐饮业、旅馆和旅游业等服务行业的卫生监督、罚没收入，以及由个人负担的学费、培训费等资金收入。

村集体经济卫生投入是指村集体经济对村卫生室的补助。

（3）居民个人卫生支出　是指城乡居民用自己可支配的经济收入，在接受各类医疗卫生服务时的现金收费，包括城镇居民个人现金卫生支出和农村居民个人现金卫生支出。

2. 数据来源和测算方法　卫生总费用筹资来源法原始数据资料主要来源于卫生部门《卫生事业经费决算资料》《卫生统计年报资料》，以及计划生育、医疗保险等部门的财务和统计资料。部分资料需要查阅相关统计资料和部门资料收集，如统计局、财政部门、劳动部门，以及农业部门等。一些资料还可以通过访问调查和利用现有资料及相应的参数进行估计。

（二）卫生总费用机构流向测算法

卫生总费用机构流向测算法是卫生总费用核算体系的第二个层次，是按照卫生机构类别进行分类，对卫生总费用进行测算的方法，简称"机构流向法"。

1. 指标分类　按照卫生服务提供机构分类，卫生费用机构流向指标可分为医院费用、护理保健机构费用、门诊卫生服务提供机构费用、药品零售和其他医用商品提供机构费用、公共卫生服务提供机构费用、卫生行政管理和健康保险机构管理费用、政府其他特殊部门卫生费用及其他卫生费用。

2. 数据来源和测算方法　卫生总费用机构流向测算主要依据卫生部门《卫生统计年报资料》和《卫生事业经费决算资料》等，个别数据来自有关年鉴资料和现场访问调查等。

在进行卫生总费用机构流向测算时，需要测算卫生部门及其以外的工业、其他部门卫生机构的费用。由于其他部门的许多卫生机构不是独立核算单位，没有财务数据积累，资料来源不规范，工作难度很大。所以，一般采用卫生部门卫生机构财务数据作为测算参考数据，对全社会卫生机构费用总额及其分布进行推算，以此估算全部卫生总费用。

（三）卫生总费用实际使用法

卫生总费用实际使用测算方法是卫生总费用核算体系的第三个层次。卫生总费用实际使用测算方法是按照卫生服务功能进行分类，并根据卫生服务消费者接受各种卫生服务时所消耗和使用的卫生资源，测算卫生费用实际使用总额的一种方法，简称实际使用法。实际使用法是按照服务功能进行分类，反映卫生服务消费者在一定时期内对不同卫生服务的利用程度及费用水平，可以用来分析与评价卫生资源利用的公平性和合理性等内容。

1. 指标分类 根据卫生服务功能和产品的不同，结合我国卫生领域的特点，以及数据资料的可得性，卫生总费用实际使用测算指标体系划分为个人医疗费用、公共卫生费用、卫生发展费用和其他卫生费用。

个人医疗费用是指卫生服务消费者在不同卫生机构接受各种医疗服务时所消耗和使用的费用总和，包括消费者个人接受各种医疗服务时所支付的费用，个人在零售药店购药支出，以及政府对医疗机构的各项补助，但不包括个人购买各种营养保健食品和健身器械等支出费用。由于个人卫生服务产品主要经过市场获得，因此，可以采用现场调查法来测算个人医疗费用情况。根据我国医疗费用发生的特点，个人医疗费用主要包括门诊费用、住院费用和零售药品费用等。

公共卫生费用是指卫生服务消费者在接受由政府和个人购买的、由卫生机构和卫生人员提供的各类公共卫生服务时所消耗的费用总额，包括消费者在接受防治防疫服务、妇幼卫生保健服务及其他公共卫生服务时所消耗的卫生费用。公共卫生不仅包括各种妇幼卫生保健服务和计划生育咨询与指导，还包括各种传染性疾病和非传染性疾病的预防与监控等。结合我国公共卫生服务内容和数据信息的可得性，公共卫生费用主要包括疾病监督与控制费用、妇幼卫生费用、其他公共卫生费用等。

卫生发展费用是指筹集到的卫生资金用于卫生事业发展的费用消耗。卫生发展费用主要包括医学科研费用和固定资产增加值等。

其他卫生费用主要包括政府其他部门卫生支出和卫生行政管理费用等。

2. 数据来源和测算方法 卫生总费用使用总额数据主要来源于卫生部门《卫生事业经费决算资料》和《卫生统计年报资料》等常规财务和统计资料，而各项收费水平的确定，来源于费用检测点现场调查等途径。

实际使用法的基本思路是根据不同卫生服务项目的工作量及相应服务项目的平均收费水平来测算卫生总费用。测算数据主要涉及两个重要变量，即各项卫生服务的工作量和每项服务的平均收费水平。卫生总费用使用总额的测算首先根据不同服务功能确定相应的卫生服务工作量。各项卫生服务收费水平分别采用监测点现场调查、成本估算法和服务人口法等进行测算。

第三节 卫生总费用分析与评价

卫生总费用的分析与评价是社会宏观经济分析的重要组成部分。卫生总费用的分析与评价是应用宏观经济统计分析的方法，对卫生领域经济活动诸方面的反映、判断、分析和评价。卫生总费用分析评价一般都选择以年作为时间单位，在年度综合分析的基础上，可以突出某一方面进行重点分析，还可以突出计量经济模型、预警监测方法在宏观经济分析中的应用。

一、卫生总费用分析评价的层次

第一，从宏观经济角度看，卫生总费用反映的是社会的卫生保健总需求，因此，卫生总费用可以反映卫生领域经济运行的基本状况，尤其是卫生保健需求的总体水平及其变化趋势。

第二，对卫生领域的经济运行过程进行主导分析，主要是筹资主导分析和卫生资源利用的主导分析。筹资主导分析重点分析卫生筹资结构，反映不同筹资来源在卫生总费用中所占比重，以及对卫生总费用发展变化的影响。卫生资源利用的主导分析反映各类卫生保健需求对卫生费用的决定关系。

第三，对卫生经济运行中存在的主要问题进行分析。例如，政策效应分析，主要分析卫生经济政策产生的影响和存在的主要问题，本年度出现的新问题，以及这些问题的性质、形成原因和变化趋势等。

第四，对卫生总费用的变化趋势进行短期预测和展望，包括卫生总费用的基本状况，主要因素的变化及影响，对宏观经济调控政策的可能性和有效性做出展望，并提出相应的对策和建议。

二、卫生总费用分析与评价的基本方法

1. 确定卫生总费用分析评价的指标 从应用统计学的角度看，卫生总费用分析评价指标主要反映卫生领域经济活动的某一方面或整体状态的评价指标、运行过程深层次分析指标，以及变化规律反映指标等。科学的分析评价指标对提高卫生总费用的分析水平，深化对卫生经济运行规律的认识，都是非常重要的。

2. 应用经济周期分析方法 经济周期分析方法属于应用统计学分析方法，它注重经济发展的动态过程，从时间上考察各种经济变量的特征，分析各种经济关系及其变化规律，空间各变量之间相互影响的统计分析方法。

3. 实施预警监测 提高分析的时效性是卫生总费用分析的重要方面，而预警监测方法是其基础内容。通过卫生总费用预警监测方法，建立卫生总费用预警系统，是卫生总费用研究的重要内容之一。

4. 建立短期计量经济模型 为了加强卫生总费用宏观分析，需要建立计量经济模型。目前，由于我国处于经济改革时期，某些经济关系尚未稳定，以及统计资料不完整等原因，给建立计量经济模型带来了不便。但是，随着经济变量范围的不断扩大和信息系统的完善，建立适合我国国情的计量经济模型是很有必要的。

三、卫生总费用分析与评价

卫生总费用的分析与评价主要包括筹资来源和机构流向的分析与评价，在我国现阶段，卫生总费用分析和评价以筹资来源分析为主。

（一）卫生总费用筹资分析指标

卫生总费用筹资分析与评价是从宏观角度分析与评价全社会对卫生投入的规模和投入力度，以及全社会对居民健康的重视程度，为制定和调整相关卫生政策提供数据和经济信息。卫生筹资分析包括卫生筹资水平分析、卫生筹资结构分析和卫生筹资变化趋势分析三个方面。

1. 卫生筹资水平分析

（1）卫生总费用（卫生筹资总额）　是反映一个国家或地区卫生筹资总量的重要指标，用于评价全社会在一定时期内的卫生投入水平，包括政府预算卫生支出、社会卫生支出和个人卫生支出等。卫生筹资总额一般使用当年价格和可比价格来表示。当年价格，也称现行价格，是指报告期内的市场价格，按当年价格计算的卫生总费用可以反映当年的卫生筹资水平和筹资结构。由于按当年价格计算的卫生总费用，在不同年份之间进行对比时，受各年间价格变动因素的影响，不能确切地反映实际费用的变动情况，必须消除价格变动的因素后，才能真实地反映卫生总费用的实际变动。因此，当年价格必须修正为可比价格计算，把按当年价格计算的卫生总费用换算成按某个固定期（基期）价格计算的数值，比较两个不同时期的数值，能够反映卫生总费用的实际变动。

（2）人均卫生总费用　是卫生总费用与当年人口数的比值，反映人均卫生费用享受水平的重要指标。在不同国家和地区比较时，该指标在一定程度上反映卫生服务的公平性。20世纪90年代以来，按当年价格计算，我国人均卫生费用由1990年的65.37元增长为2021年的5348.1元，增长81.81倍。

（3）卫生总费用占国内生产总值的百分比　该指标反映全社会对卫生投入的总体水平和重视程度，评价一个国家或地区的卫生事业发展与国民经济增长的协调程度。一个国家或地区，卫生总费用在国民经济发展中占多大比重才算合适？目前还没有举世公认的确切答案，这需要根据各个国家、各个地区经济发展水平及其他多种社会因素确定。但是，它已经得到国际社会公认，作为一个客观的监测指标反映不同国家和地区在不同时期的卫生投入水平。卫生总费用占国内生产总值的百分比呈上升趋势是国际普遍规律。改革开放以来，按当年价格计算，我国卫生总费用占国内生产总值的百分比从1978年的3.02%上升至2021年的6.5%，这反映了我国卫生投入水平和重视程度的逐年提高。

2. 卫生筹资结构分析　根据我国现行的卫生总费用核算指标体系，卫生资金主要来源于政府预算卫生支出、社会卫生支出和个人卫生支出，政府、社会和个人卫生支出在卫生总费用中所占的比例及其变化趋势，是考察卫生资源配置是否合理、公平的重要指标，也是制定和调整卫生政策的主要依据。

（1）政府预算卫生支出占卫生总费用的百分比　政府预算卫生支出是指各级政府用于卫生保健事业的财政预算拨款。政府预算卫生支出占卫生总费用百分比是进行卫生总费用筹资结构分析的重要指标，反映政府各部门对卫生工作的重视程度和投入力度。医疗卫生事业是政府实行一定福利政策的公益性事业，这一性质决定了医疗卫生事业的发展是政府的责任，政府应在卫生领域中起主导作用。

我国政府预算卫生支出绝对值虽然逐年增加，从1978年的35.44亿元增加至2021年的20718.5亿元，但从20世纪80年代以来，政府预算支出占卫生总费用的比重逐年下降，从最高的38.9%（1982）下降至15.5%（2000），之后略有回升，2021年已升至27.4%。政府预算支出占财政支出的比重从1978年的3.16%上升至1992年的6.11%，以后逐年下降，降至2002年的最低点4.12%，自2003年起略有回升，但增速缓慢，直至2009年超过6%。2021年，政府预算卫生支出占财政支出的比重达到8.4%。政府预算卫生支出占国内生产总值的比重1982年达到1.30%，以后逐年下降，1995年降至历史最低点0.64%，近几年略有上升，2021年升至1.78%。

上述数据说明，20世纪80年代以前，我国医疗卫生事业得到了政府的高度重视和大力支持，中国的医疗卫生事业取得了辉煌成就，1978年我国的平均预期寿命是68岁，达到了当时发达国家的水平，被世界银行、国际卫生组织等国际组织树为典范。但中国医疗进行市场化改革之后，政府投入保障不足，以药养医模式逐渐形成，造成群众看病贵、看病难等问题。医疗卫生领域的特殊性决定了市场不能有效地配置资源，必须由政府来矫正市场的失灵，兼顾公平和效率。虽然政府预算卫生支出占卫生总费用的比重近几年逐步回升，但是财政在政府实现公共服务职能方面的保证能力上还存在明显不足，有限的财政收入与社会发展的需求之间的矛盾仍然突出。因此，必须继续强化政府在医疗卫生领域的主导作用，将有限的资源投入到公共卫生、预防和基本医疗服务，突出医疗卫生事业的公益性，促进我国医疗卫生事业健康、可持续发展。

（2）社会卫生支出占卫生总费用的百分比 是衡量社会各界对卫生服务贡献程度的重要指标，反映多渠道筹集卫生资金的作用程度。

社会卫生支出指政府预算外社会各界对卫生事业的资金投入，包括社会基本医疗保险费、社会其他保险医疗卫生费、商业保险费等，反映医疗保障覆盖程度和筹资能力，体现了社会医疗保险"蓄水池"的作用。20世纪90年代以来，社会卫生支出从1990年的293.10亿元增长至2021年的33920.3亿元。社会卫生支出占卫生总费用的比重由1990年的39.2%下降至2001年的最低点24.1%，之后逐渐回升，2021年达到44.9%。这说明我国社会卫生支出筹资能力与水平得到加强。

（3）居民个人现金支出占卫生总费用的百分比 是衡量城乡居民个人对卫生费用负担程度的评价指标，各地区不同人群对卫生费用的自付率反映了不同地区不同人群享受卫生服务的公平程度。20世纪90年代以来，我国居民个人卫生支出增长较快，由1990年的267.01亿元增长至2021年20954.8亿元，占卫生总费用的比重由35.7%上升至2001年的最高点60.0%，之后逐渐下降，2021年降至27.7%。

个人现金支出占卫生总费用的比重下降，说明我国卫生筹资结构得到优化，筹资公平性逐渐提高，政府卫生投入力度加大和社会卫生支出的不断增加，使居民个人的医疗负担相对减轻，促进了社会公平。但是，和发达国家相比，我国医疗卫生领域仍存在着个人负担比例较高，社会医疗保险制度不完善，城乡之间、区域之间、不同人群之间的医疗卫生服务差距较大等问题。因此，应增强政府对卫生投入的责任，加大转移支付力度，加强对中西部、贫困地区的转移支付，逐步缩小城乡之间、区域之间的公共卫生和基本医疗服务差距，逐步降低居民现金支出负担。

（4）政府预算卫生增长幅度和财政支出增长幅度比值 是反映各级政府对卫生事业发展的重视和支持程度的重要指标。

（5）公共卫生服务经费占卫生总费用百分比 是反映国家对公共卫生发展的重视程度，以及卫生服务公平性的重要指标。

（6）卫生事业费占财政支出百分比 是反映不同地区财政部门对本地区卫生事业发展的重视和支出程度的重要指标。

3. 卫生筹资结构变化趋势分析

（1）卫生总费用年增长速度 是衡量一个国家或地区各年卫生总费用增减变化情况和发展趋势的重要指标。通常换算成可比价格进行比较，并进行时间序列分析，还可分析有关影响因素。

（2）卫生总费用年平均增长速度 是衡量一个国家或地区各年卫生总费用平均增长变化程度的指标。通常换算成可比价格进行比较。

（3）卫生总费用对GDP的弹性系数 是衡量卫生发展与国民经济增长是否协调的评价指标，反映卫生总费用和GDP增长速度之间的关系。

卫生总费用对GDP的弹性系数是指卫生总费用增长率同GDP增长率之间的比值。如2021年北京市卫生消费弹性系数为 0.85，即北京市 GDP 每增长 1%，卫生总费用增长 0.85%。如卫生总费用对 GDP 的弹性系数 < 1，则说明卫生总费用的增长慢于 GDP 的增长；弹性系数 =1，则说明卫生总费用和 GDP 增长速度一致；弹性系数 > 1，则说明卫生总费用的增长快于 GDP 的增长。在一般情况下，由于卫生总费用同 GDP 的增长速度基本一致，所以弹性系数保持在 1 左右。

（二）卫生总费用机构流向分析与评价

卫生费用流向核算可对卫生资金在不同部门、不同地区、不同领域和不同层次卫生机构的配置和使用进行综合分析和评价，探讨卫生资源配置的公平性和合理性，为调整和制定卫生资源配置政策提供经济信息和客观数据。通过卫生费用流向核算结果的时间序列分析，可揭示不同卫生机构特定时期内费用增长情况，一定程度上反映各类机构运营效果的变化；同时，时间序列数据能够揭示卫生资源配置结构的历史变化，提供卫生政策的反馈信息。

四、卫生总费用的主要影响因素

20 世纪 80 年代以来，发达国家卫生总费用快速增长主要有三个推动因素：人口因素、价格变动和技术密集程度。人口因素大约占费用上涨的 10%，价格因素占费用上涨的 50% ～ 60%，技术密集程度影响因素占费用增长的 30% ～ 40%。发达国家控制卫生费用上涨，一般将重点放在医疗卫生服务的技术密集程度上。

我国卫生总费用增长主要影响因素有人口因素、物价上涨、技术密集程度、疾病模式的转变和居民对卫生服务需求的增长等。

（一）人口因素

根据第七次全国人口普查数据，全国总人口为 14.12 亿人，从 2010 年至 2020 年，全国人口年平均增长率为 0.53%。

随着我国城市化建设进程，城乡人口结构发生了很大变化，城镇人口比重正在持续上升。根据第七次全国人口普查数据，居住在城镇的人口为 90199 万人，占 63.89%；居住在乡村的人口为 50979 万人，占 36.11%。与 2010 年相比，城镇人口增加 23642 万人，乡村人口减少 16436 万人，城镇人口比重上升 14.21 个百分点。城镇人口比重的上升，必然会提高医疗消费的整体水平。

我国人口的年龄结构也在发生变化，人口老龄化是导致卫生总费用增长的重要因素之一。根据第七次全国人口普查数据，60 岁及以上人口为 26402 万人，占总人口的 18.70%（其中 65 岁及以上人口为 19064 万人，占总人口的 13.50%）。与 2010 年相比，60 岁及以上人口的比重上升了 5.44 个百分点，人口老龄化程度进一步加深。我国人均期望寿命由中华人民共和国成立前的 35 岁提高到 2020 年的 75.84 岁。老年人口的慢性病患病率和住院率大大高于其他人群，次均住院费用水平也显著高于其他年龄组。我国人口形势的基本特点已经向我们发出了警示，卫生事业与医疗保障事业正在面临人口老龄化所带来的各种挑战，其中自然包括医疗卫生费用的增长。

（二）物价上涨

卫生总费用采用报告期当年价格水平反映卫生保健总支出，相对于基期卫生总费用来讲，各年卫生总费用中均包含了价格变动因素。卫生领域中房屋、设备、材料、药品、劳务及能源、材料等各项生产要素的价格上涨，直接造成了卫生总费用的增长。

自 2004 年起，我国卫生总费用绝对值增长迅速，年增加额在 1000 亿元以上，价格因素对卫生总费用增长的影响接近或超过 30%，消除价格因素影响后，卫生总费用年增长速度不到 10%。

价格因素对我国卫生总费用的增长作用高于人口因素，但明显小于技术密集程度所带来的影响。

（三）技术密集程度

随着科学技术的发展进步，新的医疗技术得到了更广泛的应用，使卫生服务的密集程度提高，导致医疗卫生费用上涨。在我国，技术密集性是卫生总费用迅速增长的主要影响因素。

卫生服务技术密集性包括两方面，即医疗卫生服务人均使用率和每门诊人次和住院患者对药品、医疗器械等使用量。上述两个因素的增长变化，将共同作用于卫生服务技术密集程度，从而推动卫生费用的上升。即使在卫生服务利用率不变的情况下，如果单位就诊和住院服务使用的资源数量增加，同样会导致卫生服务技术密集程度的增强。

（四）疾病模式的转变

随着经济发展水平的提高、环境的污染及社会竞争导致的人们精神压力的增加和生活方式的变化，影响人群健康的主要问题由原来的传染病等疾病转为肿瘤、心脑血管疾病、肾病等慢性非传染性疾病。这些慢性非传染性疾病的特点：病程长、不易治愈、费用较高，造成大量的失能和残疾，带来巨大社会经济成本。2021 年，我国城市地区前五位死因为心脏病、恶性肿瘤、脑血管疾病、呼吸系统疾病、损伤和中毒外部原因，占全部死因的 85.87%；我国农村地区前五位死因为心脏病、脑血管病、恶性肿瘤、呼吸系统疾病、损伤和中毒外部原因，占总死因的 86.9%。可见疾病模式的转变是卫生总费用增长的重要因素之一，一些国家已经将慢性病列为卫生费用增长较为集中的区域之一。

（五）居民对卫生服务需求的增长

居民对医疗服务的需求伴随着生活水平的提高，呈现出逐渐加大的趋势，人们对自己的健康状况越来越关注和重视，健康意识逐渐增强，原来可看可不看的病，现在都要去医院就诊或去药店买药。另外，居民的健康投资意识也随着经济水平的提高而增强，对保健品的消费较以往增加。

【小结】

卫生总费用是卫生经济学研究的主要领域之一，通过从宏观角度反映卫生资金运行的全过程，分析评价卫生资金的筹集、分配和使用效果，是政府制定和调整卫生经济政策的重要依据。卫生总费用的核算方法包括筹资来源法、机构流向法和实际使用法。科学有效地对卫生总费用进行分析与评价，是优化卫生资源配置、保证卫生筹资政策和卫生保健系统公平和效率的必要手段。卫生总费用的分析与评价主要包括筹资来源和机构流向的分析与评价，在我国现阶段，卫生总费用分析和评价以筹资来源分析为主。

【课后案例】

改革开放以来，我国卫生总费用从 1978 年的 110.21 亿元增长到 2012 年的 28119.0 亿元，增长了 255 倍；人均卫生总费用从 1978 年的 11.45 元增长到 2012 年的 2076.67 元，增长了 181.4 倍，而卫生总费用占 GDP 的比值也从 1978 年的 3.02% 增长到 2012 年的 5.41%。卫生费用的快速上涨与许多因素密切相关，其中，人口结构变化对卫生费用的影响是全球都在关注的问题，而老龄化是人口结构变化的重要方面，对卫生费用的使用会产生重要影响，其一直被认为是推动卫生费用快速增长重要且稳定的因素。

人口老龄化是经济社会发展的必然趋势，是人口再生产模式发生转变的结果。人口老龄化是指总人口中因年轻人口数量减少、年长人口数量增加而导致的老年人口比例相应增长的动态过程。2000 年，中国 65 岁以上老年人口占总人口比重为 7.0%，从此正式步入老龄化社会。中国社会科学院发布的《中国人口与劳动问题报告》指出，中国将是世界上继日本之后又一个人口老龄化速度极快的国家，同时也是世界上老年人口最多的国家。老龄化的快速发展必然会带来更多的老年人医疗需求，对卫生总费用将产生重要影响。

资料来源：李红浪，李丽清，卢祖洵.人口老龄化对卫生费用的影响及作用机理分析［J］.江西社会科学，2016，36（1）：185-189.

问题：一个国家人口老龄化的标志是什么？人口老龄化对卫生总费用的影响并非年龄本身的问题，而是老年人经济状况、人口学特征、健康状况、卫生服务可及性及医疗保障等多方面综合作用的结果。你认同这个说法吗？分别谈谈你对这几个作用因素的认识。

【思考题】

1. 如何理解卫生总费用的概念？为什么要研究卫生总费用？

2. 卫生总费用核算方法有哪些？

3. 对一个国家或地区卫生总费用的分析和评价，包括哪些方面的内容？

学习目标

掌握卫生筹资的基本理论、卫生资金筹集的方式及其优缺点。

熟悉中国卫生筹资改革现状及其历程。

了解中国卫生筹资改革面临的问题和挑战。

案例导读

2021 年我国卫生投入和社会医疗保障制度发展状况

2021 年全国卫生总费用初步推算为 75593.6 亿元，其中：政府卫生支出 20718.5 亿元，占 27.4%；社会卫生支出 33920.3 亿元，占 44.9%；个人卫生支出 20954.8 亿元，占 27.7%。人均卫生总费用 5348.1 元，卫生总费用占 GDP 的比例为 6.5%。

2021 年，全国基本医疗保险基金（含生育保险）总收入、总支出分别为 28710.28 亿元、24011.09 亿元。其中，职工基本医疗保险基金（含生育保险）收入 18968.03 亿元，基金（含生育保险）支出 14863.02 亿元。城乡居民基本医疗保险基金收入 9742.25 亿元，支出 9148.07 亿元。25 个原承担医保脱贫攻坚任务的省份共资助 8519.72 万人参加基本医疗保险，支出 176.69 亿元，人均资助 207.40 元。基本医疗保险、大病保险、医疗救助三重制度累计惠及农村低收入人口就医 1.23 亿人次，减轻医疗费用负担 1189.63 亿元。

资料来源：国家医疗保障局，《2021 年全国医疗保障事业发展统计公报》。

思考：我国卫生筹资的渠道是哪些？卫生筹资的目的是什么？

世界卫生组织于 2005 年提出"全民健康覆盖"的目标，为了实现这一目标，各国面临两卫生系统如何筹资、卫生系统如何促进可利用资源的最佳使用等卫生筹资问题。

第一节　卫生筹资的基本理论

一、卫生筹资的定义

卫生筹资是指为购买卫生服务而进行的资金筹集活动。这个定义没有突出卫生筹资的社会目标，只强调了它的直接目标，即购买卫生服务。世界卫生组织《世界卫生报告 2010》把卫生筹集定义为"为实现足够多的、公平的、有效率的卫生资金的筹集、分配和利用活动的总和"。假如通过卫生筹资活动获得的资金统称为"卫生服务基金"，那么卫生筹资可以理解为"卫生服务基金"的筹集及其集中统筹,具体包括如何筹集"卫生服务基金"?为谁、什么时候筹集"卫生服务基金"?用"卫生服务基金"购买哪些卫生服务?怎样才能做到不浪费?鉴于此,卫生筹资是为购买卫生服务而进行的资金筹集活动,是为实现足够的、公平的、有效的卫生资金的基础与保障。

作为卫生经济学的基本内容之一,研究卫生筹资是研究卫生服务基金的筹集及其集中统筹的公平和效率问题,包括卫生服务基金的筹集方式研究、卫生服务基金筹集的公平性研究、卫生服务基金的集中支付方式及其效率研究。

二、卫生筹资的职能

根据上述定义,卫生筹资系统有资金筹集、风险分担和购买服务的功能。

资金筹集是指卫生系统从政府、家庭或个人、组织或部门,以及其他渠道筹措资金的方式。卫生系统有许多不同的方式筹集资金,如税收、社会医疗保险、商业医疗保险、个人直接付费、社会捐赠等。大多数国家采用多种资金筹集方式并存的卫生筹资体系。中国卫生资金筹集渠道包括税收、医疗保险、个人直接付费、社会筹资等方式。

风险分担是指为了保证经济风险由所有筹资者承担而采取的资金统筹管理办法。资金统筹水平决定风险分担的程度。一般来讲,统筹的资金池越大,疾病经济风险分担的能力越强。个人直接付费仅仅取决于个人经济和支付能力,是卫生筹资没有任何风险分担功能的极端例子。中国新型农村合作医疗制度与城镇居民基本医疗保险制度整合后,农村居民卫生资金统筹从县级提高到地市级,资金池扩大,提高了风险分担的能力。

购买服务是指将筹集的资金支付和分配给卫生服务提供者,以获得一系列特定或者非特定的卫生服务或活动的过程。不同的购买方式和机制将影响资金使用,以及卫生服务提供的公平性和效率。中国开展的供方支付制度改革,目的是通过完善和优化卫生资金"购买"机制,提高卫生资金分配和使用的合理性,最大程度地利用有限资金实现健康目标。

三、卫生筹资的目标

(一)健康目标:卫生服务的可及性、分担经济风险目标

人人享有卫生保健是人类的奋斗目标。由于人群生活的地区、收入、职业、种族、性别等各有差异,人人享有健康并不意味着要保证绝对相同的健康水平,而是强调所有人群能获得最大可能的健康。以此目标为标准,现实社会中,区域之间、富人与穷人之间享受卫生服务存在着极大差异。同时,世界各地还存在着因病致穷的情况。为此,需要进行卫生筹资。

人类面对的各种风险中,疾病风险是危害严重、涉及面广、直接关系每个人基本生存利益的特殊风险,主要包括生命和健康的损失和经济上的损失。此外,卫生服务具有外部性,出资者可以获益,不出资者也可获益。因此需要风险共担。

(二)社会目标:卫生筹资的公平性

卫生筹资的公平主要是指在进行卫生筹资的时候,要考虑不同收入人群的支付能力。目前,评价卫生筹资公平性的方法有三种:垂直公平、水平公平和代际公平。

1. 垂直公平　是指根据支付能力来进行卫生筹资。在卫生资金筹集实践中,卫生筹资的垂直公平常常涉及三种支付方式:累进制、累退制和均衡制。在累进制中,当收入增加时,卫生支出

占总收入的比重也随之增加；在累退制中，当收入增加时，卫生支出占总收入的比重减少；在均衡制中，无论个人收入状况如何，其卫生支出占个人收入比例相等。总之，具有不同支付能力的人会做出不同的支付。

2. 水平公平 是指具有相同支付能力的人承担同等的筹资份额。但实际设计筹资体系时很少考虑人群的支付能力，而更多关注的是人群的疾病风险。由于疾病风险相同的人支付能力并不一定相同，因此，水平公平的目标应通过政府财政预算拨款来实现。

3. 代际公平 是指当代人的卫生资金应该向当代人筹集，不能向下一代转移卫生资金的负担。实践中，通过预付费筹集资金是一种趋势，将成为卫生筹资的主流模式。在此模式下，一代人未生病的时候，为生病的时候筹集资金；一般年轻的时候，为年老的时候筹集资金。就几代人而言，当代人在筹集卫生资金时，上一代人开始使用卫生资金。由于卫生成本的增长与人口、经济增长不一致，导致卫生资金缺口时有发生。因此，卫生资金筹集的实践中要注意代际负担的合理分配，做到代际公平。

（三）经济目标：卫生筹资的效率

卫生资金的筹集效率主要表现在两个方面：一是减少卫生资金筹集的额外负担；二是稳定卫生基金的结构风险，即使来自不同筹集渠道的资金，在卫生基金中保持相对稳定的比例，从而保证卫生筹资的可持续性。额外负担在经济学中称为"无谓的损失"，或"自重损失"，或"效率成本"。由于医疗卫生服务的公益性，税收成为卫生资金筹集的主要渠道之一。因此，在卫生筹资过程中难免会带来额外负担。税收理论证明，有效率的税收往往不公平，反之亦然。因此，政府要寻找一种既能使额外负担最小化，又可实现高公平性的适宜税种，这无疑是一种挑战。

卫生筹资的可持续性。狭义的可持续性指一个体系使其用户和资金持有者有足够的资源，用于继续进行有长期收益的活动的能力。广义的可持续性是指一个项目通过提供服务，使地方和中央政府为得到长期收益而愿意提供继续服务所需的时间、资源和政治支持的一种特征，包括筹资的可持续性、政治的可持续性、组织和管理的可持续性。本教材采用狭义的可持续性，即卫生筹资的可持续性。在经济不稳定的状态下，如何维持稳定地进行卫生筹资变得至关重要。在世界卫生组织的呼吁下，世界各国纷纷开始建立预付措施的卫生筹集机制，如开设专门税、社会保险、自愿的私人健康保险等。但是，单靠某一种筹资机制无法达到卫生筹资的可持续性目标，因为筹资的可持续性问题与成本急增和低收入人群的可承受能力密切相关。所以，建立一种能够不依赖外部投入而自我生存的卫生筹资体系越来越受到关注。

四、卫生筹资的影响因素

（一）公平价值观

由于思想意识基础不同，公平性在不同背景下有着不同的含义，从而产生不同的卫生保健系统，进而影响卫生筹资。理论上，有关社会公平的理论都可以用到卫生领域，主要体现在平等主义和自由主义两种倾向。平等主义主张作为公共出资体系，医疗卫生服务按照需要进行分配，按照支付能力收费。自由主义主张私人筹资体系，医疗卫生服务按照支付能力分配，公共支出应尽少参与并限定在对贫困人口最低标准的支持上。实践中，大多数国家的卫生体系是不同制度的组合，有着不同意识形态的痕迹，并随着政权的更替而发生变化。

（二）经济发展

国际实践显示，没有哪个国家能够给全体国民提供能够改善健康或延长寿命的各项技术或干预措施。常见的三种筹集额外卫生资金的方法：①提高卫生投入在政府预算中的优先等级；②寻找新的、多样化的国内筹资渠道；③增加国外资金支持。

不管采用哪种方法来筹集卫生资金，最终都会受到经济发展水平的制约。因为，收入水平决定了家庭支付卫生保健的能力和对卫生服务的需求。而低收入国家由于财力有限，不得不向外求援。2008 年之前，较富裕的国家向较贫穷的国家提供的卫生援助以稳定的速度不断增长。2008年金融危机以后，虽然部分援助国维持 2010 年对官方发展援助的承诺，但一些援助国已经减低或者延迟承诺的实现。

（三）市场失灵与政府管制政策

医疗卫生服务具有卫生要素的复杂性、获得质量信息的困难性、信息分布的不对称性、外部效应与即时性等特征。其中，信息不对称将导致市场严重失灵，出现逆向选择和风险选择。从效率来讲，保险公司希望被保险者都是没有高患病风险的人群。但是，由于平衡各方面错综复杂的信息是一件十分困难的事情。所以，保险公司必须对何种人可以投保，以及如何购买保险进行限制。对投保人来讲，疾病风险高的人群最需要保险，疾病风险低的人群不愿意购买保险，同时疾病风险低的人群甚至不愿意与高风险人群一起购买保险。加上医疗卫生服务的外部性，市场机制的作用在卫生服务市场中会出现失灵的情况。

政府管制是矫正市场失灵的方法之一。在医药卫生领域政府管制的工具就是卫生筹资政策。实践证明，卫生筹资政策决定卫生筹资总量及资金的使用。具体表现概括如下：

1. 筹资政策是决定资源流向、分配，以及对卫生服务提供者进行激励的重要手段。

2. 在低收入国家，个人现金支付的筹资机制成为实现全民健康覆盖目标的主要障碍，而预付措施干预机制将促进全覆盖的实现。在高收入国家，卫生筹资政策将决定国家是否有办法来有效控制和管理卫生服务费用的上涨。

3. 如果没有理性且全面的卫生筹资政策，老年人、残疾人和健康水平较低人群等脆弱人群的卫生费用将由政府承担，将会成为国家财政的沉重负担。

4. 一个社会能否让其居民平等地获得基本医疗卫生服务，卫生筹资政策将起到决定性作用。

（四）社会文化

一个国家的政治、文化、人口和流行病学等方面的宏观环境形势及其变化，将对卫生筹资政策产生较大的影响。筹资决策是一个复杂的政治过程，涉及许多利益集团，如组织医学、劳工联盟、药品工业、保险业等，决定了各利益集团在筹资决策过程中的较量。政局动荡、腐败和利益争斗盛行将导致政府无暇顾及卫生事业的发展。部分国家政治意愿不够强烈，没有把卫生领域作为其发展重点。还有部分国家虽然基本维持或略提高政府预算用于卫生领域的比例，但随着社会的发展，政府对卫生的投入资金实际在下降，这些均不能满足人们日益增长的健康需要。

随着社会的发展，世界人口出生率和自然增长率下降，期望寿命提高，加速了许多国家人口老龄化的进程，人群的医疗卫生服务需求增加，导致医疗卫生支出的也有增加趋势。另外，日益发展的通讯、交通，以及教育水平极大地影响了人们的生活方式、营养状况、社会和家庭结构、价值观念及生活期望，改变了由家庭和社会组成的支持体系，提高了人们对卫生服务的需求，也增加了人们获得卫生服务的机会。随着疾病谱的转变，慢性疾病虽然成为社会和家庭的主要疾病经济负担，然而，近年来新发传染病在部分国家、地区及全球的暴发流行也引起了世界的关注，尤其是在一些贫穷国家，同时受到慢性病和传染病的双重打击。

五、卫生筹资的决策过程

卫生筹资的决策过程是一个动态的过程。首先，确定长期的卫生筹资目标。卫生筹资目标可以具体化为多少人口筹资、为哪些医疗卫生服务项目筹资、卫生资金结构三个维度。其次，根据长期卫生筹资目标确定卫生筹资体系的原则和目标。接着，通过增加卫生投入和公共费用、促进全民健康保险覆盖和社会安全网的建设、发展预付制度、支持卫生的发展、加强立法框架、改进卫生筹资政策、监测和评价等行动，从而实现卫生筹资目标。

第二节　卫生筹资的主要渠道

一、政府卫生筹资

（一）政府卫生筹资的基本问题

政府卫生筹资是指卫生资金由政府通过税收、转移支付和国际援助的途径来筹集的一种方式。尽管政府的筹资力量有限，无法做到按需提供卫生服务，但各国政府都在为满足国民的卫生服务需求进行筹集资金，不但有机会扩大经济风险保护，而且以更公平的方式获得卫生服务。

（二）影响政府卫生筹资的因素

1. 政府收入　政府收入是政府卫生筹资的根本影响因素，收入的渠道主要是税收、非税项目和国际援助。不管税收、非税项目，还是国际援助，都会对不同群体的人群造成经济负担，特别是税收负担。因此，政府进行卫生筹资时需要考虑人们支付税款的意愿和负税能力。

2. 财政管理体制　不同的财政分权体制决定卫生筹资由哪一级政府承担筹资任务，以及分享筹资收益。这涉及卫生筹资的事权和财权在中央政府和地方政府之间的分配问题。政府给予卫生系统的预算优先性反映了政府对国民健康的关注程度。《世界卫生报告2010》显示，虽然卫生在政府预算中的优先等级随着国民收入的增加而提高，受政治因素、经济因素、效率等多种因素的影响，卫生支出占各国国民收入的比重差异较大。解决全民健康覆盖的问题同样意味着将解决贫困和社会边缘人群、被剥夺公民权利的人士和缺乏代表性人士的问题。

（三）政府卫生筹资的方法

1. 普通税收　是指政府收入的主要渠道，主要类型有流转税和所得税两类。世界各国将普通税收的一部分用在卫生服务领域已有很长的历史，虽然其重要性在不同国家间有所不同，但却是卫生筹资最重要的渠道。2021年，中国卫生健康支出为19142.68亿元，占一般公共预算支出的7.79%。

2. 通货膨胀　是指一种卫生筹资手段。在政府财政平衡状态下，增加财政支出来筹资卫生资金将导致政府财政支出大于收入，即出现财政赤字。为了弥补财政赤字，政府可以增发货币以增加财政收入。通货膨胀期间，由于社会产出没有同时提高，增加的货币会导致物价上涨而损害消费者利益。同时，如果政府控制通货膨胀的能力不足，将严重影响经济发展、储蓄和投资，并导致社会不稳定。

3. 专项税　是指用于专门项目或用途的税种。一些国家建立了专门用于卫生的税收。如澳大利亚、韩国通过征收烟草税来资助国家（亚）健康促进基金，泰国通过对烟草和酒精征收 2% 的附加税来资助国家健康促进基金。由于专项税能保证卫生筹资，特别是在健康促进和疾病预防方面的筹资，因此深受卫生部门的欢迎。但是采用专项税来筹资卫生资金很难在筹资与医疗服务上展开竞争，并且需要经过一个较长时期才能看到筹资成果。因此，对重视选举周期的政客或对金融可行性的保险基金没有吸引力。同时，财政部门也不太支持专项税，因为它会破坏其在财政预算分配上的权力。

4. 其他筹资渠道　包括政府发行彩票、组织赌博业和加强税收征管等途径。如印度尼西亚通过鼓励纳税遵从性提高税收收入以资助卫生资金。此外，还可以通过提高卫生资金使用效率获得额外收益。这些额外的收益可用于为更多的卫生服务筹资或覆盖更广泛的人群。

（四）政府卫生筹资的优缺点

1. 政府筹资的优点

（1）政府筹资的范围更广、更公平。政府筹资时资金的筹集不仅局限于工资收入，还包括一系列税收和非税收资源，筹资的负担将分散到更为广泛的人群，在某种程度上不但规避了风险选择问题，而且筹资负担相对公平，受益范围更广，有利于实现全覆盖。

（2）政府筹资的治理模式简单，并具有实现行政效率和成本控制的潜能。政府筹资的治理模式为政府 - 卫生部门 - 公立医疗卫生机构，没有其他过多的参与者，使得政府在组织卫生系统时更具效率，并减少了交易成本。

2. 政府筹资的不足

（1）税收虽然为政府卫生筹资提供了保障，但由于政府财政预算易受政治压力或外部冲击的影响，卫生部门必须同其他部门竞争资源，从而导致政府卫生筹资的不稳定。

（2）通过政府筹资来提供卫生服务，往往存在潜在失效风险，主要表现为陈旧的基础设施，缺乏反应性的医务人员，精简机构或重新定位重点领域的失能，滥用垄断权力，过时的医疗技术等。

（3）政府筹资虽然有利于全民健康覆盖，但是富人受到的益处更多，从而有失公平。具体表现在以下四个方面：①穷人由于面临诸如地域可及性问题或时间成本问题，而倾向于更少地利用服务。②富人往往利用的是成本较高的医疗服务，而穷人利用的是低成本的服务。③由于缺乏可信的医务人员和可获得的药品资源，居住在偏远地区的人不得不利用自己的资源去寻求更高一级的服务。④医务人员或医疗机构收取非正式费用（如红包），也常常将无力支付此费用的贫困人群排除在可获取的服务之外。

二、社会健康保险

（一）社会健康保险的概念

社会健康保险是国家通过立法的方式强制实施的一种健康保险形式，它是整个社会保险系统中的一个子系统。与政府卫生筹资相比，社会健康保险也具有强制性的特点。虽然社会健康保险的覆盖面较广，但并不是全体公民都能享受，只有符合有关规定并按照规定缴纳了保险费的人群，才有权利享受社会健康保险。

社会健康保险基金的筹资形式包括疾病基金和工资税筹集两种。前者是保险计划由非营利性组织建立和实施管理，并在严格的监管下相互竞争参保人，欧洲、拉丁美洲的大部分国家是这种类型。工资税筹集形式是由一个单独的半国营机构进行管理，保险资金的筹集一般是从雇员的工资中按照一定的比例扣除，由雇员和雇主共同负担，国家也会有一定补助。

（二）社会健康保险的优缺点

1. 社会健康保险的优点

（1）为卫生系统筹集更多的资源　与政府筹资相比，社会健康保险筹资直接从工资中扣除，比增加税收更容易筹资，也更容易让居民接受。在政府没有空间增加卫生投入时，社会健康保险是卫生系统筹集资金较好的选择。

（2）资金筹集更为稳定　由于社会健康保险筹资对政府预算的依赖性不强，因此，它能稳定地为卫生系统筹集资金。

（3）实现风险分担　社会健康保险可以实现高收入和低收入人群、高风险人群和低风险人群的风险分担。

2. 社会健康保险的缺点

（1）覆盖面有限　一方面，社会健康保险覆盖的人群多为正式部门的雇员，非正式部门雇员、老人、儿童等被排除在外；另一方面，社会健康保险对预防服务的覆盖不足。

（2）对经济的负面影响　实际上，工资税的负担最终还是会转移给受雇者。雇主承担雇员的部分保险费，会导致劳力成本增加，并可能引起较高的失业率。

（3）管理成本高昂　社会健康保险的成本主要包括管理成本和增长成本。首先，社会健康保险管理机构要对所筹集的基金进行管理，要考虑资金的投资和储备，并在长期情况下确保其偿付能力。其次，在运行过程中，基金管理者既要监督医疗服务供方，又要监督被保险人的就医行为，防止医疗服务的滥用。再次，政府要建立必要的监管机制，对保险基金进行监督，并提高基金运作效率。此外，由于存在道德风险，社会健康保险可能导致服务的过度需求和过度提供，从而导致成本的增长。

三、私人健康保险

（一）私人健康保险的概念

私人健康保险是投保人与保险人双方在自愿的基础上订立合同，当出现合同中约定的保险事故时，由保险人给付保险金的一种健康保险。私人健康保险的最大特点就是自愿性。因此，私人健康保险既可以由非营利性保险公司提供，也可以由营利性保险公司提供。消费者自愿选择最适合自己偏好的保险项目，保险费与疾病风险相一致。

（二）私人健康保险的优缺点

私人健康保险在风险结构平衡管理上具有优势，征收的保险费接近于可能发生的偿付费用与管理费用和剩余利润之和，且保险基金的管理成本相对较低。但是，私人健康保险覆盖水平较窄。在同样的覆盖水平下，私人健康保险的保费成本较社会健康保险高出25%～40%。在发展中国家，由于经济不发达，私人健康保险仍是一种非常有用的筹资补充渠道。

四、个人现金支付

（一）个人现金支付的概念

个人现金支付又称为使用者付费，是指患者在接受医疗服务时，直接向服务提供者支付费用。个人现金支付具有服务供需双方的交易当场发生，实施最为简单，会减少因渎职、腐败和间接经营成本导致的资金流失等特点。同时，通过地方筹资和费用支出，也增加了地方的责任感和透明度，从而提高了资源的分配效率，增加消费者使用卫生资源时的责任心和卫生服务提供者的责任心。但该筹资方式实行后，贫困者可能无力支付医药费用而不得不减少其对"必需卫生服务"的利用。

（二）个人现金支付的优缺点

1. 个人现金支付的优点　当政府为卫生筹资的意愿或能力有限时，个人现金支付是一种较好的卫生筹资策略，且容易管理。同时，个人现金支付会鼓励人群寻求更为有效的卫生服务，从而避免过度利用服务。另外，个人现金支付有利于对特定人群实施部分或全部免除费用，防止他们陷入经济困难。

2. 个人现金支付的缺点　个人现金支付的缺点是阻止了人们利用卫生服务的积极性，造成对健康有严重的负面影响，还可能危及患者家庭的经济状况。个人现金支付还会导致资源利用上的无效率和不公平，使没有支付能力的人无法享有卫生服务。

五、社区卫生筹资

（一）社区卫生筹资概念

社区卫生筹资是指一个社区中各个家庭为既定的一系列卫生服务筹集或协作筹集资金的一种卫生筹资方式。社区卫生筹资具有强调社区参与管理、受益成员来自其他形式的健康保险排除在外的群体、成员共享统一价值和准则三个特征。

（二）社区卫生筹资的优缺点

1. 社区卫生筹资的优点
（1）社区卫生筹资让低收入人群能够获得卫生服务。通过减少直接的现金支付和增加可利用的卫生服务资源，该方案在提供财政保障方面能够起到非常重要的作用，并且提高了更大范围人群的健康保险覆盖水平，增加了卫生服务的可及性。
（2）社区卫生筹资是卫生筹资体系一个有用的组成部分。一方面，社区卫生筹资能完善或补充其他卫生筹资方案的空缺；另一方面，它是建立更大规模筹资体系的第一步。
（3）为低收入国家筹集卫生资金发挥了重要作用。
2. 社区卫生筹资的缺点　筹资可持续性问题是社区卫生筹资的最大缺点。社区卫生筹资规模过小、强调自愿、管理能力有限等特征，都会对筹资的可持续性产生不利影响。

六、其他筹资渠道

除了上述五种筹资形式之外，还有医疗慈善与社会捐赠等形式，如嫣然天使基金。社会捐赠是指社会团体、个人及企事业单位等社会组织对卫生行业进行不同额度的投资和捐赠，是卫生体系的其他收入来源，对卫生体系的运行起到了补充的作用。作为卫生筹资的渠道之一，捐款对一些发展中国家来说具有极其重要的作用。在东南亚、非洲以及东欧国家，卫生经费的很大一部分来自捐款，最高占卫生总费用的 84%（冈比亚 1994 年）。在中国，慈善事业刚刚起步，社会捐赠资金管理机制不够完善，医疗服务体系的社会捐赠影响力较小，捐赠额较少，卫生体系获得的社会捐赠有限。

第三节　卫生筹资的国际经验

世界各国都有符合自己国情的一定形式的卫生筹资体系，并积累了一定经验。从国际、国内的经验可以发现，有些是通用的经验，有些受价值观、经济因素和机遇影响，因而具有一定的独特性。

一、卫生筹资的一般经验

（一）全民健康覆盖与消除卫生服务可及性障碍相结合

降低个人现金支付在卫生筹资中的比重，建立预付费制和融资，既可以消除使用卫生服务的经济障碍，又可以降低发生灾难性卫生支出的概率。这两项措施是实现全民健康覆盖的主要途径。然而，只有当政府为没有能力缴费的人承担卫生费用时，才能实现全民健康覆盖。不论一个国家的经济发展状况如何，总是会有一部分人因为太穷而无法交纳所得税和保费，或只能支付一部分费用。哪怕取消个人现金支付，也不能保证消除利用卫生服务的经济障碍。这些问题的解决，必须依靠全民健康覆盖与消除卫生服务可及性障碍相结合。

（二）筹资的多元化与强制性预付费制度相结合

筹资的多元化不但是国际卫生筹资的趋势，也是各国在卫生筹资过程中的实践经验。不管是低收入国家，还是高收入国家，卫生筹资系统都是多种渠道和选择的组合。筹资的多元化不是多种筹资渠道和选择的简单合并，而是融为一体。因此，有必要建立强制性付费制度统一管理多元化卫生筹资体系。强制性预付制可以有效控制卫生资金的支出风险，保证资金安全。而卫生资金的统一管理，可以降低管理成本，提高疾病风险分担能力，提高资金的安全性。

二、不同水平国家的卫生筹资经验

（一）低收入国家卫生筹资经验

低收入国家面临的严重挑战是为居民提供基本的卫生服务并提供筹资保障。因此，低收入国家卫生筹资的经验主要表现为以下四个方面。

1. 有效配置卫生资源与审视使用者付费机制相结合　加强政府动用本国资源用于卫生服务领域的能力，提高卫生总费用占 GDP 的比例。由于经济发展水平不高，公共筹资不足，使用者付费在低收入国家卫生筹资中占比高，而且可能长期存在，直到政府愿意或有能力动用更多的资金用于卫生领域。采用使用者付费方式进行筹资，要关注贫困人群卫生服务的可及性，并对其大病支出提供筹资保障。

2. 充分利用国际援助　国际援助是低收入国家卫生筹资的重要渠道，对实现卫生系统中的众多目标具有非常重要的作用。援助方式要力求灵活，如直接捐助方式、项目援助方式、减免债务的援助方式等。直接捐助方式因受国际经济发展形势的影响而具有捐助资金的不稳定性和不可预见性，从而导致可持续性差，也无法进入财政预算环节。对某些低收入国家而言，实施债务减免可以为债务国提供额外的财政空间和资源，从而用于卫生筹资。突出问题是捐赠国如何通过减免债务帮助低收入国家筹资，以及债务国应如何有效地利用这些资源。

3. 建立全民卫生服务体系，改善风险分担机制　低收入国家可以通过建立全民卫生服务体系，改善风险分担机制来实现筹资保障的改善。主要方式包括财政部门进行总预算，采用社会健康保险、自愿健康保险、社区筹资等。在建立全民卫生服务体系的过程中，必须加强管理，做到明确责任、反防腐败、增强激励、充分筹资、公平负担。为此，政府必须在加强财政总预算基础上，提高公共机构的管理能力，增强公众对政府服务的可获得性和质量的认识，以及使用政府资源的意愿。

4. 增加公共支出的公平和效率　在筹资受限，产生额外财政空间存在困难时，低收入国家的投资方向应放在覆盖全民的基本卫生服务和公共卫生服务上，这有利于卫生筹资公平。为了提高公共支出效率，低收入国家应改善其目标支出，将资金用于能给贫困人群带来最大边际效益的项目上。要适时做好购买服务的工作，不管这些工作是否涉及分权、签订合约、建立基于效率的供方支付方式和体系等，一定要确保投入的资金物有所值。

（二）中等收入国家卫生筹资的经验

与低收入国家相比，中等收入国家在减少贫穷和提供基本卫生服务方面取得了重要成果。中等收入国家在卫生筹资方面的挑战在于完善制度和管理能力，以促进经济发展，并引入、执行和管理社会项目。

中等收入国家关注的重点是卫生服务的全民覆盖、筹资保障和卫生系统的效率问题。实践中，中等收入国家在增加风险分担能力、减少筹资制度安排的零碎性方面取得的经验：①以普通预算资助穷人和某些非正式部门的职员缴纳保险费。②通过强制的方式要求其他群体和私人健康保险基金集资来扩大资金的筹集。③建立单个实际的或虚拟的资金池。④推行服务购买的改革，把筹资和服务提供分离，让资金跟着患者走，并采用激励的供方支付方式。但因为没有对公共部门管理和国内法律进行相应改革，购买卫生服务的改革难以达到期望结果。

（三）高收入国家卫生筹资的经验

20 世纪 70 年代末，高收入国家聚焦于卫生服务体系的筹资问题，并进行深入和系统改革，开始了从社区层面的自愿保险到公共保险，再到社会或全民健康保险筹资体系的演变。至今，除美国外，几乎所有的高收入国家都实现了健康保险的全民覆盖或接近全民覆盖。近年来，改革重点实现了从资金的筹集向服务购买效率的制度安排转变。

高收入国家的卫生筹资经验体现在四个方面：①经济增长是实现全民覆盖最为重要的因素。②扩大覆盖水平的关键，还在于增强管理和行政能力。③普通税收和社会健康保险是实现广泛覆盖的两个主要筹资来源。④相对于零散的、小规模的资金储备池而言，更大规模的资金储备池能促使更有效和更公平的筹集资金，以保护人群健康。

第四节　中国卫生筹资的改革

一、中国卫生筹资发展现状

（一）中国卫生筹资规模

自 1990 年以来，中国卫生费用总额逐年增加。到 2021 年，卫生总费用达到 7.22 万亿元，占 GDP 的 7.1%，达到历史新高，但仍低于 2006 年全球卫生总费用占 GDP 比重的平均值 8.7%。

（二）中国卫生筹资构成

依照中国的统计口径，卫生总费用的筹资渠道有三条：①政府卫生支出，即各级政府用于医疗卫生服务、医疗保障补助、卫生与医保行政管理事务、人口与计划生育等事业的财政预算拨款。②社会卫生支出，即政府预算外，各类机构对于医疗卫生事业的支出，包括社会医疗保险的筹资、商业健康保险保费、社会办医、社会医疗慈善、行政事业性收费等。③个人卫生支出，即城乡居民自付的各种医疗费用，反映了城乡居民医药费用的实际负担。

自 1990 年以来，政府卫生支出在卫生总费用中的比重有所下降，2000 年最低仅为 15.5%。此后该指标稳步上升，2021 年达到 30.4%。社会卫生支出占比的变化与政府卫生支出占比类似，2021 年达到 41.9%。与此相对，个人卫生支出占卫生总费用的比重从 1990 年 35.7% 的水平一路攀升至 2001 年 60.0% 的高位，随后开始下降，2021 年降至 27.7%。由于政府与社会卫生支出的增长，民众个人和家庭的实际医药费用负担有了实质性下降。

二、中国卫生筹资模式改革历程

中国卫生筹资模式的改革历程可分为四个阶段。

（一）计划经济时期（1949～1978）

此阶段，政府通过公费医疗、劳保医疗和农村合作医疗等形式，为几乎所有的城市人口和 85% 的农村人口提供医疗卫生服务。公费医疗对象包括政府机关、事业单位人员及其退休职工、伤残军人、教师和大专院校学生。劳保医疗对象包括所有企业雇员、退休职工及其家属。在农村，多数农民通过保费合作基金、集体福利基金上级政府补助等渠道筹集卫生资金。在计划经济时期，政府包揽了所有卫生筹资任务，医疗卫生服务的价格由国家价格部门统一制定，基本建成了大多数人都能支付得起、覆盖广大城乡的卫生服务网络，卫生服务基本可及，社会公平性得到了基本体现，居民健康水平明显提高，绝大多数中国人享受到了预防和初级卫生保健。但同时存在着政府投入不足、卫生资源配置不合理、卫生机构缺乏活力、行业技术整体发展水平低和医疗费用浪费等问题。

（二）经济转型时期（1979～2003）

此阶段的最大特征就是经济转型。伴随着生产、商业部门的市场化改革，中国医疗服务市场也跃跃欲试。在卫生筹资方面，政府在整个卫生筹资中作用的弱化，主要表现为政府财政、企事业单位对所属医疗机构投入减少，公立医疗机构的公益性逐渐淡化。

一方面，先后颁布的《关于允许个体开业行医问题的请示报告》（1980）、《关于卫生工作改革若干政策问题的报告》（1985）、《关于扩大医疗服务有关问题的意见》（1989）等政策鼓励公立医疗机构依靠使用者付费来维持其运转，同时也对从业人员数量和医疗服务的价格进行控制。同时，鼓励企业等各个部门向社会开放其所属医疗机构，鼓励医疗机构之间联合协作，鼓励个体医务人员参与医疗服务，给医疗机构下放一定的自主权，调整医疗服务收费标准和结构等，很大程度上调动了各级医疗机构联合办医的积极性，实行了多种形式的管理责任制，改革了内部分配制度。在农村，合作医疗的衰落使乡村医生以收费维持运营，主要依靠卖药、注射及其他治疗为生。

另一方面，中国开始构建医疗保障制度。1996年12月，中国召开了第一次全国卫生工作大会，把政府建立农村健康保障制度提到首要日程，并写入《中共中央 国务院关于卫生改革与发展的决定》中。1998年12月，国务院下发了《关于建立城镇职工基本医疗保险制度的决定》。这一新制度正式取代以往的公费医疗和劳保医疗制度，为所有城镇职工包括政府公职人员、国有和私有企业职工提供基本健康保障。与公费医疗和劳保医疗相比，新制度的享受人员增加了私企和小型国营企业职工，个体户和乡镇企业职工也可以自愿参加，职工家属不包括在内。1999年，在中国城镇开始普遍建立以"社会统筹与个人账户相结合"的医疗保险制度。这一时期，由于新旧医疗保障体制的更迭交替，政府财政、企事业单位对所属医疗机构投入的持续减少，公立医疗机构的公益性逐渐淡化，乱收费、以药养医、医务人员收受红包、医德医风受到质疑、医患纠纷日益频繁等矛盾较为突出。城镇失业、待业、无业人员、儿童、青少年、外来务工人员，以及广大农村居民缺乏相应的医疗保障，"看病难、看病贵"问题受到全社会普遍关注。

（三）政府卫生筹资责任回归阶段（2003～2013）

随着中国整体国力的进一步提升，党中央在十六大中提出了全面建设小康社会的宏伟目标。特别是十六届三中全会上提出了科学发展观，走以人为本、全面、协调、可持续发展的道路。政府对"三农""医药卫生""教育公平性"等民生问题给予了高度关注，颁布了一系列改革措施。2003年，中国在原有农村合作医疗制度的基础上，推行了新型农村合作医疗制度，随后又开展了城镇居民基本医疗保险试点工作，并在2008年覆盖全体居民。2009年，由国家发改委、卫生部、财政部、民政部等15个部委联合组成医改小组，并正式启动新一轮医药卫生体制改革，重点关注居民个人卫生支付比例、卫生筹资公平性、卫生服务可及性等问题。

（四）城乡卫生筹资整合阶段（2014～至今）

为实现城乡居民公平享有基本医疗保险权益，促进社会公平正义，2016年国务院颁布了《关于整合城乡居民基本医疗保险制度的意见》（国发〔2016〕3号），按照全覆盖、保基本、多层次、可持续的方针，推进城镇居民基本医疗保险和新型农村合作医疗制度的整合，实现"六统一"：统一覆盖范围、统一筹资政策、统一保障待遇、统一医保目录、统一定点管理、统一基金管理，逐步在全国范围内建立起统一的城乡居民医保制度，推动实现保障更加公平、管理服务更加规范、医疗资源利用更加有效。截至2022年年底，我国参加城乡居民基本医疗保险的人数达到98328万人，基金支出9273.42亿元，人均收益943.11元。

三、中国卫生筹资改革面临的问题

（一）卫生筹资水平相对较低

按照世界卫生组织的标准，要实现"全民健康覆盖"的发展目标，卫生总费用占 GDP 比值至少要达到 4% ～ 5%。2009 年中国卫生总费用占 GDP 比重为 5.15%，2021 年到达 7.1%，超过了世界卫生组织的最低标准。但就人均卫生费用水平而论，2021 年中国人均卫生费用达到 5111.1 元人民币，虽较医改初期有较大提高，但同发达国家相比，仍有较大差距。

（二）卫生筹资结构有待优化

中国卫生筹资的突出问题是公共筹资不足，过度依赖居民个人筹资。中国个人卫生支出占卫生总费用的比重从 2000 年开始虽然逐渐下降，2015 年之前均高于世界卫生组织 30% 的标准。而政府卫生支出占卫生总费用的比重波动较大，1993 ～ 2006 年不足 20%，此后逐年上升，2011 ～ 2016 年维持在 30% 左右，随后逐年下降，说明政府对卫生领域的投入有所不足。

（三）卫生筹资地区差异较大

当前，中国城乡之间、不同地区之间卫生筹资水平差距较大。部分发达地区人均卫生事业投入水平是欠发达地区的 5 ～ 6 倍，甚至更高。从卫生筹资结构看，沿海地区以公共筹资为主，个人现金卫生支出比重远低于欠发达地区。这种投入的差异，最终导致不同地区基本卫生服务和居民筹资风险保护水平之间产生了差距。

（四）医疗保险筹资仍需完善

自 2009 年以来，中国基本医疗保险的覆盖面达到了 95% 以上，全民健康覆盖已成事实。但是各类医疗保险统筹水平依然比较低，碎片化严重，参保居民医疗费用实际报销比例不高；二是城乡医疗保险体系割裂，不同保险之间筹资和受益水平差距较大；三是部分医疗保险基金沉淀率过高等问题。

（五）筹资监管和评价机制缺乏

目前，政府除了对部分专项资金有比较详细的考核机制外，对其他常规卫生投入缺乏考核机制，难以有效监测、考核资金的使用效果。

四、中国卫生筹资面临的挑战

（一）卫生筹资的可持续性

进入 21 世纪，公共筹资成为中国卫生总费用的主要来源。然而，随着经济增长速度放缓，公共财政收入也逐渐放缓。另外，随着老龄化进程的加速，卫生支出需求进一步增加，卫生支出的增长速度超过了经济和财政收入的增长速度，政府筹资的可持续性压力加大。

（二）卫生筹资的公平性

从社会公平的角度看，卫生筹资模式的公平性按税收筹资、社会健康保险、商业健康保险、医疗储蓄个人账户、个人现金支付的顺序依次减弱。当前，中国基本建立了覆盖全民的医疗保险体系，总体上促进了卫生筹资公平性的提高，但筹资的累退性、受益的非公平性等问题依然存在，导致低收入群体和脆弱人群的卫生服务利用受限。

（三）卫生支出绩效改进不明显

在大幅增加政府投入时，政府提出要追求"花钱买机制""花钱换机制""花钱建机制"。特别是要注重"花钱换机制"，机制建设要尽可能完整，以收到事半功倍之效。但现实中，与卫生投入的快速增长相比，机制建设、机制改革的步伐进展缓慢，成效不彰。特别是公立医院运行机制、激励机制、收入模式尚未取得实质性的进展，公立医院在履行公益性功能与维持自身运行、承担社会责任与补偿机制之间的关系尚未理顺，卫生系统的整体绩效尚不高。

五、中国卫生筹资改革的路径选择

（一）鼓励筹资渠道的多元化

鼓励多种渠道筹集卫生资金，不仅是一种国际趋势，也符合中国卫生健康事业发展的需要。可以通过减少患者个人现金支付金额和支付比例、引入民营资本、适当适时获得国际援助等途径，为卫生系统筹集更多资金。

（二）加大政府财政持续投入力度

加大卫生领域财政预算投入是政府卫生筹资责任的回归。一是提高卫生支出预算的优先等级，增强政府卫生筹资的稳定性。二是提高卫生总费用占 GDP 的比例，提高政府卫生支出在卫生总费用中的比重，完善基本医疗保障体系和基本医疗服务体系。三是提高财政预算效率，节省更多财政资金来保证财政卫生投入的持续性。

（三）增强卫生筹资的公平性

1. 实现城乡卫生筹资公平　通过加大中央及省级财政对农村卫生的支持力度，整合城乡居民基本医疗保险和城镇职工医疗保险，逐步缩小城乡差异，实现农村、城市居民享受公平、可及的医疗卫生服务。

2. 实现区域卫生筹资公平　加强中央加对中西部地区的财政转移支付力度，加大对中西部地区城乡居民基本医疗保险的补助力度，进一步促进基本公共卫生服务均等化，有效缩小城乡和不同地区间的筹资差距，提高卫生筹资的地区公平性。

3. 实现不同人群之间筹资公平　增强卫生筹资的累进性，提高收入人群卫生筹资标准。完善对低收入人群的费用减免机制和医疗救助制度，进一步扩大医疗救助范围和救助水平，降低低收入人群的费用负担，避免发生灾难性卫生支出，缓解因病致贫、因病返贫现象，提高卫生系统的筹资公平性。

【小结】

本章在介绍卫生筹资的定义、功能、目标和影响因素的基础上，探讨了卫生筹资的主要方式，包括卫生筹资的各种渠道、卫生筹资的创新及其国际经验。接下来，探讨了中国卫生筹资改革，包括中国卫生筹资发展现状及其改革历程、中国卫生筹资改革面临的问题和挑战，最后探讨了中国卫生筹资改革的路径选择。

【课后案例】

新医改以来，中国政府卫生投入规模持续扩大，政府卫生支出从 2009 年的 4816.26 亿元增至 2019 年的 18016.95 亿元，增长了 2.74 倍；政府卫生支出占卫生总费用的比重逐步上升，2011 年达到峰值 30.66%，2012 ~ 2016 年在 30% 左右波动，近年来呈逐年下降趋势。2009 ~ 2011 年政府卫生支出占财政支出的比重逐年上升，由 2009 年的 6.31% 上升至 2019 年的 7.54%，增长 1.23 个百分点，实现了"政府卫生投入占经常性财政支出的比重逐步提高"的目标。其中，中央和地方财政医疗卫生支出占全国财政医疗卫生支出比重呈"三七开"，实现了"地方财政承担主要的医疗卫生投入责任"的政策目标。但地方政府承担的卫生投入责任与其财力不相适应，地方政府卫生投入的可持续性存在较大挑战。不同区域间居民筹资负担水平差距较大。城镇居民人均筹资水平是农村居民人均筹资水平的 1 倍以上；2009 ~ 2019 年东部与西部地区人均政府卫生支出均高于中部地区，呈"V"形，且地区间差距有加大趋势。财政医疗卫生支出投入方向有所变化，投向医保的资金（投需方）大幅增加，投向医疗卫生机构的资金（投供方）占比降低，在体现"兼顾供方和需方"的同时，不断向需方倾斜。除 2012 年、2018 年外，2009 ~ 2019 年中国政府卫生投入增速均高于财政收入、财政支出增速。但近年来，中国财政收入和财政支出的增幅呈下行趋势，财政压力日益增大，未来继续依赖政府卫生投入绝对规模的高速增长将越来越难。

问题：中国政府卫生筹资的公平性、效率和可持续性有哪些特点？

【思考题】

1. 卫生筹资有什么功能？
2. 卫生筹资的主要目标是什么？
3. 影响卫生筹资的因素有哪些？
4. 国际上常见的卫生筹资渠道有哪些？不同卫生筹资渠道的优缺点是什么？
5. 中国卫生筹资改革面临哪些问题和挑战？

扫一扫，查阅本章数字资源，含PPT、音视频、图片等

学习目标

掌握健康保险的概念与内容、商业健康保险与社会医疗保险的区别与联系、商业健康保险的概念与性质。

熟悉健康保险的特征、社会医疗保险的特征、中国的社会医疗保险制度、商业健康保险合同。

了解风险与保险的关系、商业健康保险的类型、我国健康保险市场的发展现状。

案例导读

王女士是一名国有企业职工，在享受城镇职工基本医疗保险的同时，王女士还为自己和家人购买了 A 公司推出的一款商业健康保险，这份保险计划除了包含重疾保险以外，还附加了住院医疗的相关保险。2022 年，王女士住院共花费 2 万元，除了城镇职工基本医疗保险的赔付以外，商业健康保险也支付了社保报销额度之外的部分费用，为王女士和家人大大减轻了费用负担。

思考： 在享受社会医疗保险的同时，为什么王女士还要购买商业健康保险？商业健康保险与社会医疗保险之间的关系是什么？

健康保险是卫生经济学研究的重要内容之一。本章主要介绍健康保险的概念、内容与特征，以及社会医疗保险与商业健康保险的相关制度，力求使卫生经济学的学习者和专业工作者能够系统获取有关健康保险的知识，并能够将相关理论有效运用到实践与研究当中，推动理论和现实发展。

第一节　健康保险概论

健康保险是对人们潜在的健康风险进行分散、减小和转移的有效方式，具有典型的互助共济特点。了解和学习有关风险、保险，以及健康风险、健康保险的相关知识，能够为卫生经济学的学习者和专业工作者进一步开展研究与实践创造必要的基础和前提。

一、健康保险的相关概念

（一）风险与保险

1. 风险　风险（risk）是在一定的客观条件下和特定期间内某种不幸事件发生的可能性，如自然灾害、意外事故、健康问题等。风险的发生是不确定的，这种不确定性既表现为风险可能发

生，也可能不发生，还表现为风险发生的时间、地点，以及可能造成的影响等都是不确定的。风险的主要特征有客观性、突发性、损害性。

（1）客观性　是指风险的发生不以人的主观意志为转移，人们能够借助科学技术来认识和预测风险，并将风险的影响力尽量减小到最低，但总体来看，风险的发生是难以避免的，现实生活中处处充满风险，整个现代社会实质上就是一个风险社会。

（2）突发性　风险是一种存在于未来的可能性，其发生是不确定的。现实中有很多风险的发生会经历从量变到质变的发展过程，但由于人们认知和监测预警手段的局限性，往往难以提前预知和及时应对，从而使风险呈现出突发和不确定的特点。

（3）损害性　风险所造成的影响是不利的。随着现代社会的发展，风险的影响范围及其所造成的损害十分广泛。某些风险的影响仅仅波及个人或极少数人群，而某些风险甚至可能带来全国性或全球性的损失。因此，对风险的监测、预警、应对和相关保障十分必要。

由于风险具有的客观性、突发性、损害性，需要通过一定的方式来进行风险应对，从而将个体或群体可能受到的损失降到最低。风险应对主要是通过对个体或群体面临的风险进行分析评估，根据风险的性质、影响程度、个体或群体的承受能力等因素进行综合判断，从而采取一定方式来进行应对的行为。风险应对的基本方式包括风险承担、风险规避、风险分散、风险转移、风险控制等。

2. 保险　保险（insurance）是由保险人与被保险人之间订立合同、收取一定费用并建立保险基金进行运营，在合同约定的某些情况下，保险事故发生并导致被保险人遭受损失时，由保险人来为被保险人提供资金补偿的行为。

风险是保险产生和发展的基础。由于风险所具有的客观性、突发性、损害性特征，为了尽可能减少风险带来的不利影响和损失，就需要通过风险分担与互助共济的方式（即保险）为可能遭受风险的个体和群体提供保障。

保险是一种以社会化的方式来实现风险分散和转移的办法。保险以保险人和被保险人之间签订的合同作为约束和设定条件，将每个个体被保险人的保费收集起来形成保险基金，当被保险人因合同约定的保险事故发生而产生损失时，由保险人从保险基金中给付保险金予以补偿和帮助，从而使得面临风险的人们均摊损失，尽量减少每个个体所遭受的损害，为社会成员提供有效的保障。

保险的实质是对可能发生的风险所进行的经济补偿。保险金的数额需要通过对风险产生的影响，以及对被保险人形成的损失大小来进行计算和判断。

（二）健康风险

健康（health）是指人的身体和精神等各方面生理功能正常，没有出现疾病、残疾等问题或缺陷。健康包括身体和心理两个方面。

（1）身体方面的健康　主要是指人的组织器官不存在疾病且运行状况良好，能够正常生活，且具备较强的活动与劳动能力。

（2）心理方面的健康　主要是指人的心理状态正常且保持在相对平稳的状态，具备良好的认知、情感、道德、意志、行为，并且能够较好地融入社会、与他人进行沟通社交和应对外界环境的变化。

健康风险（health risk）是一种较为普遍的、作用于人的身体健康的风险类型。按照保险标的来进行分类，可将风险分为财产风险、人身风险、责任风险和信用风险。其中，人身风险是由于人们生老病死规律和其他原因所引起的风险。健康风险属于人身风险的范畴，即因自然、社会等客观原因或人们自身原因，致使人们患病、伤残所产生的人体健康损害，以及相关经济损失，如治疗和康复费用支出、疾病或意外事故致残所导致的工资收入减少等。

（三）健康保险

健康保险是指当被保险人遭遇健康方面的疾病或意外，保险人依据保险合同，为被保险人提供资金补偿，用于保障被保险人能够支付医疗、康复、护理等方面的费用，以及补偿被保险人因无法正常生活与工作所产生的收入损失和费用支出的一种保险类型。健康保险具有广义和狭义两种定义：①广义的健康保险既包括保险公司提供的商业健康保险，也包括国家或政府组织安排下的社会医疗保险。②狭义的健康保险主要是指商业性的健康保险。

从健康保险的定义来看，健康保险以被保险人的身体作为保险标的，对健康风险进行分散和转移，通过经济补偿的方式减少社会成员可能遭受的健康损失。随着法律政策的完善，我国的健康保险逐步形成了较为清晰的内涵。《健康保险管理办法》于 2006 年 6 月通过，并自 2006 年 9 月 1 日起施行。该办法第二条将"健康保险"界定为"保险公司通过疾病保险、医疗保险、失能收入损失保险和护理保险等方式对因健康原因导致的损失给付保险金的保险"。2019 年 11 月，新修订的《健康保险管理办法》经银保监会 2018 年第 6 次主席会议发布。新的《健康保险管理办法》第二条将"健康保险"界定为"由保险公司对被保险人因健康原因或者医疗行为的发生给付保险金的保险，主要包括医疗保险、疾病保险、失能收入损失保险、护理保险，以及医疗意外保险等"。从国家颁布的健康保险管理相关规定来看，健康保险是一种以健康为保险标的、在政府引导下、由保险公司或机构提供保险服务的保险类型。

二、健康保险的内容与特征

（一）健康保险的内容

2019 年发布的新修订的《健康保险管理办法》对我国各种健康保险的内容进行了规定，其中健康保险的内容包括医疗保险、疾病保险、失能收入损失保险、护理保险，以及医疗意外保险。不同健康保险具有不同的保障期限、费用给付方式与标准。

1. 医疗保险　是指按照保险合同约定为被保险人的医疗、康复等提供保障的保险。医疗保险是保险人以合同约定的被保险人产生的医疗费用作为给付保险金条件的健康保险，相关费用涵盖了医疗门诊、手术、住院、设备等方面的费用。保险人与被保险人之间订立的医疗保险合同通常会规定起付线或免赔额、最高限额、比例共付或费用自付等条款，从而保证给付的有效性和控制支出。

2. 疾病保险　是指发生保险合同约定的疾病时，为被保险人提供保障的保险。疾病保险是保险人以被保险人发生了合同约定的某种疾病作为给付保险金条件的健康保险。保险人与被保险人订立的疾病保险合同一般会通过设定观察期或等待期来对合同的效力进行限定。

3. 失能收入损失保险　是指以保险合同约定的疾病或者意外伤害导致工作能力丧失为给付保险金条件，为被保险人在一定时期内收入减少或者中断提供保障的保险。失能收入损失保险是保险人以被保险人因疾病或意外导致部分或全部丧失劳动能力，从而对其减少或中断的收入进行补偿与帮助的健康保险。失能收入损失保险的给付限额通常低于被保险人在丧失劳动能力之前的收入水平。保险人往往也会通过设定免责期来对保险金给付条件进行限制。

4. 护理保险　是指按照保险合同约定为被保险人日常生活能力障碍引发护理需要提供保障的保险。护理保险一般是保险人以被保险人因高龄、重大疾病或伤残而需要长期照料护理服务产生的费用进行补偿的健康保险。长期护理的服务形式包括居家个人护理、居家上门护理、机构集中护理等，不同类型的长期护理保险费用标准不同，被保险人可根据自身实际情况与需要来进行选择。

5. 医疗意外保险　是指"按照保险合同约定发生不能归责于医疗机构、医护人员责任的医疗损害，为被保险人提供保障的保险"。医疗意外保险是保险人以被保险人因医疗机构和人员责任以外的原因而发生的医疗损害进行补偿的健康保险。保险人在设计产品时往往会按照一定标准设定医疗意外保险的除外责任。

（二）健康保险的特征

健康保险具有以下特征：

1. 健康保险的保障对象具有特殊性　健康保险以人的健康作为保障对象，保险金额给付的前提即被保险人发生了因疾病、意外等导致的医疗费用支出、收入减少、生活工作等方面的损失和费用支出。健康保险覆盖了所有人寿保险、人身意外险不承保的人身保险，承保内容广泛复杂。

2. 健康保险具有风险分散与互助共济的特征　健康保险是通过保险公司或机构进行组织安排，通过将投保人缴纳的保费集中起来建立保险基金进行运营管理，当某些被保险人的健康遭遇损失或危害时，保险公司或机构予以金额补偿，体现了在风险发生前将可能面临健康风险的人的健康风险进行分散，以及在风险发生后对遭遇损失的部分人进行互助和保障的特点。

3. 健康保险依法律规定和合同约定而设立，受到合同条款和法律体系的保障　健康保险作为一种人身保险，需要严格遵守国家的法律法规进行设立，保险公司的准入和业务开展、健康保险金的管理和运营等同样要依法进行。同时，保险人与投保人、被保险人之间形成的健康保险关系也是一种合同关系，承保、核保，以及健康保险金给付等均需要依照合同约定的金额或标准进行。

4. 健康保险的承保条件严格　健康保险要求对被保险人的年龄、健康状况、现有疾病、既往病史、家族病史等情况进行全面了解和审核，要求在投保时被保险人健康状况良好、未患有相关疾病。保险公司还会通过要求被保险人进行体检、规定观察期或等待期、免赔额、比例共付、被保险人自付等方式，以规避不必要的风险。此外，健康保险的保险期限较短。一般来说，大部分类型的健康保险的保险期限为一年。

三、健康保险与医疗保险

（一）健康保险与医疗保险

医疗保险（medical insurance）是为补偿疾病风险所导致的经济损失而设立的保险，是为保险对象提供医疗费用的一种补助形式。医疗保险包括患者治疗所需的门诊、手术、住院费用，以及与治疗相关的护理、服务、设备等费用。

健康保险包括医疗保险、疾病保险、失能收入损失保险、护理保险，以及医疗意外保险。从这一角度来看，健康保险是包含医疗保险在内的一个概念，医疗保险是健康保险的主要组成部分之一。健康保险主要是保险人对由于健康原因或医疗行为的发生所导致的损失，向被保险人提供保障和给付保险金的保险。医疗保险则主要是保险人向被保险人提供的因患有疾病或意外伤害而产生的医疗服务费用进行补偿。从二者的定义来看，健康保险与医疗保险的保险标的都是被保险人的身体健康，但健康保险包含了医疗保险这一内容，医疗保险在内涵上是从属于健康保险的。

（二）商业健康保险与社会医疗保险

商业健康保险是由保险公司或机构进行组织安排，按照合同约定，在被保险人出现疾病、意外等情况下进行保险金补偿的一种健康保险。

社会医疗保险是国家为了保障公民在年老、患病、失业、工伤、生育等情况下能够获得补偿和帮助的一种医疗保险。从广义的健康保险定义来看，社会医疗保险是由国家举办的一种健康保险形式。

商业健康保险与社会医疗保险主要存在以下几方面的区别与联系。

1. 保障对象　商业健康保险与社会医疗保险所保障的对象都是公民的健康生命安全。商业健康保险主要是对被保险人因疾病、意外等所产生的损失进行补偿。社会医疗保险主要是对被保险人因疾病、伤残等产生的医疗费用进行补贴。两种保险都是对被保险人与健康相关的费用提供补偿和保障。

2. 覆盖范围　社会医疗保险能够为所有参保对象提供基本的保障，其覆盖的范围更广。商业健康保险的覆盖范围主要是本人购买了商业健康保险或因他人购买商业健康保险而成为被保险人的主体，并且商业健康保险的核保、承保、理赔等条件较为严格。

3. 举办主体　社会医疗保险作为医疗保险的一种，主要是由国家或政府为了实现医疗服务的可及性和公平性而举办的具有计划性的特征。商业健康保险则主要通过保险公司或机构进行组织和管理，这些保险公司或机构在提供多样化保险产品的过程中也要注重自身的运营和发展，体现了市场化、竞争性的特点。

4. 资金来源　社会医疗保险的资金主要采用三方负担的原则，即保险基金主要来源于单位和个人一定比例的缴纳，以及政府的补助。商业健康保险的资金来源主要是个人缴纳的保费，以及单位、团体缴纳的一定费用。

5. 服务供给　商业健康保险能够通过市场化的运作和竞争机制，为公民提供更加多元化的保险方案选择与更多样化的保障，社会医疗保险主要保障的是公民的基本医疗需求，能够为大部分人的基本医疗费用支出提供补偿和帮助。

6. 保险性质　商业健康保险具有自愿性和选择性。商业健康保险合同的订立基础是保险人和投保人、被保险人自愿达成的合意。是否参保和参加何种保险方案由投保人、被保险人进行自愿选择。社会医疗保险则具有一定的强制性和法制性。社会医疗保险的指导依据是国家制定的相关法律和政策文件。

综上所述，从二者的保障对象、覆盖范围、举办主体、资金来源、服务供给、保险性质等方面来看，商业健康保险与社会医疗保险既存在区别，又互为补充，共同构成了一个国家医疗保障体系的重要内容。

四、中国健康保险的产生与发展

在中国的医疗保障制度下，健康保险主要是由保险公司进行经营、由个人购买的商业健康保险。中国健康保险的产生与发展经历了以下三个阶段。

（一）健康保险制度初步探索——政策框架期（1949～1992）

中华人民共和国成立初期，中国的健康保险制度主要以公费医疗和劳保医疗的形式存在。

1952 年，中央人民政府政务院发布《关于全国各级人民政府、党派、团体及所属事业单位的国家工作人员实行公费医疗预防的指示》，公费医疗制度是对享受对象实行的一种免费医疗保障制度，其经费主要来源于各级财政，属于国家或政府保险型的医疗保险制度。劳保医疗制度是根据 1951 年政务院颁布的《中华人民共和国劳动保险条例》及 1953 年劳动部公布试行的《劳动部关于公布中华人民共和国劳动保险条例实施细则修正草案的决定》等相关法规、政策建立和发展起来的，该制度是对企业职工实行免费、对职工家属实行半费的一种企业福利型社会医疗保险。1960 年，中共中央转发卫生部《关于人民公社卫生工作问题的几个意见》的报告，合作医疗成为政府在农村实施的医疗卫生制度，主要通过集体和个人集资，为农民群众提供低费医疗服务的一种互助共济的保障形式。改革开放后，全国保险工作会议对恢复保险业发展进行了具体部署，这一时期国家的保险事业逐步开始恢复。1980 年，中国人民保险公司率先复业。此后发展出了中华联合保险、平安保险、太平洋保险等多家保险公司。这一阶段人们对人身保险的需求并不明显，相关保险业务和产品以财产保险为主。

（二）健康保险制度调整变革——政策密集期（1993 ～ 2008）

1993 年，党的十四届三中全会审议并通过了《中共中央关于建立社会主义市场经济体制若干问题的决定》，为保险制度发展的市场化方向奠定了基础。1994 年，国家经济体制改革委员会等部门印发《关于职工医疗制度改革的试点意见》，决定在江苏省镇江市和江西省九江市两个城市开展职工医疗保险改革试点，正式拉开了从计划经济时期的传统医保制度向适应市场经济体制的社会医疗保险制度转型的序幕。2002 年 10 月，全国人大常委会修正并发布《中华人民共和国保险法》，允许财产保险公司经保险监管机构核定后经营短期健康保险业务。2003 年，国务院《关于建立新型农村合作医疗制度的意见》标志着为农村居民建立的基本医疗保险制度正式启动。2003 年 12 月，中国保险监督管理委员会发布了《关于加快健康保险发展的指导意见的通知》，提出健康保险专业化发展的经营和管理意见。2006 年 8 月，首部健康保险领域的专门监管规章《健康保险管理办法》出台。这一阶段，健康保险的概念正式提出并开始进入专业化发展，健康保险业也有了更有力的制度保障。2007 年，《国务院关于开展城镇居民基本医疗保险试点的指导意见》发布，标志着基本医疗保险的最后一块空白地——城镇非就业居民也建立了社会型医疗保障，从此医疗保障基本实现了全民覆盖。

（三）健康保险制度迭代重塑——政策成熟定型期（2009 ～至今）

本阶段的主要特征是整合制度，在建立全民医疗保障的基础上发展健康保险，推进商业健康保险与基本医疗保险的衔接。2009 年，《中共中央 国务院关于深化医药卫生体制改革的意见》正式公布，提出建设基本医疗保障制度等重点改革任务。2010 年，国家通过了《中华人民共和国社会保险法》，设立专章规制医疗保险制度，为医疗保险改革与发展提供了原则性的法律规制。2013 年 9 月，《关于促进健康服务业发展的若干意见》出台，提出鼓励发展与基本医疗保险相衔接的商业健康保险，针对商业健康保险的发展提出了可行建议。2014 年，国务院办公厅《关于加快发展商业健康保险的若干意见》指出，加快发展商业健康保险有利于与基本医疗保险衔接互补、形成合力，并提出要坚持市场配置资源，鼓励健康服务产业资本、外资健康保险公司等社会资本投资设立专业健康保险公司，支持各种类型的专业健康保险机构发展。2016 年，国务院发布了《关于整合城乡居民基本医疗保险制度的意见》，将原来相互分割的城乡居民医疗保险制度进行整合，实现覆盖范围、筹资政策、保障待遇、医保目录、定点管理、资金管理的六个统一。

2019 年 12 月，新修订的《健康保险管理办法》正式实施，对健康保险的经营管理、产品管理、销售管理、准备金评估、健康管理服务与合作、再保险管理等内容进行了全面规定。这一阶段国家对健康保险的重视程度明显提升，健康保险发展也获得了更为系统的政策指导与支持。2020 年 1 月，国家出台《关于促进社会服务领域商业保险发展的意见》，提出力争到 2025 年，商业健康保险市场规模超过 2 万亿元，成为中国特色医疗保障体系的重要组成部分的发展目标。2020 年 6 月，《中华人民共和国基本医疗卫生与健康促进法》正式实施，指出国家建立以基本医疗保险为主体，商业健康保险、医疗救助、职工互助医疗和医疗慈善服务等为补充的、多层次的医疗保障体系，并提出国家鼓励发展商业健康保险，满足人民群众多样化的健康保障需求。这一阶段，商业健康保险在我国多层次的医疗保障体系中的地位和作用进一步明确，相关制度框架也进一步健全和完善。

第二节　社会医疗保险

社会医疗保险是医疗保障体系的重要组成部分，对于满足社会成员的医疗需求发挥着重要作用。中国和其他国家都根据自身国情建立了不同类型的社会医疗保险制度，为本国居民提供医疗保障。了解和学习社会医疗保险的相关内涵与制度形态，是卫生经济学的学习者和专业工作者所必备的重要知识理论储备。

一、社会医疗保险概述

（一）社会医疗保险的概念

社会医疗保险是由国家立法强制实施、由全部或部分居民参与，国家、单位、个人共同筹集费用并建立医疗保险基金，由国家或社会专门机构在人们在患病、受伤等情况下向其供医疗服务或及费用补偿的保险制度。社会医疗保险保障的对象是绝大多数社会成员。只要参加了社会医疗保险，即可在患病或残疾的情况下享受医疗费用的补偿和保障。一般来说，社会医疗保险的资金来源主要采用三方负担的原则，包括国家或政府财政、用人单位、个人缴费三个方面。一般由国家财政支付，或单位和个人按照一定比例共同缴纳，国家予以一定支持。不同国家的社会医疗保险所具体采用的资金分担比例也不同。

社会医疗保险的费用支付遵循"以支定收、量入为出、收支平衡、略有结余"的原则。

1. 以支定收　是指社会医疗保险费用要根据人们对医疗服务的实际需求，以及相关风险进行测算评估。

2. 量入为出　是指社会医疗保险资金的支出要结合医疗保险机构和医保基金的实际情况进行确定。

3. 收支平衡　是指社会医疗保险资金在运营管理过程中要保证资金收入和支出额度的基本平衡。否则当出现严重的"支大于收""收不抵支"的情况时，医疗保险很难得到可持续发展。

4. 略有结余　是指为应对一些偶然性、突发性的风险，社会医疗保险资金应当保留一定的结余。

（二）社会医疗保险的特征

社会医疗保险具有以下特征：

1. 社会医疗保险具有公益性　社会医疗保险是一项国家或政府提供的福利。社会医疗保险制度是为了满足公民的医疗需求、保障人人皆可获得相对公平和可及的医疗卫生产品与服务而设立的一项制度。

2. 社会医疗保险具有互助共济性　社会医疗保险是将人们缴纳的医保费用筹集起来建立医保基金，并在被保险人因患病、残疾等产生医疗费用支出时予以补偿和保障的一种保险制度。与个体单独应对风险相比，社会医疗保险能够形成社会互助共济的方式，从而帮助个体在更大程度上分散和转移风险。

3. 社会医疗保险是一种国家或政府行为　社会医疗保险的组织承办主体一般是国家或政府，在管理方面具有计划性和垄断性，社会医疗保险往往借助法律政策来保障实施。

4. 社会医疗保险具有强制性　个人参加社会医疗保险是强制性的，国家或政府往往通过法律规定，使参加社会医疗保险成为一项个人的权利和义务。

（三）社会医疗保险的功能

社会医疗保险作为一项由国家和政府组织安排的保险制度，对社会成员个体和经济社会发展都具有非常重要的功能和作用。

1. 社会医疗保险覆盖的人群范围广，保障的是人们基本的医疗需求，能够将政府、企业、个体的资金筹集到一起进行管理运营，为社会成员分担风险和医疗费用负担。

2. 社会医疗保险具有调节收入差别和实现再分配的功能，有助于保证社会公平。社会医疗保险通过筹集社会成员缴纳的费用来建立医疗保险基金，进行基金管理和运营，并进一步以公益性、福利性的方式来偿付个体的医疗服务费用支出，有助于调节社会成员之间的收入差别，体现了公平与效率相结合的原则。

3. 社会医疗保险能够有效保障社会成员，特别是劳动者的权利。在人们部分或完全丧失生活与劳动能力的情况下，通过医疗费用的补偿与帮助，使人们能够维持必要和基本的生活水平，也有助于促进生产力发展和经济增长。

4. 社会医疗保险能够有效起到维护社会稳定的作用。社会医疗保险通过为社会成员提供可靠的医疗费用支出保障，有助于消除社会成员的后顾之忧，保障其生活质量，进而减少不稳定因素，维护社会的稳定发展。

二、中国的社会医疗保险制度

随着人民群众对健康与医疗的需求日益增长，为了提供更公平、更高质量的医疗服务与保障，中国不断健全完善医疗保障制度，加强全民医疗保障制度顶层设计，逐渐形成了以基本医疗保险为主体、医疗救助为托底，补充医疗保险、商业健康保险、慈善捐赠、医疗互助等作为补充的多层次医疗保障体系。其中，基本医疗保险主要由城乡居民基本医疗保险制度和城镇职工基本医疗保险制度共同构成。

（一）城乡居民基本医疗保险制度

我国的城乡居民基本医疗保险是在城镇居民基本医疗保险制度与新型农村合作医疗制度这两大制度的基础上整合和发展而来的。

1. 城镇居民基本医疗保险制度　是一项由政府组织、覆盖全体城镇非从业居民、以大病统筹为主的社会保障制度。2007 年，国务院颁布的《国务院关于开展城镇居民基本医疗保险试点的指导意见》标志着城镇居民基本医疗保险开启试点工作。2010 年，城镇居民基本医疗保险制度开始在全国范围内推行。

（1）筹资方式　城镇居民基本医疗保险制度采取家庭缴费为主的方式进行筹资，此外国家还会为医保资金提供一定的资金保障。医保费用主要用于保障个人的住院，以及门诊大病费用等。城镇居民基本医疗保险基金由财政补助和个人缴费共同构成。

（2）覆盖范围　城镇居民基本医疗保险制度覆盖的对象是未参加工作、因而不享受城镇职工医疗保险的人群，包括未成年人、老年人、丧失劳动能力或无劳动能力的弱势群体、灵活就业人员等。

（3）管理方式　城镇居民基本医疗保险制度的医保资金运营管理实行社会统筹，不设个人账户。

2. 新型农村合作医疗制度　新型农村合作医疗制度简称"新农合"制度，主要是在政府的组织引导下开展的、农民自愿参加的、以大病统筹为主的医疗互助共济制度。该制度于 2003 年开始启动试点。

（1）筹资方式　新型农村合作医疗制度主要由个人、集体和政府共同进行筹资。以政府财政补贴为主，集体和个人缴费为辅。基金运行实行以统筹账户为主的基金运行管理模式。

（2）覆盖范围　新型农村合作医疗制度的覆盖范围为所有农村居民，参保不具有强制性，而是由农民以家庭为单位进行自愿参加。新农合制度保障的主要是农民的住院医疗费用，着眼于解决农民因病致贫、因病返贫的问题。

（3）管理方式　新型农村合作医疗制度以县（市）为单位进行筹资与管理，医疗基金主要由农村合作医疗管理委员会及其办事机构负责运营和监管。

3. 从"三元制"到"二元制"：城乡居民基本医疗保险制度　2016 年，国务院印发《关于整合城乡居民基本医疗保险制度的意见》，提出将城镇居民基本医疗保险制度和新型农村合作医疗制度进行整合，在全国范围内逐步建立起统一的城乡居民基本医疗保险制度。

2018 年，国家医疗保障局正式成立。国家医疗保障局整合了人力资源和社会保障部的城镇职工和城镇居民基本医疗保险、生育保险职责，原国家卫生和计划生育委员会的新型农村合作医疗职责，国家发展和改革委员会的药品和医疗服务价格管理职责，民政部的医疗救助职责，从而在真正意义上实现了城镇居民基本医疗保险制度与新型农村合作医疗制度在管理机构和职能上的整合，实现了基本医疗保险制度从"三元制"到"二元制"的发展。

（二）城镇职工基本医疗保险制度

城镇职工基本医疗保险制度的前身是计划经济时期的公费医疗和劳保医疗制度。1998 年，国务院发布《关于建立城镇职工基本医疗保险制度的决定》，该政策文件标志着我国新的城镇职工基本医疗保险制度的确立。

1. 筹资方式　城镇职工基本医疗保险制度采取单位和个人共同缴费的方式。医保基金由用人单位缴纳 6% 左右的费用，用于建立统筹基金，支付住院费用，以及门诊大病费用中个人账户支付不足的部分；个人缴纳 2% 左右的费用，并全部纳入个人账户，支付个人门诊和药品相关费用。

2. 覆盖范围　城镇职工基本医疗保险制度覆盖了全体用人单位的职工，包括政府机关、企事业单位、社会团体、民办非企业等单位的职工。只要是满足参保缴费条件的城镇职工，均可享受相关医疗费用的补助和保障。

3. 管理方式　城镇职工基本医疗保险制度的资金通过建立医保基金形式进行管理，分别设立统筹账户与个人账户，专款专用，并由政府相关部门开展监督。

（三）医疗救助制度

医疗救助制度主要是国家通过财务政策和技术支持，对生活贫困、丧失劳动能力和缺乏基本医疗保障的贫困、弱势等群体进行专项帮助与经济支持的一项制度。2003 年和 2005 年，国家分别在农村和城市进行医疗救助制度的试点工作。2008 年，中国城乡医疗救助制度正式建立和全面实施。

1. 筹资方式　医疗救助制度的资金来源主要是国家和地方财政、公益基金和社会捐助。医疗救助制度主要通过医疗救助金的形式对保障对象予以补偿和帮助。

2. 覆盖范围　医疗救助制度的保障对象包括生活贫困、患有伤病且无能力支付医疗费用的人群，例如，无劳动能力且既无法定扶养人又无生活来源的人（"三无"人员）、因自然灾害导致伤病的农村灾民、参加基本医保但个人负担医疗费用有困难的城市贫民、享受城市低保家庭中丧失劳动能力的伤病无业人员、60 岁以上伤病无业老人和 16 岁以下伤病未成年人、伤残军人与孤老复员军人及孤老烈属等重点优抚对象等。

3. 管理方式　医疗救助制度在实施过程中主要采取个人申请、村委会或居委会评议、民政部门审核批准的管理方式，并由医疗机构提供相关的医疗救助服务。

（四）多层次医疗保障体系与健康保险

2007 年国家发布的《国务院关于开展城镇居民基本医疗保险试点的指导意见》，形成了以城镇职工基本医疗保险制度、城镇居民基本医疗保险制度和新型农村合作医疗制度三大制度为主体，以商业医疗保险、公务员医疗补助及大额补充保险等为补充，以社会医疗救助为托底的多层次医疗保障体系。"十三五"期间，我国医疗保障事业不断发展，进一步基本形成了以基本医疗保险为主体，医疗救助为托底，补充医疗保险、商业健康保险等共同发展的多层次医疗保障制度体系。

医疗保障制度体系的不断健全完善，为人民群众提供了更广泛、更公平、更可靠的保障。党的十八大以来，我国基本医疗保险的参保人数由 5.4 亿增加至 13.6 亿，全国基本医疗保险参保率持续稳定在 95% 以上，惠及更多城乡居民，人民获得感、幸福感不断增强。

在我国多层次的医疗保障体系当中，健康保险也发挥着重要作用。2019 年，国家新修订的《健康保险管理办法》指出，健康保险是多层次医疗保障体系的重要组成部分。不断发展健康保险事业，有助于夯实我国多层次的医疗保障体系，为人民群众提供更为多样化和高质量的健康保障。2021 年印发的《"十四五"全民医疗保障规划》指出，"十三五"期间，中国多层次的医疗保障体系更加完善，其中明确指出要鼓励支持商业健康保险、慈善捐赠、医疗互助等协调发展，在商业健康保险领域，强调要鼓励产品创新、完善支持政策、加强监督管理，为人民群众提供多元化的健康保险产品和服务。从整体的政策体系来看，健康保险已经成为多层次医疗保障体系的重要内容。一方面，多层次医疗保障体系为健康保险的定位与发展提供了总体的框架依托与指引。另一方面，健康保险不仅对于基本医疗保障、医疗救助能够形成有效辅助与补充，同时商业健康保险与慈善捐赠、医疗互助等也能够在共同发展的过程中推动整个医疗保障体系的健全与完善，为国家医保事业的发展提供新动能。因此，健康保险与多层次医疗保障体系之间具有紧密的内外联系，二者相辅相成、共同发展。

三、全球医疗保险模式

国外的医疗保险制度主要包括四大模式：英国为代表的国家医疗保险模式、德国为代表的社会医疗保险模式、美国为代表的商业医疗保险模式、新加坡为代表的储蓄医疗保险模式。这当中均包含了社会医疗保险。在具体的制度设计方面，四种模式对社会医疗保险的筹资方式、医疗服务、覆盖范围、管理方式等具有不同规定。

（一）国家医疗保险模式

国家医疗保险模式主要是由国家或政府来组织和举办医疗保险事业，通过税收方式来筹集资金，以财政预算的形式将资金拨付给有关部门或者医疗机构，并由医疗机构向居民提供免费或低收费的服务。在国家医疗保险模式下，除了国家或政府组织和提供的服务以外，居民也可自愿购买商业医疗保险。实行国家医疗保险模式的主要国家包括英国、加拿大、瑞典、爱尔兰、丹麦、澳大利亚等。其中，英国是最早实行医疗保障制度的国家。国家医疗保险模式具有如下特点：

1. 筹资方式　国家医疗保险模式的筹资主体是政府，筹资的主要来源是国家税收，筹资渠道主要是通过政府的财政。以国家或政府为主体、以税收为方式进行筹资，能够有效筹集到大量资金，为公民的医疗需求提供有力的保障。

2. 医疗服务　实行国家保险模式的国家一般采用三级医疗服务体系。最初级的医疗服务是由基层医疗机构提供，能够满足绝大多数人的医疗需求；中间一级的医疗机构主要负责提供综合性和专业性的医疗服务；最高层级的医疗机构主要是对疑难杂症进行治疗，以及开展相关医疗教学与科研工作。

3. 覆盖范围　一般来说，国家医疗保险模式覆盖的范围基本涵盖了本国全体公民，社会共济性强，并且在参保方面具有强制性和法律保障性。

4. 管理方式　国家医疗保险模式下的医疗卫生资源配置、资金筹集、价格管理等主要由国家或政府通过计划管理的机制和手段进行调控，具有较为突出的国家垄断性。

（二）社会医疗保险模式

社会医疗保险模式是由国家通过法律的方式进行设立，强制雇主和雇员按照一定比例缴纳医疗保险费用并建立医保基金，进而为雇员及其家庭成员提供医疗保障的一种医疗保障制度。实行社会医疗保险模式的代表性国家包括德国、韩国、日本、法国、奥地利、巴西、阿根廷等。社会医疗保险模式具有如下特点：

1. 筹资方式　社会医疗保险模式的资金来源主要是社会和个人两个方面。实行社会统筹型和社会统筹与个人账户相结合型两种类型的制度。基金管理采取以收定支、力求当年收支平衡的方式。

2. 医疗服务　社会医疗保险模式能够较好地分担参保成员的医疗风险，具有较强的公平性和社会互助共济的特点，能够保证公民尽可能公平地获得有效的医疗卫生服务。

3. 覆盖范围　社会医疗保险模式是一种强制性社会保险，由国家通过立法强制公民参保。

4. 管理方式　社会医疗保险模式主要采取多元化的管理方式，国家或政府主要运用立法手段来制定医疗保险管理的指导性制度框架，医疗机构、医疗保险基金会、行业或专业协会、专家团体等主体都能够参与到具体的治理过程中，凸显出较强的自治原则。

（三）商业医疗保险模式

商业医疗保险模式以人身作为保障对象，主要由商业保险公司或机构与个人订立医疗保险合同，通过向投保人收取一定的保险费用，从而建立保险基金进行管理运营，并根据合同约定向被保险人支付医疗保险金的一种制度。商业医疗保险的法律管理依据主要包括合同法、民法、保险法等。实行商业医疗保险模式的主要代表性国家是美国。我国的商业医疗保险主要是在改革开放之后逐步建立和发展起来的，特别是在 21 世纪以来，健康险逐渐得到日益广泛的关注并实现快速发展。商业医疗保险模式具有以下特点：

1. 筹资方式　商业医疗保险的筹资来源主要是个人所缴纳的保费，雇主或单位也会缴纳一定的费用。在资金管理运营上主要采取的是自主经营、自负盈亏的方式。

2. 医疗服务　商业医疗保险通过市场机制来提供服务，服务机构主要是私立医疗机构与少部分公立医疗机构，具有较强的竞争性，能够满足更高收入和更高医疗需求的人群，为人们提供多元化和更高质量的服务。

3. 覆盖范围　商业医疗保险具有自愿性、选择性参保的特点，由个人根据自身需求进行投保，能够为社会医疗保险没有覆盖到的人群提供医疗保障。在商业医疗保险模式下，参保者也能够参加社会医疗保险，从而获得更全面的保障。同时，商业医疗保险还能够参与并辅助政府管理基本医疗保险，从而与社会医疗保险形成有益补充。

4. 管理方式　美国的商业医疗保险包括三种：一是以"蓝十字""蓝盾"为主的非营利性商业健康保险；二是包括团体健康保险、补充健康保险、个人健康保险在内的营利性商业健康保险；三是将医疗服务与费用管理相结合的管理型医疗保险。

（四）储蓄医疗保险模式

储蓄医疗保险模式是通过立法的方式强制雇主和雇员缴纳保费，并为雇员建立储蓄账户，为雇员及其家庭成员提供医疗保障的制度。实行储蓄医疗保险模式的代表性国家有新加坡、斯里兰卡、马来西亚、印度尼西亚等。储蓄医疗保险模式具有以下特点：

1. 筹资方式　新加坡的储蓄医疗保险模式主要包括三大计划：保健储蓄计划（medisave）、健保双全计划（medishield）、保险基金计划（medifund）。其中，保健储蓄计划的保费由雇员和雇主共同分担，用于支付个人的医疗保险费用；健保双全计划用于对超过起付线的大病和慢病等费用进行保障；保险基金计划主要由政府设立捐赠基金，利息收入分配给公立医院，用于帮助贫困人群支付医疗费用。

2. 医疗服务　新加坡的医疗卫生机构包括医院与综合诊所。综合诊所主要负责首诊，以及向医院转诊，由全科医生提供服务。医院包括公立和私立医院，主要负责对转诊患者进行医疗救治和服务。医疗卫生服务内容涵盖了医疗、保健、牙科、中长期护理、中医等内容。

3. 覆盖范围　储蓄医疗保险模式要求公民依法强制参保，覆盖范围包括所有参保的公民及其家庭成员。同时，在强制性的储蓄医疗保险之外，人们也可以自愿选择是否参加补充医疗保险。新加坡保健储蓄计划的保障对象为新加坡的公民或永久居民；健保双全计划的覆盖对象为拥有保健储蓄账户的新加坡公民或长期居住者；保险基金计划主要用于保障贫困人群。

4. 管理方式　新加坡的卫生服务主要由卫生部制定政策和进行监管，环境部与人力资源部也负责相关职责范围内的管理事务。人力部下设的中央公积金局负责建立和管理公积金的各类账户，为居民的医疗、养老、住房、教育、投资等提供保障和支持。

第三节　商业健康保险

一、商业健康保险概述

（一）基本概念

商业健康保险是指由商业保险公司提供的，以被保险人的身体为保险标的，保证被保险人在疾病或意外事故所致伤害时的直接费用或间接损失获得补偿的保险。

商业健康保险属于人身保险的一种，人身保险是以人的身体和寿命作为保险标的的保险，主要包括人寿保险、健康保险和人身意外伤害保险等。商业健康保险是我国多层次医疗保障体系的重要组成部分，对社会基本医疗保险的保障范围和保障水平发挥了重要的补充作用。

（二）性质

1. 自愿性　商业健康保险是一种完全的市场行为，与政府强制推行的社会医疗保险不同，强调消费者的自愿性和选择权，消费者可以根据自己的需求、喜好和经济收入自主决定是否购买。

2. 私人产品　商业健康保险是市场化的商品，是严格意义上的私人物品，具有明显的竞争性和排他性。从竞争性角度来看，商业健康保险的边际成本不为零，每增加一个被保险人均会为保险人带来新的边际成本。同时，商业健康保险具有很强的排他性，当保险事故发生时，购买商业健康保险的投保人可以依据保单的责任范围进行理赔，而没有购买的人则无权获得。

3. 营利性　提供商业健康保险的保险公司以追求利润最大化作为自己的经营目标，商业健康保险可被视为市场化的盈利性商品，可以降低投保人因疾病风险所遭受的损失，但不具备社会医疗保险的公益性和福利性。

二、商业健康保险的类型

根据我国《健康保险管理办法》，商业健康保险可以根据不同的标准进行分类。

（一）按投保人的数量分类

按投保人的数量，商业健康保险可以分为个人健康保险和团体健康保险。个人健康保险是以自然人为投保对象，保险人为一个或多个自然人提供健康保障的保险。团体健康保险是以团体单位或组织作为投保对象，保险人为团体内的成员提供健康保障的保险。

（二）按投保时间长短分类

根据投保时间的不同，商业健康保险可以分为长期健康保险和短期健康保险。长期健康保险是指保险期间超过一年或者保险期间虽不超过一年但含有保证续保条款的健康保险。

长期健康保险的保险期限较长，有一定的储蓄性，当保单生效后，具备一定的现金价值，保险存续时间越长，现金价值越高。含有保证续保条款的健康保险产品，应当明确约定保证续保条款的生效时间。

短期健康保险，是指保险期间为一年，以及一年以下且不含有保证续保条款的健康保险。保证续保条款是指在前一保险期间届满后，投保人提出续保申请，保险公司必须按照约定费率和原条款继续承保的合同约定。

（三）按保险金给付方式分类

按照保险金的给付方式的不同，商业健康保险可以分为费用补偿型医疗保险、定额给付型医疗保险。

费用补偿型医疗保险，是指根据被保险人实际发生的医疗、康复费用支出，按照约定的标准确定保险金数额的医疗保险，给付金额不得超过被保险人实际发生的医疗、康复费用金额。

定额给付型医疗保险，是指保险事故发生后保险人按照约定数额给付保险金的医疗保险。

（四）按保险责任分类

按照保险责任的不同，商业健康保险可以分为商业医疗保险、商业疾病保险、商业失能收入保险、商业护理保险。目前我国商业健康保险市场上大部分的健康保险产品都是根据保险责任的不同进行分类。

1. 商业医疗保险　医疗保险也称医疗费用保险，是指按照保险合同约定的医疗行为发生时，为被保险人在医疗、康复过程中所产生的医疗费用支出提供保障的保险。医疗保险保障的医疗费主要包括住院医疗费用和门诊医疗费用，住院医疗费用是指被保人在住院治疗期间所产生的医疗费用，主要包括床位费、护理费、治疗费、药品费、检查检验费、膳食费等；门诊医疗费用是指被保险人在门诊就医期间所产生的医疗费用，主要包括诊疗费、挂号费、治疗费、检查检验费、药品费等费用。因医疗费用支出项目种类繁多，不同商业医疗保险产品承保的医疗费项目由保险合同所约定，承保的医疗费用种类越多，保障水平越高，保险费用也越高，投保人可以结合自身实际需求和购买预算做出选择。

2. 商业疾病保险　疾病保险是指以保险合同约定疾病的发生为给付保险金条件的保险。疾病保险的保险金给付与具体医疗费用支出没有直接关系。商业健康保险发达的国家，疾病保险主要有重大疾病保险、特种疾病保险和一般疾病保险，重大疾病保险是目前我国商业健康保险市场上最常见的疾病保险。

重大疾病保险是指当被保险人在保险期间内发生保险合同约定的疾病、达到约定的疾病状态或实施了约定的手术时给付保险金的健康保险产品。重大疾病保险的根本目的是为病情严重、花费巨大的疾病治疗提供经济支持。因此，此类疾病保险承保的疾病一般都具备三个特点：严重性（疾病可能造成被保人暂时或永久丧失劳动能力，或死亡）；复杂性（病情复杂、并发症多、愈后效果不佳）；费用高昂（需要到高水平高等级医院就医，治疗周期长）。

3. 商业失能收入保险　失能收入损失保险，是指以保险合同约定的疾病或者意外伤害导致工作能力丧失为给付保险金条件，为被保险人在一定时期内收入减少或者中断提供保障的保险。

与医疗保险和疾病保险关注因疾病而产生的直接经济损失相比，失能收入保险更为关注的是因失去工作能力而产生的间接经济损失。因失能的具体情况涉及保险金的给付，关系到保险人和被保险人的利益，因此，保险公司会在失能收入保险合同中对失能的概念、分类和标准进行非常明确的界定。

4. 商业护理保险　护理保险是以保险合同约定的日常生活能力障碍引发护理需要为给付保险金条件，为被保险人的护理支出提供保障的保险。目前我国商业健康保险市场上的护理保险产品以长期护理保险为主。给付方式主要包含现金支付和实物支付，其中实物支付是由保险人直接向被保险人提供护理服务作为保险金的给付方式。

三、商业健康保险合同

（一）健康保险合同的概念

2015 年 4 月第三次修正的《中华人民共和国保险法》第十条规定："保险合同是投保人与保险人约定保险权利义务关系的协议。"

合同双方当事人在公平原则下通过签订保险合同，明确各方的权利和义务。根据投保方式的不同，健康保险合同还可以分为个人健康保险合同与团体健康保险合同。个人健康保险合同是自然人独自与保险公司签订合同，而团体健康保险合同是由投保的企业或者单位的法人代表与保险公司签订合同，投保团体中的成员共享同一份健康保险合同。

（二）健康保险合同的构成要素

健康保险合同必须包含主体、客体和内容三个要素。

1. 健康保险合同主体　健康保险合同的主体是在健康保险合同中享有权利或承担义务的人，包括当事人和关系人。投保人和保险人在签订合同时，必须遵循自愿原则。

（1）当事人　健康保险合同当事人是指直接参与签订健康保险合同的人，包括投保人和保险人。

投保人是指与保险人订立保险合同，并按照合同约定负有支付保险费义务的人。健康保险的投保人可以是自然人，也可以是法人，必须具有完全民事权利能力和民事行为能力。在保险合同订立时，对被保险人必须具有保险利益。

保险人是指与投保人订立保险合同，并按照合同约定承担赔偿或者给付保险金责任的保险公司。保险人必须是法人。《健康保险管理办法》规定，在我国商业健康保险由健康保险公司、人寿保险公司或养老保险公司提供。除此以外的商业保险公司经中国银行保险监督管理委员会批准，可以经营短期健康保险业务，但是不能经营长期健康保险业务。

（2）关系人　没有直接参与签订健康保险合同，但是可以享受保险权利和承担义务的人，包括被保险人和受益人。

被保险人是指其财产或者人身受保险合同保障，享有保险金请求权的人。被保险人可以为投保人本人，也可以是由投保人指定的与投保人存在保险利益的自然人。

受益人是指人身保险合同中由被保险人或者投保人指定的享有保险金请求权的人。投保人、被保险人可以为受益人。

2. 健康保险合同的客体　健康保险合同的客体指的是保险利益，保险利益是指投保人或者被保险人对保险标的具有的法律上承认的利益。在健康保险合同中，为了防止发生道德风险，保障被保险人的人身安全，保险人对被保险人必须具有保险利益是健康保险合同成立的前提。

3. 健康保险合同的内容　2015 年第三次修订的《中华人民共和国保险法》规定保险合同中必须包含和明确以下内容：保险人的名称和住所；投保人、被保险人的姓名或者名称、住所；人身保险的受益人的姓名或者名称、住所；保险标的；保险责任和责任免除；保险期间和保险责任开始时间；保险金额；保险费以及支付办法；保险金赔偿或者给付办法；违约责任和争议处理；订立合同的年、月、日。

四、我国商业健康保险的发展现状

1949 年中国人民保险公司成立标志着中华人民共和国保险业的开始，1959 年我国国内保险业务停办，1980 年经国务院批准开始恢复国内保险业务，1982 年恢复人身保险业务。

（一）我国商业健康保险的发展阶段

我国健康保险是跟随保险业的发展而成长起来的，大部分学者认为我国商业健康保险的发展经历了以下几个阶段。

1. 恢复阶段（1994 年以前） 1982 年恢复国内保险业务后，经上海市人民政府批准，1983 年由人保上海分公司经办，为上海市 3.5 万名合作社职工提供医疗保险，这是第一笔健康保险业务。随后又推出了母婴安康保险、合资企业中国职工健康保险、人工流产安康保险、分娩节育保险等险种，形成了计划生育系列保险。1990 年以后，随着平安保险公司、中国太平洋保险公司的成立，健康保险市场的险种进一步增加，出现了小学生平安保险附加医疗保险、住院医疗保险、综合医疗保险、防癌医疗保险等健康保险产品。在此阶段，健康保险以医疗费用保险为主，且多以附加险形式存在，公众对健康保险的认知和需求不足，健康保险的险种也比较单一，产品种类少，整个健康保险市场的发展较为缓慢。

2. 初步发展阶段（1994～1998） 20 世纪 90 年代后，我国居民收入快速增长，人民健康需求逐渐提升，带动了商业人寿保险公司的数量不断增加，并积极推出更多新的保险产品。1995 年我国引入重大疾病保险，并首次推出个人附加定期重大疾病保险，对癌症、脑中风、心肌梗死、冠状动脉绕道手术、尿毒症、瘫痪和重要器官移植等七种重大疾病提供保障。1995 年 6 月 30 日，第八届全国人民代表大会常务委员会第十四次会议通过《中华人民共和国保险法》。在此阶段，伴随着我国城镇职工基本医疗保险制度的试点和初步发展，我国居民对商业健康保险的购买能力也在不断提升，健康保险需求增加并逐渐向多元化发展；需求的增加带动了供给端的发展，保险市场的竞争主体不断增多，重大疾病保险的推出得到了市场的认可，逐渐成为商业健康保险的第一大险种。但在健康保险的经营方面，仍主要沿用寿险的核保、理赔技术，专业化经营能力较弱。

3. 快速发展阶段（1998～2004） 1998 年 12 月 25 日，国务院颁发了《国务院关于建立城镇职工基本医疗保险制度的决定》（国发〔1998〕44 号），标志着我国现代社会医疗保险制度的建立。社会医疗保险改革为商业健康保险提供了广阔的发展空间，健康保险需求急速增加，健康保险产品业呈多样化发展趋势。出现了定额给付型医疗保险、高额医疗保险、分红型重大疾病保险、住院费用型医疗保险等新型险种，银行渠道销售健康保险产品业开始出现，农村健康保险市场业得到初步开拓和发展。为促进商业健康保险行业发展，2002 年年底，中国保险监督管理委员会颁布了《关于加快健康保险发展的指导意见》。2003 年年底，国内健康保险保费收入达到 242 亿元，同比增长 57.97%。

4. 专业化发展阶段（2005～至今） 2005 年 4 月 8 日，中国人民健康保险股份有限公司正式开业，它是经国务院同意、中国保险监督管理委员会批准设立的国内第一家专业健康保险公司。2006 年 8 月，中国保险监督管理委员会颁布《健康保险管理办法》，是国内第一部专门针对健康保险制定的规章制度，为大力促进健康保险的发展，规范健康保险的经营行为，保护健康保险活动当事人的合法权益提供了制度保障。2014 年 10 月，国务院办公厅印发了《关于加快发展商业健康保险的若干意见》，明确指出要丰富商业健康保险产品，推动完善医疗保障服务体系，提升管理和服务水平。要坚持以人为本、丰富健康保障，坚持政府引导、发挥市场作用，坚持改革创新、突出专业服务，使商业健康保险在深化医药卫生体制改革、发展健康服务业、促进经济提质增效升级中发挥生力军作用。2016 年，国务院颁布《"健康中国 2030"规划纲要》和《"十三五"

深化医药卫生体制改革规划》，鼓励商业健康保险与基本医疗保险的有效衔接，健全多层次医疗保障体系。2021 年，国务院印发《"十四五"全民医疗保障规划》，指出要"鼓励商业保险机构提供医疗、疾病、康复、照护、生育等多领域的综合性健康保险产品和服务。支持商业保险机构与中医药机构合作开展健康管理服务，开发中医治未病等保险产品。按规定探索推进医疗保障信息平台与商业健康保险信息平台信息共享"。此阶段，顶层设计的健康保险的规范性制度文件有效促进了健康保险的专业化运营，健康保险产品种类更加丰富，经营机构数量不断增加，保费规模持续增长，产品和服务的质量得到提高。同时，商业健康保险与基本医疗保险的衔接更为紧密，大病医保、普惠型商业健康保险得到了快速发展。

（二）我国健康保险市场的发展现状

1. 商业健康保险市场规模扩大，潜在空间巨大　截至 2021 年年底，我国经营商业健康保险的保险公司共有 156 家，在售产品超过 7000 个，覆盖人数超过 7 亿人。从保险市场运行的状况看，2022 年商业健康保险实现原保费收入 8653 亿元，同比增长 2.44%，占保险业原保险保费收入的 18.43%，赔付支出 3600 亿元，占保险业赔付支出的 23.24%。健康保险已成为人身保险市场的重要组成部分。

根据毕马威 2019 年商业调查数据显示，从保险深度和保险密度来看，我国商业健康保险深度为 78 美元，保险深度为 0.71%，均远低于其他社会医疗保险体系国家，表明我国商业健康保险发展程度仍与发达国家存在较大差距（图 8-1）。2020 年，中国直接医疗支出约为 4.5 万亿元人民币，其中医保支出 2.1 万亿，个人支出 2 万亿，商业健康保险支出仅 0.2 万亿，可见我国商业健康险未有效减轻居民的就医负担，其潜在空间非常广阔。

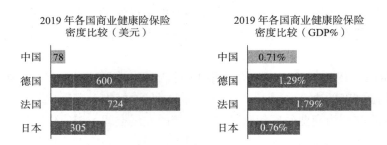

资料来源：中国银保监会，WHO，World Bank statistics，German Insurance Association，French Insurance Federation and Japan Life Insurance Association.

图 8-1　2019 年各国商业健康保险密度和保险深度比较

2. 疾病保险在健康保险中占主要地位，险种发展不均衡　据艾社康（上海）健康咨询有限公司对我国主要商业健康保险的市场结构调查结果显示，2018 年，疾病险占比 65.2%，医疗险占比 33.9%，其他四个险种的市场占比总和不到 1%。

商业健康保险主要满足非基本医疗保险需求，随着社会经济的发展，群众保健意识的提高、人口老龄化的加剧和患者维权意识的增强，医务人员的责任风险缺乏保障，预防性、保健性健康服务需求和康复性、护理性健康服务需求难以满足。可见，应加强长期护理保险、失能收入损失险和医疗责任险产品的创新与开发，优化商业健康保险的产品构成。

3. 多层次医疗保障体系加强，商业健康保险补充作用仍待提高　2012 年，国家发改委、卫生部、财政部、人力资源和社会保障部、民政部和中国保险监督管理委员会等六部门联合发布《关于开展城乡居民大病保险工作的指导意见》，首次提出采用向商业保险公司购买大病保险的方式，保障城乡居民因重大疾病而产生的高额医疗费用。这次医疗保险制度的创新打破了以往单一的政府运作方式，尝试由保险公司经办城乡居民大病保险。此后，商业健康保险个人税收优惠政策、保险公司参与长期护理保险试点等政策相继出台，推动了商业健康保险市场的快速发展。

2020 年，在中央政策的引导和政府医保、银保监会等部门的积极介入下，具有普惠性质的城市定制型商业医疗保险开始在全国推行，得益于新型冠状病毒感染疫情催生的健康保险需求，普惠型商业健康保险迎来了爆发式发展。2020 年，全国共有 23 个省份、82 个地区、179 个地市推出了 111 款普惠型保险。普惠型商业健康保险的出现，进一步健全了我国多层次的医疗保障体系，响应了我国政府"要加快发展商业健康保险，丰富健康保险产品"的文件精神。

近年来，虽然我国基本医疗保险与商业健康保险耦合协调度显著提高，健康险在人身险中所占比重逐年增加，但我们也要看到，商业健康保险的参保率与风险统筹能力仍远低于基本医疗保险，商业健康保险的综合发展水平仍滞后于基本医疗保险。未来，政府应继续加强顶层制度设计，进一步提高民众的保险意识，商业健康保险公司要设计和开发更加符合市场定位和需求的保险产品，更好地满足居民多层次的医疗保障需求。

【小结】

本章在介绍健康保险的概念、内容和特征的基础上，阐释了商业健康保险的概念与性质、商业健康保险与社会医疗保险的区别与联系，并对中国的社会医疗保险制度特别是商业健康保险相关制度的发展，以及我国健康保险市场的发展现状等内容进行了介绍。

【课后案例】

李女士去年为自己和家人购买了一份商业健康保险，今年产品保障升级后，降低了保费和免赔额，个人自负的药品和住院、特病门诊等诊疗费用更少了，而且在社保以外的医疗和药品费用也能报销。今年，李女士的家人因住院花费了 6 万元，社保报销了 2 万元的费用，商业保险报销了 15 万元，为李女士和家人提供了更为全面的保障。

问题：以上案例体现了商业健康保险的哪些优势？

【思考题】

1. 风险与保险的定义与关系是什么？
2. 什么是健康保险？健康保险具有哪些特征？
3. 健康保险与医疗保险的区别与联系是什么？
4. 商业健康保险与社会医疗保险的区别与联系是什么？
5. 简述中国的社会医疗保险制度。
6. 简述中国的商业健康保险制度。

第九章
卫生资源优化配置

扫一扫，查阅本章数字资源，含PPT、音视频、图片等

学习目标

掌握卫生资源的概念、基本形式和特点，卫生资源配置的概念和内容，卫生资源优化配置概念和判断标准，卫生资源配置的效益评价指标。

熟悉卫生资源优化配置的原则，卫生资源优化配置的方式，卫生资源配置的效益评价方法。

了解我国卫生资源配置的现状及面临的问题。

案例导读

我国建成世界上规模最大的医疗卫生体系

健康，连着千家万户的幸福，关系国家民族的未来。党的十八大以来，我国人民健康水平显著提高。居民人均预期寿命达77.9岁，孕产妇死亡率和婴儿死亡率大幅下降，主要健康指标总体上居于中高收入国家前列，健康中国建设取得良好开局，中国特色基本医疗卫生制度框架基本建立，为中华民族伟大复兴打下坚实的健康基础。

10年来，我国医疗卫生服务资源总量持续增长，医疗技术能力和医疗质量水平持续提升，建成世界上规模最大的医疗卫生体系，形成覆盖城乡的医疗卫生服务网，为人民健康提供了可靠保障。2021年，全国总诊疗量达85.3亿人次，出院人数2.4亿人，医疗服务总量居世界第一。2021年年末，全国共有医疗卫生机构达103.1万个，床位957万张。超过80%的县级医院达到二级及以上医院水平，基本实现村村有卫生室、乡乡有卫生院，超过90%的家庭15分钟内能够到达最近医疗点。截至2022年，已经设置10个专业类别的国家医学中心，批复26个国家区域医疗中心试点建设项目，"国家有高峰、区域有高原、地市有高地、县域有中心"的格局正在加快形成。居民就医负担不断减轻。居民个人卫生支出占卫生总费用由2012年的34.34%下降至2020年的27.65%，为近年来最低水平。

资料来源：白剑峰．为人民提供全方位全周期健康服务，人民日报，2022-6-20.

思考： 卫生资源有哪些形式？党的十八大以来，我国医疗卫生资源配置取得了哪些成就？

卫生资源作为卫生健康事业发展的基础，资源配置情况关系到卫生健康事业的发展。1978年改革开放以来，我国卫生健康事业发展经历过多次调整，期间卫生资源配置的方式经历了计划配置、市场调节与政府调控等多种方式的实践。卫生资源的有限性与满足卫生健康需求之间的矛盾，是研究卫生资源优化配置的出发点。

第一节　卫生资源优化配置概述

一、卫生资源的概念、基本形式和特点

（一）卫生资源的概念

卫生资源是一个社会动员用于医疗卫生服务的全部要素总和，具体表现为一定的医疗机构、医疗技术人员、病床、医疗设备、药品、医用材料等。通过市场调节和政府调配，卫生资源得以在不同的区域、社区、人群、领域、项目间配置，满足人群对医疗卫生服务的需要。

卫生资源有广义与狭义之分。广义的卫生资源是指应用于满足医疗需求、公共卫生服务和卫生保健所涉及的全部社会资源。狭义的卫生资源则是指卫生部门和其他部门直接用于提供医疗需求和公共卫生服务所占用或消耗的生产要素的总和。

（二）卫生资源的基本形式

卫生资源可以分为硬件资源和软件资源，也可以根据卫生资源的不同属性进一步分类。

1. 卫生设施　包括医疗卫生机构和用于卫生服务的建筑、设备、器材等。其中，医疗卫生机构是指从卫生健康行政部门取得《医疗机构执业许可证》，或从民政、工商行政、机构编制管理部门取得法人单位登记证书，为社会提供医疗保健、疾病控制、卫生监督服务或从事医学科研和医学在职培训等工作的单位。医疗卫生机构包括医院、基层医疗卫生机构、专业公共卫生机构、其他医疗卫生机构。

衡量卫生设施的指标，包括床位数、每千人口医疗卫生机构床位数、设备台数等。

2. 卫生人员　卫生人力资源是卫生资源最为重要的组成部分，决定了医疗服务、公共卫生服务、卫生保健服务的水平。卫生事业是具有高度技术复杂性的领域，其从业人员特别是专业技术人员所受教育培训的水平决定了卫生资源服务的质量。

卫生人员是指在医院、基层医疗卫生机构、专业公共卫生机构及其他医疗卫生机构工作的职工，包括卫生技术人员、乡村医生和卫生员、其他技术人员、管理人员和工勤人员。其中，卫生技术人员包括执业医师、执业助理医师、注册护士、药师（士）、检验技师（士）、影像技师（士）、卫生监督员和见习医（药、护、技）师（士）等卫生专业人员；其他技术人员包括从事医疗器械修配、卫生宣传、科研、教学等技术工作的非卫生专业人员。

衡量卫生人员的指标，包括每千人口执业（助理）医师、每千人口卫生技术人员等。

3. 卫生经济资源　是政府和个人以及社会投入的，为满足医疗卫生服务、公共卫生服务、卫生保健而投入的全部经济资源，表现为一定的货币形式，通常以卫生总费用来衡量。卫生经济资源反映了在限定的经济条件下，卫生费用筹资模式和卫生筹资的公平性、合理性，以及政府、社会和个人对卫生保健费用的分担情况。

其中，卫生总费用指一个国家或地区在一定时期内，为开展卫生服务活动从全社会筹集的卫生资源的货币总额。其他衡量指标还包括政府卫生支出、社会卫生支出、人均卫生费用、卫生总费用占 GDP 的百分比等。

4. 卫生技术资源　医疗卫生领域不仅具有专业技术复杂的特性，而且技术进步特别迅速，卫生技术资源对满足医疗卫生服务、公共卫生服务、卫生保健的需要尤其重要。

卫生技术资源是指用于卫生保健和医疗服务的特定科学和技术所形成的知识体系，通常包括技术程序、医疗方案、后勤支持系统和行政管理组织。广义上包括用于疾病预防、筛查、诊断、治疗和预后，以及一切改变疾病发展进程、提高生活质量和延长生存期的技术手段，衡量指标包括急诊抢救成功率、急诊病死率、观察室病死率、治愈率、住院危重患者抢救成功率等。

5. 卫生信息资源　包括医疗信息资源和居民健康档案信息管理与共享等，是反映卫生服务和居民健康状况特征分布的数据和统计资料的总称。通过对卫生信息资源的快速收集、整理和共享，可以有效促进卫生资源的优化配置。

（三）卫生资源的特点

卫生资源关系到人类健康的保障，关系到公共卫生安全和疾病治疗，卫生资源具有不同于其他经济资源的特性。

1. 普遍相关性　卫生资源的普遍相关性表现在卫生资源与人类健康息息相关，不仅与个体健康息息相关，而且与群体健康息息相关。特别是在应对恶性传染病、传染病预防接种、妇幼健康保健等公共卫生领域，必要的卫生资源投入，不仅与目标人群相关，而且普遍关系到整个社区、国家，乃至人类的未来。

卫生资源的普遍相关性要求在配置卫生资源时，不仅要考虑到个体的保健卫生需求，同时还要兼顾疾病预防控制和公共卫生应急处理的需要。

2. 专业技术复杂性　卫生资源高度依赖医疗保健、生物制药等高新技术的发展，医疗保健技术和生物制药等技术是当前技术进步最快的领域，其每一次的技术进展，都会带来卫生资源的巨大变化。随着药物对抗、循证医药、治未病等观念的演进，尤其是生物技术对人体生理功能认识的深入，卫生资源的专业技术复杂程度越来越高，表现在各专业门类分化越来越细、专业门类分化越来越复杂等方面。

卫生资源的技术复杂性要求在配置卫生资源时，要充分考虑到医药技术的学科发展，在满足公共卫生需求的同时，还应具有适当的弹性，以便及时融入最新的生物医药技术进展，提高卫生资源的使用效率。

3. 资源稀缺性　卫生资源与其他的经济资源一样，在满足卫生需求时，同样存在资源稀缺性的问题。经济学原理表明，资源的稀缺性表现为社会资源的有限性和满足人们需求的多样性之间的矛盾。卫生资源的稀缺性则表现为政府统筹、动员卫生资源时，常常受到经济资源稀缺性的限制，不能完全满足人们多层次、个体化的医疗保健需求。

卫生资源的稀缺性，还表现在配置卫生资源时，要充分考虑稀缺资源的有效配置，做到有限资源的效用最大化。

4. 目标多样性　权衡保障公共卫生安全和满足人们医疗保健需求是卫生资源配置的总目标，可分解为预防、保健、医疗、公共卫生、人口控制、医学教育与科研等具体的多样性目标。而卫生经费的投入常常需要在这些具体的目标之间进行选择，这就带来了目标多样选择性，具体表现为卫生资源投入时总是在多样化的目标中进行权衡选择。

卫生资源的目标多样性权衡，要求在配置卫生资源时，需要有充分的数据和评价指标，以便在不同发展时期对目标体系进行充分评价，以满足人们对卫生保健的需求。

二、卫生资源配置的概念和内容

资源配置总是表现为有限的资源在多种需求之间的分配关系。由于资源稀缺，任何社会资源的管理都变得尤为重要，卫生资源配置也是如此。

（一）卫生资源配置的概念

卫生资源配置是指卫生资源在不同的领域、地区、部门、项目、人群中的分配或转移，从而实现卫生资源一定的社会和经济效益的过程。具体表现为各种医疗设施的配置与布局、公共卫生设施的投入与布局、卫生技术人员的培养与配置、卫生经费的筹措与分配等。

根据卫生资源的序时性，又可以将卫生资源配置分为存量配置和增量配置两部分。存量配置是对已有卫生资源重新进行分配与布局，而增量配置则是对卫生资源的增加部分进行分配与布局。

（二）卫生资源配置的内容

卫生资源的存量配置，又称为"卫生资源的存量分配"，通过对既有卫生资源的重新规划调整，改变原有卫生资源配置中过时的、错误的配置，从而达到存量卫生资源优化的目的。既有卫生资源可能因为社区人群流动、医药技术进步等因素，存在错配。因此，对这部分卫生资源的重新配置能有效地提高卫生资源的效率，进而达到优化配置的目的。存量配置，包括社区卫生资源整合、合理分级管理、跨社区分流等内容。

卫生资源的增量配置，又称为"卫生资源的初次配置"，是对卫生资源新增部分的配置，包括新增卫生经费、新增诊疗设备、新增卫生设施、新增卫生人员等内容。在卫生资源增量配置时，应充分考虑社区人口变化、医疗诊疗技术新进展、人群疾病谱变化等因素，以应对不同卫生需求的挑战。

三、卫生资源优化配置的概念和判断标准

从经济学角度来讲，资源优化配置就是在市场、政府等力量的作用下，各生产要素得到充分有效的利用，使产出最大化的过程。

（一）卫生资源优化配置的概念

卫生资源优化配置是指在一定的时空范围内，区域内全部卫生资源在总量、结构与分布上，与居民的健康需要和卫生服务需求相适应；卫生资源公平且有效率地在不同领域、地区、部门、项目、人群中分配，从而实现卫生资源的社会效益和经济效益最大化。

卫生资源优化配置是一个复杂的社会系统工程，涉及对卫生资源要素（包括卫生机构、人力资源、物力资源、财力资源和管理资源等）的制度分配形式、数量和质量变化、结构和布局、卫生改革和政策导向等多方面的研究，通过对历史的沿革、现状进行分析，推动卫生资源在全体国民间公平有效地分配，实现卫生资源的可获得性、公平性，提高卫生资源配置效率。

（二）卫生资源优化配置的判断标准

卫生资源优化配置应从以下几个方面进行评判：①卫生资源满足民众医疗卫生需求的程度。②卫生资源配置的合理性。③卫生资源配置的效率。④卫生资源服务民众的相对公平性。

相关链接

世界银行千年目标健康评价项目见表 9-1。

表 9-1　世界银行千年目标健康评价项目

经费指标	设施与人员指标
医疗卫生总支出（占医疗总支出的百分比）	经过改善的卫生设施（获得经过改善设施的人口所占百分比）
公共医疗卫生支出（占医疗总支出的百分比）	城市改善的卫生设施（获得经改善卫生设施的城市人口所占百分比）
人均医疗卫生支出（现价美元）	在熟练医护人员护理下的分娩（占总数的百分比）
个人自付的医疗卫生经费支出（占个人医疗卫生支出的百分比）	

资料来源：根据世界银行相关资料整理。

第二节　卫生资源优化配置的原则与方式

一、卫生资源优化配置的原则

卫生资源优化配置的原则主要围绕以人为本的目标，根据中国实际发展现状，围绕市场配置的作用机制，注重效率与公平的兼顾统一。

（一）以人为本，健康第一

"人人享有基本医疗卫生服务"，是 2009 年 3 月颁布的《中共中央 国务院关于深化医药卫生体制改革的意见》的基本原则，也是联合国、世界卫生组织对发展中国家提出的社会发展目标之一。社会发展的成果最终必然落实到人的发展，"人人享有基本医疗卫生服务"就是经济社会发展的结果，而健康的人类发展必然带来新的社会进步。

"以人为本，健康第一"的卫生资源优化配置，要求在进行卫生资源布局时就要考虑卫生资源对人群的覆盖率，以保障人们基本健康需求的可及性和便利性。2009 年，《中共中央 国务院关于深化医药卫生体制改革的意见》提出，到 2020 年基本建成覆盖城乡居民的基本医疗卫生制度的这一目标，是对这一原则的体现。

（二）立足国情，体现特色

尽管我国作为世界上最大的发展中国家之一，经济建设成绩斐然，但面对 14 亿多的人口，卫生资源配置要达到发达国家的水平，任重道远。因此，立足国情是在卫生资源优化配置时必须考虑的重要原则。

立足国情，实事求是地根据社会经济发展情况确定本地区的卫生资源优化配置标准，以卫生健康事业可持续发展为中心目标，坚持基本医疗卫生服务水平与经济社会发展相协调。

立足国情，还应该充分发挥中医药、民族医药在卫生资源配置中的重要作用。中医药、民族医药是我国人民千百年积累下来的宝贵知识财富，有广泛的应用基础。同时，中医药、民族医药的价廉、方便、有效，是卫生资源配置中不容忽视的重要内容。

（三）强调效率，注重公平

卫生资源的稀缺性决定了在卫生资源配置过程中必须考虑卫生资源配置的效率。通过社会力量配置卫生资源，促进有序竞争，提高医疗服务水平、运行效率，提高卫生资源的运用效率，满足民众多层次的健康需求。

在强调卫生资源配置效率的同时，还应兼顾卫生资源配置的公平性原则。我国地域辽阔，区域间发展不均衡，卫生事业发展水平也不尽相同，这就要求在卫生资源配置过程中，发挥政府在制度、规划、筹资、服务、监管等方面的职能，维护公共医疗卫生的公益性，促进公平公正，以保障人人卫生健康的可及性和相对贫困人口的卫生健康需求。卫生资源配置的公平性是健康公平性的重要前提，卫生资源公平配置对于促进社会公平和社会可持续发展具有重要意义。

（四）市场机制，政府引导

市场机制是资源配置最有效的方式，卫生资源配置也应服从市场机制。卫生资源与其他完全市场属性的商品供给不同，卫生健康服务具有公共品属性，在市场机制对卫生资源配置发挥基础作用的同时，还应充分考虑卫生资源配置的公共物品属性，加强政府在资源配置过程中的引导作用。

市场机制的作用主要体现在卫生资源配置的投入与产出，充分发挥卫生资源的高效利用。

政府对卫生资源配置的引导作用，体现在解决卫生资源配置过程中的地区间非均衡性和低收入人群的卫生资源可及性，达到人人享有健康保障的目标。

（五）统筹兼顾，预防、治疗、康复相结合

卫生资源配置是一个系统、复杂工程，在卫生资源配置过程中，除应充分考虑区域间统筹、城乡统筹外，还应充分考虑需求方与供给方的利益。统筹兼顾，还应该考虑政府、卫生机构、医药企业、医务人员和民众之间的关系。

做到预防、治疗、康复相结合，就必须在卫生资源配置过程中充分考虑健康保健宣传，提高民众疾病预防的知识。许多疾病通过正确的预防方法，可以有效降低发病率，既可以促进卫生资源的优化配置，也有利于提高民众的生活质量。

强化民众对重大疾病的预防意识是卫生资源配置的主要内容，中医"治未病"正是这一原则的体现。

二、卫生资源优化配置的方式

（一）市场配置方式

卫生资源市场配置是指通过市场价格、供求、竞争等作用机制，以提高卫生资源配置效率为目的，实现卫生资源在不同层次医疗机构、不同类型卫生服务机构之间的分配。市场化的配置，可以有效提高医疗机构和卫生服务机构的卫生资源利用效率。尽管市场化的要素配置方式是最有效率的，但面对公共物品时，市场化的方式不能有效解决外部性的问题，卫生资源优化配置也是如此。

（二）政府计划配置方式

政府计划配置的方式就是按照全体民众人人享有基本医疗保障、人人享有基本公共卫生服务的原则，提高医疗卫生服务可及性、服务质量、服务效率和群众满意度，使个人医药费用负担明显减轻，地区间卫生资源配置和人群间健康状况差异不断缩小，基本实现全体民众病有所医的目标，在政府主导下进行卫生资源配置。

（三）政府主导，全社会参与方式

通过强化政府保障基本医疗卫生服务的主导地位，在加大投入力度的同时，广泛动员社会力量参与，发挥市场优化配置资源的基础作用，加快形成多元化的办医格局。

在面对重大疾病和公共卫生挑战时，仅仅依赖市场的力量是不够的，面对公共物品的供给，市场力量往往失效，不能有效进行资源优化配置；而政府计划供给在面对复杂多变的医疗卫生需求时，又往往会出现供给不足或资源浪费的情况。

计划与市场相结合，可以在保留政府应对公共卫生需求能力的同时，最大限度地发挥市场的资源配置机制，使卫生资源得到有效使用。

（四）区域卫生规划方式

按照区域卫生需求，合理规划卫生资源的布局，以满足不同层次的卫生需求。区域卫生规划方式要求根据区域经济发展，结合人口结构、地理环境，以及区域内卫生需求的层次，合理布局卫生发展方向、发展目标和模式，优化配置卫生资源。

区域卫生资源规划不宜以医疗机构、人员、床位、设备、经费等为增长目标，应该围绕区域内居民的健康为目标，对存量卫生资源的空间布局和结构进行合理调整，同时优化增量资源的配置，明确各类医疗卫生机构的地位、功能及相互协作关系，形成功能互补、整体的、综合的卫生服务体系。

第三节　卫生资源优化配置的效益评价

一、卫生资源优化配置的效益评价指标

为了比较卫生资源配置的效益，通常可使用以下指标。

（一）卫生资源效益的费用评价指标

1. 卫生总费用占国内生产总值的百分比　这一指标反映了国内生产总值用于卫生事业投入的水平，反映了一个国家或地区提供卫生资源以保证国民健康必要需求的程度，是卫生健康事业与国民经济协调发展的重要考察指标。

相关链接

2010～2021年中国卫生总费用及其占GDP比重见表9-2。

表9-2　2010～2021年中国卫生总费用及其占GDP比重

年度（年）	卫生总费用（亿元）	卫生总费用占GDP比重（%）
2010	19980.4	4.8
2011	24345.9	5.0
2012	28119.0	5.2
2013	31669.0	5.3
2014	35312.4	5.5

续表

年度（年）	卫生总费用（亿元）	卫生总费用占 GDP 比重（%）
2015	40974.6	6.0
2016	46344.9	6.2
2017	52598.3	6.3
2018	59121.9	6.4
2019	65841.4	6.7
2020	72175.0	7.1

资料来源:《2022 中国卫生健康统计年鉴》。

2. 人均卫生费用与政府卫生费用支出指标　人均卫生费用反映的是一个国家或地区个人拥有卫生资源的水平，反映了卫生资源在人群中的分配情况。政府卫生支出是指公共财政用于卫生事业的支出，其在卫生总费用中的比例反映了公共财政对卫生资源的贡献。

相关链接

中国人均卫生费用与政府支出占比见表 9-3。

表 9-3　中国人均卫生费用与政府支出占比

年度	人均卫生费用（元）	政府卫生支出占卫生总费用比重（%）
2010	1490.1	28.7
2011	1804.5	30.7
2012	2068.8	30.0
2013	2316.2	30.1
2014	2565.5	30.0
2015	2962.2	30.4
2016	3328.6	30.0
2017	3756.7	28.9
2018	4206.7	27.7
2019	4669.3	27.4
2020	5111.1	30.4

资料来源:《2022 中国卫生健康统计年鉴》。

3. 地区之间卫生费用指标比较　通过对地区间卫生总费用指标的比较，可以估计地区间卫生资源配置与地区经济发展的适宜情况，促进区域间卫生资源的优化配置。

相关链接

2020 年我国部分地区间卫生费用投入一览表见表 9-4。

表 9-4　2020 年我国部分地区间卫生费用投入一览表

地区	卫生总费用（亿元）	人均卫生费用（元）	卫生总费用占 GDP 比重（%）	个人卫生支出占卫生总费用比重（%）
北京	3028.3	13834.0	8.4	13.4
上海	2634.2	10591.6	6.8	19.3
江苏	4917.3	5800.6	4.8	23.9

续表

地区	卫生总费用（亿元）	人均卫生费用（元）	卫生总费用占 GDP 比重（%）	个人卫生支出占卫生总费用比重（%）
河南	3931.6	3954.9	7.2	30.0
湖南	2878.3	4331.9	6.9	29.4
广东	7073.1	5602.9	6.4	25.9
贵州	1490.4	3863.1	8.4	24.0
甘肃	1015.3	4059.6	11.3	28.7
新疆	1510.2	5841.5	10.9	24.4

资料来源：《2022 中国卫生健康统计年鉴》。

4. 不同医疗机构之间、门诊与住院的费用比较　通过对不同医疗机构之间的费用比较，可以反映不同级别医疗机构卫生资源的消耗情况。不同级别医疗机构面对的患者不同，其卫生费用消耗也必然不同。通过比较该指标，可以优化配置不同比例的卫生资源。

相关链接

各级综合医院住院费用比较见表 9-5。

表 9-5　各级综合医院住院费用比较

级别年份	住院患者次均医药费用（元）	药费占比（%）	检查费占比（%）
委属			
2020	27212.0	25.3	7.9
2021	25881.2	24.4	8.3
省属			
2020	20186.4	26.1	9.2
2021	19734.5	24.5	9.5
地级市属			
2020	8559.5	25.6	10.6
2021	8625.7	24.7	10.9
县属			
2020	6246.6	25.7	10.7
2021	6369.3	25.2	11.1

资料来源：《2022 中国卫生健康统计年鉴》。

5. 医疗、预防、妇幼保健和计划生育之间的配置比例　通过测算医疗、预防、妇幼保健和计划生育之间卫生费用分配比例，可以了解卫生总费用的结构。医疗服务通常是消耗卫生资源最多的部分，但从提高全体国民健康水平的角度来讲，加强预防、妇幼保健和人口控制的投入，可以有效减少国民医疗服务卫生资源的消耗，明显改善国民生活质量。此外，农村与城市卫生资源配置比例、综合医院与专科医院卫生资源配置比例也是卫生资源优化配置的评价指标。

（二）其他评价指标

1. 卫生资源配置总量指标　反映了卫生资源在一定空间、时间条件下，卫生机构、卫生人员、卫生机构床位、设备、设施等数量和质量的总体配置情况，通常采用绝对数量和质量来表示。

2.卫生资源利用率指标 通过总诊疗人次数、实际开放总床日数、实际占用总床日数、病床使用率、病床周转次数、医生人均每日诊疗次数、医生人均每日担负住院床日数等指标，反映卫生服务机构资源设施、设备、人力资源等方面的使用效率。

该指标应以提供优质卫生医疗服务为目标，不宜追求利用率指标的最大或最小，而以适宜和最优为佳。

3.国民健康水平指标 通过人口出生率、死亡率、患病率、预期寿命、青少年和儿童营养状况、居民营养状况等指标反映总体国民健康水平，既是卫生资源优化配置的根本目的，也是国际通用评价一国卫生保健事业发展的重要指标。

二、卫生资源优化配置的效益评价方法

（一）投入 - 产出分析法

卫生资源的投入与产出分析法是评价卫生资源配置的常用方法。通过投入与产出数量的科学分析，优化卫生资源配置方案，使卫生资源更加合理有效，分为用于卫生服务的资源投入和用于卫生服务的经济资源投入两种方法。

1.以卫生服务的资源作为投入，以接受卫生服务的人数作为产出分析 通过比较不同方案的投入与产出，获得卫生资源配置的优化方案，其目的是最大化地服务患者，增加患者的服务数量。比如新增卫生资源投资 100 万，用于增加门诊患者的就诊量，如果全部投入甲医院，可增加门诊量每日 300 人次；如果全部投入乙医院，可增加门诊量每日 350 人次。

如果 100 万投资在甲乙两所医院，可以有三种不同的配置方案（表 9-6），其中方案 3 为最佳。

表 9-6 100 万投资配置方案

方案	甲医院分配额（万元）	甲医院工作量	乙医院分配额（万元）	乙医院工作量	总工作量（人次/日）
1	100	300	0	0	300
2	90	280	10	30	310
3	60	200	40	150	350

2.以卫生服务的经济资源作为投入，以卫生服务效果作为产出评价 卫生服务的效果是指民众的健康改善情况，我国卫生统计年鉴对卫生服务效果判断的常用指标包括出生率、死亡率、人口自然增长率、婴儿死亡率、预期寿命、两周患病率、慢性病患病率、每千人患病天数、每千人休工天数、每千人休学天数、每千人卧床天数等。

以慢性病的患病率为例，如果加强健康教育、预防保健可以有效降低慢性病的患病率。方案 1 可以减少万分之五，而投入 30 万元；方案 2 可以减少万分之三，而投入 10 万元；方案 3 可以减少万分之一，而投入 8 万元。显然方案 2 优于其他方案。

（二）需要、资源和利用平衡法

为保证卫生资源的合理利用，卫生需要、卫生资源和卫生服务之间需要保持平衡，只有三者之间保持平衡，才能保证卫生费用的分配合理。因此，对卫生资源优化配置往往需要将三者综合起来分析。卫生需要、卫生资源和卫生服务的类型见表 9-7。

表 9-7　卫生需要、卫生资源和卫生服务的类型

类型	卫生需要	卫生资源	卫生服务	综合评价
第一类	量大	少	利用率高	增加投入
第二类	量大	多	利用率高	基本平衡
第三类	量大	多	利用率低	提高利用率
第四类	量大	少	利用率低	提高利用率，增加投入
第五类	量小	多	利用率高	降低利用率，减少投入
第六类	量小	少	利用率高	降低利用率
第七类	量小	多	利用率低	减少投入
第八类	量小	少	利用率低	基本平衡

三、我国卫生资源优化配置的现状及评价

（一）我国卫生资源优化配置的现状

1. 医疗卫生机构资源　2021 年，全国医疗卫生机构数达 103.09 万个。其中医院 3.66 万个，基层医疗卫生机构 97.78 万个，专业公共卫生机构 1.33 万个，其他机构 0.33 万个。与 2020 年比较，全国医疗卫生机构增加 8013 个。其中医院增加 1176 个，基层医疗卫生机构增加 7754 个，专业公共卫生机构减少 1216 个。2021 年，全国医疗机构床位 945.01 万张、每千人口床位数 6.70 张，相较 2011 年分别增加了 429.02 万张、2.89 张（表 9-8）。

表 9-8　2011 年和 2021 年我国各类医疗卫生机构和病床数

医疗卫生机构	2011 年机构数（万个）	2021 年机构数（万个）	2011 年床位数（万张）	2021 年床位数（万张）
总计	95.4	103.1	516.0	945.0
（1）医院	2.2	3.7	370.5	741.4
其中：公立医院	1.4	1.2	324.4	520.8
民营医院	0.8	2.5	46.1	220.7
其中：三级医院	0.1	0.3	122.4	323.1
二级医院	0.6	1.1	171.0	274.3
一级医院	0.6	1.3	27.7	72.6
（2）基层医疗卫生机构	91.8	97.8	123.4	170.0
其中：社区卫生服务中心（站）	3.3	3.6	18.7	25.2
乡镇卫生院	3.7	3.5	102.6	141.7
村卫生室	66.3	59.9	0.0	0.0
门诊部（所）	18.4	30.7	0.0	0.0
（3）专业公共卫生机构	1.2	1.3	17.8	30.2
其中：疾病预防控制中心	0.3	0.3	0.0	0.0
专科疾病防治院（所、站）	0.1	0.1	3.1	4.1
妇幼保健院（所、站）	0.3	0.3	14.6	26.0
卫生监督所（中心）	0.3	0.3	0.0	0.0
（4）其他机构	0.2	0.3	4.3	3.4

资料来源：《2012 中国卫生统计年鉴》《2022 中国卫生健康统计年鉴》。

2. 卫生人力资源　2021 年，全国卫生人员总数达 1398.54 万人，比 2011 年增加 536.93 万人。其中，卫生技术人员 1124.42 万人，乡村医生和卫生员 69.67 万人，其他技术人员 59.90 万人。在卫生技术人员中的执业（助理）医师 428.76 万人，注册护士 501.94 万人（表 9-9）。

表 9-9　2011 年、2016 年、2021 年各类卫生人力资源

卫生人员类别	2011 年	2016 年	2021 年
总计（万人）	861.60	1, 117.29	1, 398.54
卫生技术人员	620.29	845.44	1, 124.42
其中：执业（助理）医师	246.61	319.10	428.76
执业医师	202.02	265.14	359.08
注册护士	224.40	350.72	501.94
药师（士）	36.40	43.92	52.09
技师（士）	23.89	29.37	40.19
乡村医生和卫生员	112.64	100.03	69.67
其他技术人员	30.60	42.62	59.90
每千人口执业（助理）医师（人）	1.82	2.31	3.04
每千人口注册护士（人）	1.66	2.54	3.56

资料来源：《2022 中国卫生健康统计年鉴》。

3. 卫生资金投入情况和构成　卫生总经费的投入情况直接反映了卫生资金的投入，包括政府预算资金投入、社会资金投入和个人支出三个部分，1980 年至 2021 年我国卫生经费投入情况见表 9-10。

表 9-10　我国卫生总费用情况表

项目	1980 年	1990 年	2000 年	2010 年	2020 年
卫生总费用（亿元）	143.23	747.39	4, 586.63	19, 980.39	72, 175.00
其中：政府卫生支出	51.91	187.28	709.52	5, 732.49	21, 941.90
社会卫生支出	60.97	293.10	1, 171.94	7, 196.61	30, 273.67
个人卫生支出	30.35	267.01	2, 705.17	7, 051.29	19, 959.43
卫生总费用构成（%）					
其中：政府卫生支出	36.24	25.06	15.47	28.69	30.40
社会卫生支出	42.57	39.22	25.55	36.02	41.94
个人卫生支出	21.19	35.73	58.98	35.29	27.65
卫生总费用占 GDP（%）	3.15	3.96	4.57	4.85	7.12

资料来源：《2022 中国卫生健康统计年鉴》。

4. 诊疗设备资源情况　诊疗设备是重要的卫生资源，也是提供医疗保健服务的重要基础，中国万元以上诊疗设备从 2011 年 317.64 万台，迅速增长到 2021 年的 1049.10 万台；百万元及以上的设备，2021 年比 2011 年几乎增长了 4 倍，万元以上设备总价值也从 2011 年的 4453.02 亿元增长到 2021 年的 17824.53 亿元，年均增长 1337.15 亿元（表 9-11）。

表 9-11　我国卫生机构万元以上设备

项目	2011 年	2016 年	2021 年
合计（万台）	317.64	592.47	1，049.10
其中：50 万元以下	303.14	560.68	987.87
50～99 万元	8.37	17.12	31.76
100 万元及以上	6.12	14.67	29.47
设备总价值（万元）	4，453.02	9，641.90	17，824.53

资料来源：《2012 中国卫生统计年鉴》《2017 中国卫生和计划生育统计年鉴》《2022 中国卫生健康统计年鉴》。

（二）我国卫生资源配置面临的问题

1. 卫生资源配置城乡失衡　合理的卫生资源配置呈现"正三角"形态，即卫生资源更多地流向人口多和卫生资源需求量大的农村基层地区。目前我国卫生资源配置依然呈现"倒三角"形态。从卫生服务供给看，我国的医疗卫生资源 80% 在城市，而农村仅占 20%，城市的医疗卫生资源 80% 又集中在大医院，"倒三角"现象还没有得到有效扭转。这种资源分布的不协调、不平衡，很多农民和社区居民生病都去城市和大医院看病，城市大医院承担了大量的基本医疗服务，高端服务的高收费造成老百姓看病难、看病贵的问题突出。最终，城市大医院发展很快，人力资源聚集，设备配置超高端化，呈现出明显的虹吸效应；基层卫生资源限制，医疗机构萎缩，人才缺乏，设备匮乏，呈现出明显的"空心化"。2021 年，城市每千人口医疗卫生机构床位数为 8.27 张，农村每千人口医疗卫生机构床位数仅为 3.71 张；城市每千人口卫生技术人员数为 10.2 人，而农村相应指标仅为 3.9 人。

2. 卫生资源配置的区域失衡　在区域配置上，一些地区（尤其是大中城市）医疗机构设置重叠，职能交叉，自成体系，难以形成区域内资源的合力优势；一些地区出现资源过剩和浪费的问题。东部地区逐年加大对卫生的投入，而中西部地区受地方财力所限，投入严重不足，医疗卫生机构设备更新缓慢，人才"孔雀东南飞"，特别是西部边远地区人口密度小，造成卫生服务半径大，卫生服务的可及性下降，同样的医疗卫生资源所达到的可及性远落后于其他地区，而且质量不高、服务能力不足。投入和机构、人员配置上的差距不利于地区间卫生资源的平衡和卫生服务能力的均等化，影响人人享有基本卫生服务目标的实现。

3. 卫生资源配置的结构失衡　卫生资源布局结构不合理，影响医疗卫生服务提供的公平与效率。我国新时期卫生与健康工作方针是"以基层为重点，以改革创新为动力，预防为主，中西医并重，将健康融入所有政策，人民共建共享"。目前，我国卫生资源配置的"倒三角"结构仍然存在，基层医疗卫生机构服务能力不足，利用效率不高；中西医发展不协调，中医药（含民族医药）特色优势尚未得到充分发挥；公共卫生服务体系发展相对滞后。公立医疗机构所占比重过大，床位占比近 90%。资源要素之间配置结构失衡，护士配备略显不足，专科医院发展相对较慢，儿科、精神卫生、康复、老年护理等领域服务能力较为薄弱。

4. 卫生资源配置的供需失衡　随着经济社会的发展和人民群众生活质量的提高，以及医药卫生体制改革的不断深化推进，人民群众对医疗卫生服务需求日益增长，相比经济社会发展和人民群众日益增长的卫生服务需求，医疗卫生资源总量相对不足，质量有待提高，存在一定的供需失衡。

【小结】

卫生资源是一个社会动员用于卫生医疗服务的全部要素总和，具体表现为一定的医疗卫生机构、医疗卫生技术人员、病床、医疗设备等。卫生资源可以分为硬件资源和软件资源。卫生资源具有普遍相关性、专业技术复杂性、资源稀缺性、目标多样性权衡等特点。卫生资源配置是指卫生资源在不同的领域、地区、部门、项目、人群中的分配或转移，从而实现卫生资源一定的社会和经济效益的过程。卫生资源的配置，包括存量配置和增量配置。卫生资源优化配置是指通过对卫生资源的合理有效配置，使卫生资源得到充分利用，以更好地满足人民对卫生保健的需要。卫生资源优化配置的评判标准，包括卫生资源满足民众医疗卫生需求的程度、卫生资源配置的合理性、卫生资源配置的效率、卫生资源服务民众的相对公平性。卫生资源配置的原则主要围绕以人为本的目标，根据中国实际发展现状，围绕市场配置的作用机制，注重效率与公平的兼顾统一。卫生资源优化配置的方式包括市场配置方式、政府计划配置方式、政府主导全社会参与的方式、区域卫生规划的方式。卫生资源配置的效益评价指标，包括卫生资源效益的费用评价指标和其他相关指标。卫生资源配置的效益评价方法，包括投入 – 产出分析法，需要、资源和利用之间的平衡等方法。

【课后案例】

两项标准助推基层中医药服务质量和服务能力提升

当前，我国正多措并举推动基层中医医疗服务体系"从有到优"，进一步提升基层中医药服务质量和服务能力。为了更好地指导并推动有条件的地方建设一批具有示范引领作用的基层医疗卫生机构中医馆、中医阁，国家中医药管理局综合司和国家卫生健康委办公厅于 2023 年 7 月联合印发了《社区卫生服务中心 乡镇卫生院中医馆服务能力提升建设标准》《社区卫生服务站 村卫生室中医阁建设标准》。这两项标准从中医馆设置、中药房设置、中医药人员配置、中医医疗服务等方面，对中医馆服务能力提升建设和中医阁建设给出具体参考。

根据《社区卫生服务中心 乡镇卫生院中医馆服务能力提升建设标准》，中医馆（含少数民族医馆）独立设置，使用面积不低于 300 平方米，中医诊室（含治未病室）3 个及以上，单个诊室使用面积不低于 10 平方米，能够提供中药饮片和 6 类 10 项以上中医药适宜技术服务；中药房中药饮片品种数不少于 300 种；中医类别医师占本机构医师总数的比例不低于 25%，且主执业机构在本机构的中医类别医师不少于 5 名。

根据《社区卫生服务站 村卫生室中医阁建设标准》，中医阁至少设有 1 个中医诊室和 1 个中医治疗室，能够提供中药饮片和 4 类 6 项以上中医药适宜技术服务；中药饮片品种数不少于 80 种，或与社区卫生服务中心、乡镇卫生院等签订中药饮片调剂代煎配送协议；社区卫生服务站至少配备 1 名中医类别医师，村卫生室至少配备 1 名中医类别医师或以中医药服务为主的乡村医生。

截至 2022 年年底，我国社区卫生服务中心和乡镇卫生院已建成中医馆 4 万余家。

资料来源：张梦凡.两部委印发基层中医馆、中医阁建设标准，光明网，2023-7-31.

思考：应采用哪种卫生资源优化配置的方式来按两项标准开展中医馆、中医阁的建设？为什么？

【思考题】

1. 什么是卫生资源？卫生资源有哪些特点？

2. 什么是卫生资源配置？什么是卫生资源优化配置？卫生资源优化配置评判标准有哪些？卫生资源优化配置的方式有哪些？

3. 卫生资源优化配置的效益评价指标和评价方法有哪些？

学习目标

掌握成本–效益分析、成本–效果分析和成本–效用分析的概念，掌握卫生经济分析与评价的定义。

熟悉成本–效益分析、成本–效果分析和成本–效用分析方法。

了解卫生经济分析与评价的步骤和使用领域。

案例导读

中国癌症早筛技术登上 Science 子刊

国家癌症中心/中国医学科学院肿瘤医院团队联合泛生子基因科技有限公司，在 Science Translational Medicine 发表了题为"Simultaneous analysis of mutations and methy lations in circulating cell-free DNA for hepatocellular carcinoma detection"（在 cfDNA 中同时分析突变和甲基化用于肝细胞癌检测）的研究论文。该研究使用了原研创新技术——Mutation Capsule Plus（突变胶囊 Plus，以下简称"MCP"），可对一份 cfDNA（cell-free DNA，血浆中存在的游离于细胞之外的 DNA）样本进行多重分析，包括同时检测基因突变和甲基化改变，以及在全基因组范围内发现新的甲基化标志物。研究表明，MCP 具有发现和验证癌症多组学生物标志物的潜力。

据了解，MCP 技术作为一项平台性技术，因其对血液样本 cfDNA 产量局限性的突破，可将多癌种的突变及甲基化标志物合并，所以既可以加速产品研发中的多个环节，又有望更快速应用于更广泛的癌种早筛，并研发多癌种早筛试剂盒，使更多癌症患者及早发现并及时治疗。

可以预测，当以 MCP 为代表的癌症早筛技术实现临床转化，并在多癌种早筛中得以广泛应用时，或将有助于延长我国三百余万中晚期癌症患者的生命周期，使其更早诊断，更早得到有效治疗，同时也将为我国节约千亿级的医疗花费。

资料来源：光明网，2022-12-14.

思考：从卫生经济学角度看，为什么要开展癌症的早期筛查技术研究？如何在众多的癌症早期筛查技术方案中选择最优方案？

卫生经济学研究的中心问题就是解决医疗卫生资源的稀缺性和医疗服务需求的无限性的矛盾，需要通过对卫生规划方案的经济效果进行评价，从而选择最优方案，实现医疗卫生资源健康产出的最大化。本章主要介绍卫生经济学分析的主要方法和卫生经济学分析与评价的具体步骤。

第一节 卫生经济学分析与评价概述

一、卫生经济学分析与评价的内涵

卫生经济学研究的本质是解决医疗卫生资源配置问题，主要是研究医疗卫生资源的稀缺性与人们对医疗卫生资源的多元化、多层次需求之间的矛盾。医疗卫生资源投入存在机会成本，当一种医疗卫生资源被用于某一医疗方案的使用，就必须放弃在另外一个医疗方案中的使用，这势必就要对两种使用方案产生的效益或者效果进行评价，需要对医疗卫生资源的使用进行卫生经济分析和评价。

卫生经济学分析与评价就是运用经济学分析与评价方法，对卫生服务规划的制定、实施过程或产生的结果，运用投入产出分析方法，从医疗卫生资源的投入成本和产出效果或效益等两个方面进行科学分析，从而确定科学的实施规划方案，为医疗卫生服务评价和决策提供分析依据。

卫生经济学评价的目的是对两种或两种以上的卫生服务规划方案进行比较和分析，对成本和效益或效果进行评价，从中选择最优方案，在此基础上进行卫生服务决策，拟定实施方案，确保医疗卫生资源发挥最优效率。

卫生经济学评价有两个重要特点：一是注重投入产出分析，既要考虑卫生资源投入数量，更要从产出角度思考卫生资源使用的实际效益和效果，将成本和产出结果结合起来考虑。二是注重最优分析，卫生经济学评价是对不同方案的投入产出运用技术经济学方法进行分析和比较，从中选择最优方案。

二、卫生经济学分析与评价的基本概念

（一）直接成本和间接成本

根据成本与卫生服务方案的关系进行的成本分类。所有与卫生服务方案实施密切相关，且可以计量的成本都是直接成本。例如，与某一方案直接相关的预防、诊断、治疗和康复费用；与某一疾病治疗方案直接相关的药品、材料费用、诊疗费用、门诊或住院费用、其他费用等。反之，与卫生服务方案不直接相关的成本，则为间接成本，主要是指因疾病或死亡造成的生产能力损失，如因病休工、休学或过早死亡所造成的工资收入损失、产值损失等。

（二）有形成本和无形成本

有形成本，也称显性成本。其特点是可以根据实际情况进行定量计算。上述直接成本、间接成本均为有形成本。无形成本，也称隐性成本。一般指因疾病引起的身体痛苦、精神痛苦、紧张焦虑，以及生活中的不适等。无形成本难以量化，也无法采用货币单位表示，但由于它们也是患病付出的代价，并且可以通过相应的卫生保健干预措施来消除，因此，在卫生经济学的分析和评价中应予以考虑。

（三）固定成本和变动成本

固定成本是指与卫生服务量无关的成本。例如，固定月工资、房屋设备等固定资产折旧、科研开发费、租用设备的租金等。应该明确的是，固定成本的"固定"，是相对于成本总额而言的，

即无论卫生服务的量是多少，固定成本总额保持不变，但单位服务中包含的固定成本却会发生变化。包含在单位服务中的固定成本随着卫生服务量的增加而减少，随着卫生服务量的减少而增加。变动成本，是指与卫生服务量有关的成本，即有一个服务量，就有一个服务量的成本。例如，提供卫生服务过程中直接消耗的卫生用品、药品等支出。需要明确的是，变动成本的变动也是相对成本总额而言的，即随着卫生服务量的变化，变动成本的总量呈正比例变化，但单位服务中包含的变动成本保持稳定不变。

（四）边际成本和平均成本

平均成本也称单位成本，指的是单位产品的成本，是总成本除以产量所形成的成本。边际成本也称增量成本，是指每增加一单位产量所增加的总成本。在卫生经济分析与评价中，平均成本和边际成本分析反映的问题不同：边际成本反映了变动成本的变化，平均成本反映了单位总成本（固定成本和变动成本）的变化。一般而言，平均成本常用于评估某种卫生服务方案或干预措施的可行性，而边际成本常用于选择最佳服务效率。

平均成本和边际成本的数学公式如下：

$$平均成本 = \frac{TC}{Q} \qquad 边际成本 = \frac{\Delta TC}{\Delta Q}$$

公式中：TC 为总成本；Q 为总产出；ΔTC 为增量成本；ΔQ 为增量产出。

【例题】假设某医疗卫生服务项目固定投入（购买技术设备）为 5381 元，每检查一人的变动费用是 50 元，则随着服务量的变化，总成本、平均成本、边际成本，以及固定成本和变动成本的变动情况见表 10-1。

表 10-1　某医疗卫生服务项目检查数量与各类成本变化情况

检查数	固定成本	变动成本	总成本	平均成本	边际成本
0.0	5381.0	0.0	5381.0	0.0	0.0
1.0	5381.0	5381.0	10762.0	10762.0	50.0
10.0	5381.0	53810.0	59191.0	5919.1	50.0
100.0	5381.0	538100.0	543481.0	5434.8	50.0
1000.0	5381.0	5381000.0	5386381.0	5386.4	50.0
10000.0	5381.0	53810000.0	53815381.0	5381.5	50.0

从表 10-1 可知，在固定成本不变时，提供的服务量越多，平均成本越低。根据经济学评价理论，当边际成本小于平均成本时，增加服务量可以降低平均成本；当边际成本等于平均成本时，获得的经济效果最大，且每个单位服务量的平均成本最低。

（五）机会成本和沉没成本

由于卫生资源的有限性及使用的多样性和可选择性，因此，在进行卫生经济决策时，往往需要从多个备选方案中选择最优方案而舍弃其他方案。被放弃方案中最好的一个方案的效益就是所选择方案的机会成本。在资源有限的情况下，决定选择某个方案就必然涉及机会成本，只有被选择方案的机会成本的方案才是可取方案。机会成本不是实际支出，也不记入账册，仅作为评价和决策时的依据。沉没成本也叫沉入成本，是指在某种情况下，不能回收的过去成本。如医院的一台 X 光机，历史成本 10000 元，当前成本 6000 元，沉没成本就是 6000 元。沉没成本在规划决策过程中可以不予考虑的主要原因，是沉没成本是已经支付过的费用，一般不受以后规划决策的影响，所以，沉没成本也是与规划决策无关的成本。

三、卫生经济学分析与评价方法的产生与发展

卫生经济学分析与评价大致可以分为以下三个阶段。

1. 成本－效益分析方法的早期阶段 卫生经济学分析与评价方法最早产生于 17 世纪中期。英国著名古典经济学家和统计学家威廉·配第在研究一个人的生命价值中，运用计量分析方法分析个人对国民生产的贡献。19 世纪 50 年代，英国威廉·法尔在著作中计算了生命的经济价值。美国经济学家欧文·费雪运用疾病成本概念研究了结核病、钩虫病等一系列疾病的经济成本。1948 年，奴赖·桑得在其《人口经济学》著作中列举了疾病造成的经济损失的具体事例。这一时期是卫生经济学评价方法产生的早期时期，是成本－效益分析方法的萌芽与发展时期。主要成果是提出了生命的价值问题，提出了将人力资本作为资本投资，认为预防疾病带来的效益优于疾病治疗所带来的经济收益。

2. 成本－效益和成本－效果分析方法的形成与发展阶段 20 世纪 50 年代后期，成本－效益和成本－效果分析的理论和方法逐步形成和发展起来。1958 年美国政府间关系咨询委员会委员希尔曼·莫希金在《公共卫生报告》详细研究了三种评价方法：培养费用法、期望效益法和经济贡献法。20 世纪 60 年代初，美国卫生经济学家艾贝尔·史密斯在进行卫生成本分析时将卫生费用进行了分类和比较分析，将卫生费用分为投资性费用和经常性费用。1971 年，美国 Weisbrod 等人采用内部收益率分析了脊髓灰质炎的成本－收益，这是最早开展的成本－收益分析。20 世纪 70 年代，成本－收益和成本－效果分析方法已经被许多国家广泛接受，并应用到医疗、预防、药物经济学等各个方面，成为卫生经济学评价与分析的工具。

3. 成本－效用分析法的产生 成本－效用分析方法第一次使用是在 1981 年，由 Sinclair 首次提出，主要用于比较项目投入成本量和项目调整所产生的健康产出量。成本－效益分析法将项目的投入和产出进行比较，而所有的要素都以货币进行计算。而成本－效用分析法同成本－效益分析法有所不同，主要表现在衡量成本投入的时候采用货币来进行计算，在计算产出时则直接以其产生的各类要素来进行表达，这些要素有些是可量化的物质要素，有些则是不可量化的社会要素。成本－效用分析法通常采用合成指标来综合反映卫生服务方案对生存年限和生命质量的影响，运用质量调整生命年、失能调整生命年等指标将医疗服务的效果进行量化。目前，成本－效用分析被广泛应用于卫生保健项目的经济学评价和药物经济学评价之中。

第二节 卫生经济学分析与评价的步骤和使用领域

卫生经济分析与评价就是运用技术经济学的分析与评价方法，对卫生规划方案的制订、实施过程或产生的结果，从卫生资源的投入和产出两个方面进行科学分析，并为政府或卫生部门从决策到实施规划方案，以及规划方案目标的实现程度，提出评价和决策依据，减少和避免资源浪费，使有限的卫生资源得到合理配置和有效利用。简而言之，即通过分析卫生规划的经济效果，对方案进行评价和优选。

一、卫生经济学分析与评价的步骤

（一）明确分析目标和分析角度

目标分析是卫生经济分析与评价的首要步骤。在分析评价卫生服务项目或规划时，首先要确定项目或规划所要达到的目标。其次，再根据确定的目标设计方案进行评价。一个项目或一个方案的目标可以是单一目标，也可以是多个目标。当方案有多个目标时，应该明确目标之间的主次、隶属关系。最后还应确定实现目标的具体指标和具体内容。在卫生领域，项目或方案的分析角度主要有：

1. 健康需求评估　评估特定群体或社区的健康需求，以了解他们目前的健康状况、疾病负担、健康危险因素等，以确定项目的目标和重点。

2. 卫生资源分配　分析现有的卫生资源，包括人力、财力、物资等，并根据需求和优先级进行合理分配，以确保项目的可行性和效果。

3. 卫生服务需求预测　预测未来的卫生服务需求，以便为未来的卫生规划和发展做出决策。

4. 卫生系统绩效评估　评估卫生系统的整体表现和效率，包括医疗服务的质量、效率、公平性等方面，以了解卫生系统的优势和不足，为改进提供依据。

5. 公共卫生干预　分析公共卫生干预措施的有效性和可持续性，以改善人群的健康状况。

6. 医疗技术创新　分析新的医疗技术的研发和应用，以提高医疗服务的质量和效率。

7. 卫生政策分析　分析现有的卫生政策，评估其效果和影响，并提出改进建议，以制定科学、合理、有效的卫生政策。

8. 卫生人才培养　分析卫生人才培养的需求和现状，提出人才培养的策略和建议，以推动卫生事业的发展。

以上是卫生领域项目或方案的一些主要分析角度，不同的项目或方案可能需要结合不同的角度进行综合分析。

（二）设计各种备选方案

当分析目标明确以后，就需要通过调研分析，并结合实际情况来设计备选方案。要适用设计全面、考虑周全的备选方案，有助于决策者做出正确的选择。例如，制定预防和治疗方案时，要考虑到治疗效果、成本效益以及患者的需求和偏好，可选的备选方案有：

（1）进行早期筛查　可以早期发现和治疗，从而提高治疗效果，减少医疗成本。

（2）采用综合性治疗方案　包括药物治疗、心理治疗、生活方式干预等，以提高治疗效果，同时提高患者的生命质量。

（3）采用创新的治疗方法　如免疫疗法、基因疗法等，以提高治疗效果，但这些方法的成本可能较高。

（三）各个方案投入的测量

卫生经济分析与评价的关键就在于测量每个备选方案的投入和产出。方案的投入就是实施这个方案的成本支出，是为了实施这项方案所耗费的全部人力资源和物质资源，一般用货币表示。

（四）各个方案产出的测量

方案的产出是指通过该方案的实施所获得的成果。产出可以用效果、效益和效用等概念来表示。在测量产出时，具体要根据方案的特点和目标来选择测量指标。总的来说，对各个卫生规划方案产出的测量，就是测量实施各方案所带来的好处或利益，它可以是卫生指标和健康水平的改进、收入的增加，也可以是卫生资源的节省和损失的减少，或者两者兼而有之。

（五）成本和收益的贴现

一个项目或方案的实施往往不止一年，不同年份的货币时间价值是不同的。通过贴现，就可以把不同时间的成本和效益都转化为同一时点上的价值，便于比较。贴现率是指将未来某一时点的价值转化为现在时点价值所使用的利率。当年贴现率为 r 时，第 n 年末的价值转化为现值的公式为：

$$PV = \frac{FV}{(1+r)^2}$$

其中，PV 为现值，即现在时间的价值；FV 为终值，即未来第 n 年末的价值；n 为方案的年限；r 为折现率。

贴现率的确定通常会参考项目或方案评估基准日类似地区同类项目或方案的平均回报水平，再根据对该项目和方案的风险评估，进行相应的调整。

（六）投入产出分析定量评价

有了备选方案和具体的评价指标，就可以对所有方案进行评估，以选择最优方案。目前使用比较多的有三种方法：成本－效果法、成本－效益法和成本－效用法。

（七）敏感性分析

敏感性分析是一种常用的不确定性的分析方法。当资料不足或数据可靠性差，而时间和经费又不允许进一步收集资料时，就需要进行敏感性分析。所谓敏感性，是指备选方案的各种因素变化对效果的影响程度。如果小幅度的变动能够带来项目效果较大幅度的变化，就称该因素为项目的敏感性因素；反之，则称为非敏感性因素。敏感性分析的目的就是要通过分析与预测影响方案效果的主要因素，找出敏感性因素，并确定其敏感程度；判断方案对不确定因素的承受能力，从而对方案风险的大小进行评估，为投资决策提供依据。常用的敏感性分析方法有：

（1）单因素敏感性分析　通过分析单一因素变化对系统的影响，得出各因素对系统性能的影响程度。

（2）多因素敏感性分析　同时考虑多个因素对系统性能的影响，分析各因素之间的相互作用对系统性能的影响。

（3）敏感性分析试验设计　根据需要解决的实际问题，设计敏感性分析试验，确定分析的参数和指标。

敏感性分析常用的软件有敏感性分析软件（SAS）、MATLAB 软件、Python 等。

（八）分析与评价

根据投入与产出分析的结果及其判别原则，确定待评价的方案是否可行，或者从多个备选方案中选择一个最佳方案，最终做出科学的评价。进行卫生经济分析与评价时，需要遵循以下原则：

1. 科学性原则　采用科学的方法和手段，保证分析结果的客观性和准确性。在评价过程中，应当注重数据的采集和处理，充分考虑各种因素的影响，避免主观臆断和片面性评价。

2. 全面性原则　全面考虑卫生领域的各个方面，包括卫生资源的配置、卫生服务的供需、卫生政策的实施等。同时，还应当考虑不同地区、不同人群的差异，充分了解实际情况，确保评价结果的全面性。

3. 实用性原则　评价结果应当能够为卫生决策提供支持，为卫生事业的发展提供指导。同时，分析方法应当简单易行，便于操作和推广。

4. 发展性原则　应当考虑未来的发展趋势和变化，提出具有前瞻性的建议和措施。同时，还应当根据实际情况不断调整和完善评价方法，以适应卫生事业发展的需要。

5. 政策性原则　关注卫生政策的变化和调整，了解政策背景和目标，分析政策对卫生事业发展的影响，并为政策调整和完善提供参考。

二、卫生经济学分析与评价的使用领域

20 世纪 70 ～ 80 年代，卫生经济分析与评价方法传入我国。通过国内外学者多年的传播和促进，现在已经成为卫生服务领域分析评价项目和方案可行性的一个重要分析工具。近几年，这些评价原理和方法在国内发展得尤为迅速，已经被应用于我国卫生服务的多个领域。概括起来，有以下几个方面：

（一）卫生经济政策的实施效果论证

政府在卫生政策的制定过程中，往往面临着多种选择，如何保证选择的正确性，以较小的成本带来较好的经济效果，是政策制定者需要考虑的问题。通过卫生经济的分析和评价，可以帮助决策者们分析不同方案选择所带来的效果差异，尽可能地降低成本。

（二）卫生规划实施方案的经济效果论证

面对各种健康问题，人们有各种各样的解决方案有待投资并予以实施。改善同一健康问题，既可以加强预防保健领域的投资，也可以增加医疗领域的投资；既可以加强专科医院的建设，也可以加强社区卫生服务站的建设。但卫生资源是有限的，有限的资金用于某项投资后，就不能再投入其他项目。卫生事业管理者和决策者可以通过卫生经济学评价来决定投资领域和投资方案，使有限的资金取得最大的效益。

（三）对医学新技术进行评估

随着科学技术的不断发展，新的治疗技术层出不穷，运用卫生经济学评价可以对新治疗技术的成本与效益进行分析，帮助人们了解各项新技术的成本，以及对个体健康状况的改善情况，从而选择合适的新技术。

（四）治疗方案的经济效果论证

卫生经济分析和评价可以用来比较改善同一健康问题的各个方案。对于同一种疾病可以有不同的治疗方案，利用卫生经济分析和评价方法，可以从经济学角度将治疗疾病方案的花费和疗效相联系，比较治疗相同疾病的不同治疗方案，或者比较治疗不同疾病的不同方案。由此得出的结论，可以为决策部门分配资源、患者选择治疗方案提供依据。

（五）指导药品研究

在新兴的药品经济学中，该方法更是得到了广泛运用。经济学分析和评价方法，对于提高药品资源的利用效率和配置效率，促进临床的合理用药，控制药品费用的不合理增长有着积极作用。此外，还可用于新药和配方的管制，帮助药监和新药研发部门决定新药品开发的成本。

第三节　卫生经济学分析与评价的基本方法

一、最小成本法

（一）最小成本法的定义

所谓最小成本法（cost-minimization analysis CMA），指的是通过比较两种或两种以上具有相同产出结果的卫生服务方案的成本，从而评估和选择不同方案的方法。最小成本法以货币单位（元）来计量，可以说是成本－效果分析、成本－效益分析或成本－效用分析的特例，它使得研究问题简单化。事实上，由于各个治疗方案的结果大多不同，而且证明两种方案获得的结果相同并不容易，因此，最小成本法的应用受到一定的限制。

（二）最小成本法的适用条件与拓展情况

最小成本法的适用条件是所涉及的分析和评估方案的产出结果相同，这意味着只有在参与分析与评价方案的产出结果相同或相近时，才能使用此方法。虽然最小成本法的适用条件决定了其适用范围较为有限，但其在可治愈性疾病上具有一定的扩展性。

随着医学的进步和发展，可治愈的疾病通常不止一种诊断和治疗方案。在这些方案中，由于个体差异等因素的影响，部分人群可能只使用其中一种就可以治愈，而另一部分人群可能只使用其中一种就无法治愈。因此，这些备选方案不直接满足适用的最小成本法条件，方案不具有直接可比性。然而，在治疗领域的实践中，可治愈疾病治疗的实际情况是，如果只有一种选择无法治愈，则选择继续采用一种或多种其他方案治疗，直至治愈。例如，假设对于一种可治愈的疾病，有 3 种治疗药物（A、B、C）可供选择。对于患病人群，单独使用这三种药物中的任何一种，都会有相应比例的患者得到治愈，但同时，部分患者需要换用第二种甚至第三种药物才能治愈。因此，凡能达到治愈效果的单一方案（指仅使用一种药物的方案）和联合方案（指使用两种或两种以上药物方案），均可重组为治疗疾病的替代方案。替代方案可达到相同的治愈率目标，满足适用的最低成本分析条件，具有可比性。

综上可见，虽然实践中能直接满足最小成本法适用条件的备选方案不多，但对于很多不能直接满足适用条件的情况，可根据临床治疗表现，适当组合方案或转换方案，构成适用条件的新备选方案，并采用最小成本法进行评价。因此，最小成本法不仅可以避开成本效益分析、成本－效果分析及成本－效用分析法对收益予以计量中的问题与困难，而且易于理解和计算。针对卫生经济学研究与评价中普遍存在的备选方案的收益难以计量的突出特点而言，最小成本法在卫生经济学研究与评价中的应用将比其在非医药领域经济评价中的应用更加广泛、更具价值，将发挥更大的作用。

（三）最小成本法的案例分析

1. 终末期肾病患者可以有几种治疗方案：一种是接受肾移植，一种是采用定时到医院肾透析，一种是采用家庭自助肾透析，不同方案其每年消耗的成本不同；其中，肾移植平均每年消耗的总成本为 3600 美元，定时到医院肾透析平均每年消耗的总成本为 11900 美元，而家庭自助肾透析平均每年消耗的总成本为 6200 美元。从这一个例子可以看出，采用肾移植法成本最小，前提条件是各种治疗方案的效果相同。

2. 某种疾病可以用甲、乙两种方案进行治疗，但两种方案采用的治疗药物不同，药物的用法和用量不相同，当然效果不同，成本消耗也不相同。若用甲方案治疗，每天消耗的总成本仅 30 元，而乙方案治疗每天消耗的总成本为 61.8 元；从计算平均每一例患者的总成本来看，甲方案总成本为 524 元，乙方案总成本为 530 元。由于两种方案药物效果不同，患者住院时间不同，其治愈一例患者成本，甲方案为 924 元，乙方案为 585 元。仅从每天的成本来看，甲方案治疗总成本较小，而平均每一例患者的总成本比较接近，但每一治愈总成本甲方案成本远远高于乙方案。

二、成本 – 效益分析法

（一）成本 – 效益分析的定义

成本 – 效益分析（cost benefit ananlysis，CBA）于 20 世纪 70 年代开始被应用到医疗卫生领域，并成为卫生经济学评价的一种重要方法，与成本 – 效果分析不同，成本 – 效益分析是以效益作为产出指标。其主要内容是研究任何医疗卫生方案的效益是否超过其资源消耗的机会成本，只有效益不低于机会成本的方案才是可行的。具体指的是，成本 – 效益法通过比较不同备选方案的全部预期成本和效益的现值，来评价这些方案，进而为决策者选择计划方案和决策提供参考依据。

卫生服务效益就是以货币形式表现的卫生服务效果。具体指标如因发病率下降而减少的诊断、治疗、住院、手术、药品等费用及其他人力、物力消耗，或因发病率下降而避免或减少的收入损失或对生产带来的增长等。与卫生服务成本可以分为直接成本、间接成本、有形成本、无形成本一样，卫生服务效益也可分为直接效益、间接效益、有形效益和无形效益。

直接效益是指实行某项卫生服务方案后所节省下来的卫生资源。如发病率的降低减少了诊断、治疗、住院、手术或药品费用，以及其他相关卫生资源的消耗。这种比原来节省的支出或减少的资源消耗就是该卫生服务方案的直接效益。

间接效益是指实行某项卫生服务方案后所减少的其他方面的经济损失。比如由于发病率的降低或住院人数和天数的减少，避免患者及陪同家属的工资、奖金等收入损失。

直接效益和间接效益都是有形效益。无形效益则是指因实施某项卫生服务方案而减轻或避免的患者身体和精神上的痛苦，以及康复后带来的舒适和愉快等。

在卫生经济学评价中，效益与成本实际上是个问题的两个方面，如果是产生的资源消耗（或损失）就是成本，如果是避免的资源消耗（或损失）就是效益。

（二）成本 – 效益分析的基本原理

成本 – 效益分析是通过比较不同备选方案的全部预期成本和全部预期效益，来评价备选方案，为决策者选择计划方案和决策提供参数和依据。其决策标准相对简单。一般来说，如果一个方案的净社会效益大于零——即效益大于成本，那么这个方案在经济上就是可行的。理论上，成本－效益分析应该对卫生计划方案的直接成本（收益）、间接成本（收益）和无形成本（收益）进行综合分析，以确定卫生计划方案的社会净收益，但是在实际操作中，难以确定衡量无形成本和无形收益的统一标准。在进行成本－效益分析时，成本和效益均使用货币表现，这样可以对具有不同目标、不同地区、不同目标人群的备选方案进行比较、评价。

（三）成本－效益分析的主要方法

成本－效益分析主要方法主要有以下几个方面。

1. 静态分析法　不考虑货币的时间价值，即不计利息，不计贴现率，直接用成本和效益的流转额，以增量原则计算方案投资在正常年度能带来多少净收益。常用指标有以下两个：①投资回收期。以投资项目的各年现金净流量来收回该项目原投资所需要的时间。根据方案的投资回收期可以确定方案是否可行，如方案投资回收期比要求的回收期短，风险程度就比较小，则项目方案可行；反之，则项目不可行。②简单收益率。在项目正常运行情况下所取得的现金净流量与原投资额之比。使用简单收益率评价方案时，要将其与标准收益率进行对比，如果大于标准，则该方案在经济上可行；反之则不可行。

2. 动态分析法　既要考虑货币的时间价值，把不同时点发生的成本和效益折算到同一时间点上进行比较，又要考虑成本和效益在整个寿命周期内的变化情况。

（1）净现值法　所谓净现值，是指卫生服务方案的效益现值总和与成本现值总和的差值。净现值法，就是通过评价期内各方案效益现值总和与成本现值总和之差来对方案进行评价和选择的方法。

净现值的计算公式：

$$NPV=\sum_{t=0}^{n}\frac{B_t-C_t}{(1+r)^t}$$

其中，NPV 为净现值（净效益）；B_t 为第 t 年末发生的效益；C_t 为第 t 年发生的成本；n 为方案的年限；r 为折现率。

净现值法的判别标准：①对于单个方案，如果 NPV $>$ 0，表示在考虑资金实践价值的情况下，这个方案的收益大于成本，此方案可行；如果 NPV $<$ 0，则方案的收益小于成本，方案不可行。②对于多个方案，应选择 NPV 最大的方案，因为 NPV 越大表示收益越大。

（2）内部收益率法（internal rate of return，IRR）　内部收益率是使一个方案的成本现值总额等于效益现值总额时的收益率，即净现值等于零的贴现率，用 IRR 表示。用内部收益率作为选择方案指标的评价方法，称为内部收益率法。计算公式如下：

$$NPV=\sum_{i}^{n}\frac{B_t-C_t}{(1+r)^t}=0$$

在 B_t、C_t、n 已知的情况下，当 NPV 为净现值（净效益）为 0 时的折现率 r。

内部收益率的经济含义可以理解为规划方案在整个寿命期内，在弥补了全部成本后，每年还产生 IRR 的经济利率。IRR 是项目投资的盈利率，其大小由项目的现金流决定，即内生决定的，反映了投资的使用效率。内部收益率法，就是根据各备选方案内部收益率是否高于平均收益率或标准收益率，来判断备选方案是否可行的一种方法。

对于单个方案，如果 IRR 大于或等于标准收益率 i_0，则方案或项目在经济效果上合理，可以接受；如果 IRR ≤ i_0，则方案不可行。

对于多个方案，如果希望项目能得到最大的收益率，则可选择 IRR 最大者。

IRR 的计算可采用两种方法：试差法和插入法。

①试差法：是用不同的贴现率反复试算备选方案的净现值，直到试算出净现值为零，此时的贴现率就是该方案的内部收益率。具体做法：先预估一个贴现率 i，并在此基础上试算方案的 NPV 值，找到两个贴现率 i_1 和 i_2，使得 $NPV_1 > 0$，那么在 i_1 和 i_2 之间必然存在着一个贴现率 i，使 NPV=0。

②插入法：是在使用两个不同的贴现率试算方案净现值所得到的正负两个相反结果时，运用插入法来换算内部收益率的方法。计算公式如下：

$$IRR = i_1 + (i_2 - i_1)\frac{NPV_1}{NPV_1 + |NPV_2|}$$

其中：i_1、NPV_1 分别表示偏低的折现率和相应为正的净现值，i_2、NPV_2 分别为较高的折现率和相应为负的净现值。

（3）年当量净效益法（net equivalent annual benefit） 将方案各年实际发生的净效益折算为每年的平均净效益值，是净现值考虑贴现率时的年平均值。一般对于不同计划期限的互斥方案，采用该法进行比较、评价和决策。当各方案年当量净效益都为正值时，选用年当量净效益高者为优。年当量净效益的计算公式如下：

$$A = CR \times NPV$$

其中，A 为年当量净效益，NPV 为各年净现值之和，CR 为资金回收系数。

因为年当量净效益法能将各个被评价方案各年实际发生的净效益折算为每年平均净效益值，对于不同计划期限的互斥方案，采用年当量净效益法进行评价和比较时往往比较方便。当各方案的年当量净效益均为正值时，应当选择年当量净效益最大的方案作为执行方案。

（4）效益－成本比值法 就是通过评价期内各年备选方案效益现值与成本现值的比值来对方案进行评价和选择的方法。成本－效益比值一般表示为 C/B，也有表示为 B/C 的，两者的经济含义不同，前者表示要获得单位收益所需要付出的成本，比较 C/B 就是要在既定的目标条件下，选择出成本最小的方案；后者表示每单位成本所能获得收益的大小，相当于投资回报率，比较 B/C 就是要在有限资源的条件下，选出哪个方案带来最大的效益。

（5）效益－成本比率法（benefit cost ratio，BCR） 按照一定的贴现率，先计算实施方案周期各年所发生所有成本的现值之和与所有效益的现值之和，再计算效益现值和与成本现值和之比，所获得的比值即为效益－成本比，用 BCR 表示。其计算公式如下：

$$成本－效益比值 = B/C = \frac{\sum_{t=0}^{n}\dfrac{B_t}{(1+r)^t}}{\sum_{t=0}^{n}\dfrac{C_t}{(1+r)^t}}$$

其中：B 为效益，C 为成本，i 为折现率，t 为年限。

效益－成本比率法的评价原则：对于单个方案，如果 BCR > 1 时，表示实施该方案所获得的总效益现值大于投入的总成本现值，该方案可行；如果 BCR < 1 时，表示实施该方案所获得的总效益现值小于投入的总成本现值，该方案不可行。对于多个方案，BCR 最大的为最优方案。

（四）成本 – 效益分析的适用范围及局限性

与其他卫生经济学评价方法相比，成本 – 效益分析方法的应用范围更为广泛。

1. 成本 – 效益分析方法不仅可以应用于不同卫生服务项目之间的比较和评价，还可以应用于卫生服务项目与其他领域的项目之间的比较和评价。如农村地区甲硅环预防项目与农田水利项目的成本 – 效益比较，而其他卫生经济学分析评价方法只能应用于医疗卫生领域不同服务方案的比较和评价。

2. 成本 – 效益分析不仅可以用于具有相同目的的卫生服务方案的比较和评价，例如，同为治疗高血压的不同方案，也可以用于具有不同或不相关目的的卫生服务方案的比较和评价，例如，预防流感的项目和健康体检项目的比较和评价。而对于不同或无关目的的项目比较，其他卫生经济学分析和评价方法则无法适用。

3. 成本 – 效益分析方法不仅可以用于多个不同卫生服务方案的分析和评价，也可以用于单个卫生服务方案的分析和评价。其他卫生经济学分析评价方法只能用于几种不同卫生服务项目的分析与评价，对于单一卫生服务方案的分析和评价，需要借助外部的评估标准。

尽管成本 – 效益分析方法应用范围更为广泛，但在应用上仍然存在明显的局限性。成本 – 效益分析方法的局限性主要表现：需要将卫生服务方案的产出结果转化为货币价值的形式。然而，在实际应用中，通常很难采用货币价值的形式来表示卫生服务的产出结果。例如，延长人的寿命需要多少钱？慢性疾病发病率降低的价值是多少？对于这样一些数据有时很难准确地加以确认。因此，在应用成本 – 收益分析法时，首先要解决医疗卫生服务产出结果的货币价值转换问题。当难以用货币的形式表达医疗卫生服务产出结果时，则应使用成本 – 效果分析方法。

三、成本 – 效果分析

（一）成本 – 效果分析的概念

广义的效果（effectiveness）指卫生服务产出的一切结果。在卫生经济分析与评价中所讲的狭义效果是指有用的效果，具有满足人们各种需要的属性。在各卫生规划方案和项目的实施中，各种健康指标、卫生问题的改善等都属于此狭义效果。

（二）成本 – 效果分析概念

成本 – 效果分析（cost–effectiveness analysis，简称 CEA）是通过分析和评价不同卫生服务项目方案的成本（cost）和效果，从而判断各种方案优劣的一种经济学分析方法。成本 – 效果分析是卫生经济学研究的重要评价方法之一。

在这种方法中，成本是实施卫生服务项目方案的所有耗费，用货币单位表示。产出和效果直接用各种反映人们健康状况的变化指标来表示。效果指标可分为绝对效果指标（如发现人数、治疗人数、治愈人数、死亡率等）和相对效果指标（如治愈率、转阴率等）。成本 – 效果分析就是通过对不同方案的成本和效果进行研究，来选择最佳方案。

在实际运用中，多采用单位效果的成本作为不同方案的比较指标，如发现一例患者的成本、治愈一例患者的成本等。效果指标在选择上要符合有效性、数量化、客观性、灵活性与特异性的要求。

成本 – 效果分析直接使用健康指标或卫生问题改善指标，具有评价方法明确、操作简单易行的特点，成为卫生经济学评价最常用的形式。但成本 – 效果分析一般适用于同一目标、同类指标的比较上，无法分析和评价目标不同的卫生服务项目方案。

（三）成本 – 效果分析方法

成本 – 效果分析的基本原则，就是以最低的成本实现方案为目标。具体来说，有以下几种方法。

1. 成本基本相同时，比较效果的大小　若实现同一个健康目标的各个方案成本基本相同，比较各个方案效果的大小，选择效果最好的为优选方案。假设将 100 万元用于监测低风险冠心病患者，可以挽救 3 个患者的生命；而对 20 ~ 75 岁的妇女每 3 年做一次宫颈癌涂片检查，可以挽救 52 个患者的生命。在成本 – 效果法下，很明显对后者检查的效果要优于前者。

2. 效果基本相同时，比较成本的大小　若卫生服务规划的各个方案效果基本相同，比较其成本的高低，选择成本最低的为优选方案。比如，同是治愈一个下呼吸道感染的患者，使用莫西沙星的成本耗费是 2252.39 元，使用氧氟沙星的成本是 704.41 元。两个方案的效果相同，成本却存在差异，应该选择成本较低的氧氟沙星治疗方案。

3. 成本和效果都不相同时，比较增量成本和增量效果的比率　当卫生服务规划的各个方案的成本和效果都不相同时，就需要计算增量成本和增量效果的比率。若用 C 表示成本，E 表示效果，则增量成本和增量效果之比的计算公式如下：

$$\frac{\Delta C}{\Delta E} = \frac{C_2 - C_1}{E_2 - E_1} \quad \cdots\cdots（10-1）$$

然后将计算结果与预期标准比较，若增量成本和增量效果的比率低于预设标准时，表明追加投资的经济效益好，方案可行。

【例】假设某地对 A 病进行三个阶段的筛选，每个阶段所花费的成本及筛选出的患者数都不相同（表 10-2）。假如治疗一例患者所获得的边际效益为 10000 元，而决策者认为查出一例患者的成本不应超过 10000 元，试对三个筛选阶段进行成本 – 效果分析，选择一个最佳筛查阶段。

表 10-2　某地 A 病三个阶段筛查的成本与效果

阶段	筛查总成本（元）	查出患者数（人）
第一阶段	200000.0	100.0
第二阶段	260000.0	105.0
第三阶段	300000.0	105.0

根据资料可知，筛查的第三阶段和第二阶段的效果相同，而成本不同，第二阶段的总成本小于第三阶段的总成本，所以第二阶段的筛查效果要比第三阶段好。

第一阶段和第二阶段成本不同，效果也不同，可以比较边际成本和边际效果的比率，在第二阶段比第一阶段多查出 5 个患者，多花成本 60000 元，则边际成本和边际效果比为 60000/5= 12000 元 / 人，这一比率比决策者的预期标准 10000 元要高，所以不能接受，应以第一阶段为最佳筛查阶段。

（四）成本 – 效果分析实例：三种中成药治疗方案用于寻常性痤疮的成本 – 效果分析

寻常性痤疮是一类多见于青春期青少年的慢性炎症性疾病。研究运用卫生经济学原理，对三种中成药治疗方案进行成本 – 效果分析，比较其应用价值。

1. 资料与方法

（1）病例选择　全部病例 100 例，均为寻常性痤疮患者，将所有患者分为甲、乙、丙三组（随机分组模式，$n=30$）。三组患者的基础资料无明显的差异（$P > 0.05$），具有可比性。

（2）治疗方法　①甲组：给予百癣夏塔热片（新疆银朵兰维药业股份有限公司生产，0.4g×36 片，国药准字 Z20043213），口服，0.4g/ 片，3 片 / 次，3 次 / 天，连续给药 6 周。②乙组：给予复方珍珠暗疮片（沈阳东新药业有限公司生产，0.3g×84 片，国药准字 Z21021357），口服，0.3g/ 片，4 片 / 次，3 次 / 天，连续给药 6 周。③丙组：给予消痤丸（西安自力中药集团有限公司生产，6g×9 丸，国药准字 Z61020178），口服，每 10 丸重 2g，30 粒 / 次，3 次 / 天，连续给药 6 周。

外用药物甲、乙、丙组均给予克林霉素磷酸酯凝胶，治疗期间不喝咖啡、浓茶、酒，保持良好的心情与作息习惯。

（3）疗效判断标准　治疗后对比三组患者的临床疗效。治愈表示皮疹消退范围超过 90%，炎症基本消退，疾病无复发现象；显效表示皮疹消退的范围超过 70% 且小于等于 90%，临床症状明显改善；有效表示皮疹消退的范围超过 30% 且小于等于 70%，仅存在新出的少量皮疹；无效表示未达到上述治疗效果。

（4）成本确定　三种治疗方案给药剂量与药物费用成本见表 10-3，甲组与丙组的药物费用相比乙组较高，$P < 0.05$。

表 10-3　给药剂量与药物费用对比

组别	每片（粒）药物金额（元）	给药剂量（粒 / 片）	药物费用 / 元
甲组（$n=30$）	1.33	378	502.74
乙组（$n=30$）	0.33	540	166.32
丙组（$n=30$）	0.21	3，780	793.80

2. 结果

（1）疗效比较　甲组中痊愈 20 例，显效 5 例，有效 3 例，无效 2 例，总有效率为 93.33%；乙组分别有 21 例、4 例、4 例、1 例，总有效率为 96.67%；丙组分别有 20 例、3 例、5 例、2 例，总有效率为 93.33%。三组的治疗总有效率均明显较高，$P > 0.05$。

（2）不良反应　甲组有 2 例不良反应，乙组有 3 例不良反应，丙组有 9 例不良反应，丙组的不良反应发生率更高，$P < 0.05$。

（3）成本 – 效果分析　通过分析得出，乙组成本最低，且治疗疗效也较高，说明乙组为最经济的治疗方案，$P < 0.05$。

3. 讨论　痤疮是在多种因素的作用下引发的一类疾病，主要与皮脂腺分泌过多，毛囊皮脂腺导管存在过度阻塞与角化症状，细菌感染炎症，饮食，遗传等相关。中医学理论指出，该类疾病多为实热火毒，主要给予凉血活血与清热解毒的方案进行干预。

本研究所使用的三种中成药均具有清热解毒作用，治疗寻常性痤疮引起的炎性丘疹、黑头粉刺、继发性脓疱等症状疗效确切，具有安全、使用方便等优点，能体现中医药的独特疗效。分析三组的成本 – 效果可知，乙组相比其他两组均明显较高，实属最佳的治疗方案，便于达到高效、经济的用药效果，值得采纳。

四、成本 – 效用分析

（一）成本 – 效用分析的概念

成本 – 效用分析（cost utility analysis，CUA）是通过比较项目投入成本量和经质量调整的健康效益产出量，来衡量卫生项目或治疗方案实施效率的一种经济学评价方法。它是成本 – 效果法的一种发展，或者说是成本 – 效果法的一种特殊形式。成本 – 效用分析在测量产出时，把各个方案的不同产出指标转化为可以比较的统一效用指标。这种做法克服了成本 – 效果法无法比较不同目标的项目方案的缺点。

总的来说，成本 – 效用法通过计算成本 – 效用比来比较和评价备选方案。它表示项目获得一个单位的效用指标或挽回一个单位的效用指标所消耗或增加的成本。成本 – 效用比值越高，表示项目效率越低；成本 – 效用比值越低，表示方案或项目的效率越高。

成本 – 效用分析的特点在于单一的成本指标和单一的效用指标，便于不同方案之间的比较。

（二）成本 – 效用分析的测量指标

成本 – 效用分析在测量产出时，把各个方案的不同产出结果都转化为相同的效用指标。因此，成本 – 效用分析的关键是采用何种指标测量产出。常用的效用指标有生命年、质量调整生命年和失能调整生命年。后两个指标比较常用，不仅强调生命的数量，而且强调生命的质量，将生命数量的增加和生命质量的提高结合在一起进行评价。

1. 生命年　是挽救的生命数与平均每个生命存活年数的乘积。例如，挽救脑出血患者后平均可存活 10 年，即挽救一个脑出血患者的生命年就是 10 年；妊娠高血压综合征患者平均可存活 30 年，挽救一个妊娠高血压综合征患者的生命年就是 30 年。在计算生命年时，还应考虑到生命的时间价值，像资金的贴现一样，根据一定的年利率，把未来获得的生命价值折算成现值，便于与投入成本的现值比较，也便于选择不同的方案。生命年的折现公式如下：

$$\sum_{t=1}^{n} \frac{1}{(1+i)^t}$$

这一效用指标仅考虑生命的挽救，而没有考虑因寿命的延长所带给人们满足感的不足。

2. 质量调整生命年（quality adjustesd life years，QALYs）　是成本 – 效用分析法中主要结果的测量工具，通过计算不同生命质量的存活年数相当于多少生命质量为完全健康的存活年数，再与生命数相乘，计算所得的生命年数为质量调整生命年，用于表示各个公共卫生服务项目方案实施后所得到的效用。

质量调整生命年是将从卫生服务项目中获得的生命年与关于这些生命年的生命质量的判断结合起来。每个个体的生命质量用 0 ～ 1 的范围表示，0 表示死亡，1 表示完全健康，被判断为半个健康状态的两个生命年将等于完全健康的一个生命年。这样生命年经过质量调整，就得到质量调整生命年的形式。

在质量调整生命年，生命质量权重的确定和选择非常重要，容易受到主观因素的影响。权重指标的不同，会直接影响评价的结果。

如表 10-4 所示，完全健康的效用值是 1，死亡的效用值是 0，介于完全健康和死亡之间的健康状况的效用值在 0 ～ 1 之间。如果一个处于长期住院状况的人，可以活 10 年的话，根据其建康状况的效用值为 0.23，这就意味着他的 QALYs 为 0.23×10=2.3 年，即他的生命数量经质量调整后，相当于完全健康生活 23 年所得到的满足感。

表 10-4 不同健康状况的效用值

健康状况	效用值	健康状况	效用值
健康	1.00	盲、聋、哑	0.39
绝经期综合征	0.99	长期住院	0.23
轻度心绞痛	0.90	义肢、失去听力	0.31
中度心绞痛	0.70	死亡	0
严重心绞痛	0.50	失去知觉	< 0
焦虑、孤独	0.45	四肢瘫痪	< 0

资料来源：陈文.卫生经济学［M］.4 版.北京：人民卫生出版社，2017.

3. 失能调整生命年（disability adjusted life years，DALYs） 又叫伤残调整生命年，是对疾病死亡和疾病伤残而损失的健康生命年的综合测量。它由因早逝而引起的寿命损失和疾病所致失能引起的健康寿命损失年两部分构成。它采用标准期望减寿年来计算死亡导致的寿命损失，根据每种疾病的失能权重及病程计算失能引起的寿命损失。一个 DALYs 就是损失的一个健康生命年。在世界卫生组织（WHO）1993 年开展的关于全球疾病负担问题的研究中，应用"失能调整生命年"作为衡量疾病负担的单位。

失能调整生命年计算的是健康的损失，而质量调整生命年计算的是健康的获得。

对于失能调整生命年的测算，重点在于失能权重的确定与选择。如表 10-5 所示，在复合健康指标中使用 0～1 之间的权重，在完全健康（未失能）和死亡（完全失能）之间确定 6 个失能等级，每一个等级表示比上一个等级更大的福利损失和增加的严重程度。同一等级的失能可能是不同的能力和功能受限，但它们对个体的影响却被认为是相同的。

表 10-5 失能权重的定义

等级	描述	失能
一级	一级在下列领域内至少有一项活动受限：娱乐、教育、生育、就业	0.096
二级	在下列领域内有一项大部分活动受限：娱乐、教育、生育、就业	0.220
三级	在下列领域内有两项或两项以上活动受限：娱乐、教育、生育、就业	0.400
四级	下列所有领域内大部分活动受限：娱乐、教育、生育、就业	0.600
五级	日常活动如吃饭、做家务均需借助工具的帮助	0.810
六级	日常活动如吃饭、个人卫生及大小便需要别人的帮助	0.920

资料来源：陈文.卫生经济学［M］.4 版.北京：人民卫生出版社，2017.

（三）成本－效用分析的测量方法

在成本－效用法中，效用的测量是一个很重要的环节。当效用指标选定后，关键就在于健康状态效用值或失能权重的确定，在实际操作中常采用以下三种方法。

1. 专家判断法 挑选相关专家，根据其经验进行评价，估计健康效用值或其他可能的范围，然后进行敏感性分析，以探究评价的可靠性，是最简单方便的方法。

2. 文献查询法 直接利用现有文献中使用的效用价值指标，但要注意其是否和自己的研究相匹配（包括其确定的健康状态、评价对象和评价手段的适用性）。要经过仔细的评估和选择，有时甚至需要进行一些调整之后才能应用。

3. 抽样调查法　自己设计方案进行调查研究所得的效用价值，这是最精确的方法。包括直接测量法与间接测量法，优先推荐使用间接测量法。常用的直接测量方法有刻度评分法（rating scale，RS）、标准博弈法（standard gamble，SG）和时间权衡法（time trade-off，TTO）等衡量健康状态的基数效用。间接测量法中常用的健康效用量表包括五维健康量表（EQ-5D）、六维健康调查简表（Short-Form Six-Dimensions，SF-6D）和离散选择实验法（discrete choice experiment，DCE）等。

【小结】

卫生经济分析与评价就是运用技术经济学的分析与评价方法，对卫生规划方案的制订、实施过程或产生的结果，从卫生资源的投入和产出两个方面进行科学分析，为政府或卫生部门从决策到实施规划方案，以及规划方案目标的实现程度，提出评价和决策的依据，减少和避免资源浪费，使有限的卫生资源得到合理配置和有效利用。卫生经济分析与评价的步骤包括明确分析目标和分析角度、设计确定各种备选方案、各个方案投入的测量、各个方案产出的测量、成本和收益的贴现、投入与产出分析定量评价、敏感性分析、分析与评价等。卫生经济分析与评价原理和方法在国内发展得尤为迅速，已经被应用于我国卫生服务的多个领域。卫生经济分析与评价的基本方法包括成本-效果分析法、成本-效益分析法、成本-效用分析法等。

【课后案例】

卫生经济学分析与评价方法在老年骨科疾患中的应用

我国已经进入老龄化社会，骨科疾患给老年人的生活带来了很多不便，严重影响着患者的生活质量，给患者家庭带来了严重的心理和经济负担。患者、医生及卫生健康管理机构为了衡量不同治疗方案的"性价比"，常常使用卫生经济学分析与评价方法来综合分析不同治疗方案的投入成本与健康产出，来进行方案评价和决策。在进行医疗方案的卫生经济学分析与评价时，首先要明确分析的目标和角度，不同的分析角度有着不同的成本估算方式。常用的分析角度有患者、医院、政府、社会等角度，本文以患者角度为例。

（1）老年骨科疾患治疗方案的投入成本　直接医疗成本，主要指老年骨科疾患的治疗总费用，包括药物、药物检测、药物调整、患者咨询、诊断检查、住院费用、门诊费用、急诊费用、救护车急救费用、护理费用等。直接非医疗成本，包括患者及其家人支付的就医交通成本、食宿成本、护工看护成本等。间接成本指的是由于疾病或死亡而导致的患者及其家属劳动力丧失而减少的收入。隐性成本则包括由于疾病或疾病治疗而引起的疼痛、焦虑、疲劳等情绪。

对于老年骨科患者来说，因为合并症多、基础情况差、术后并发症多、住院时间长、再手术率高、护理花费高等特点，医疗成本相较于年轻人大大增加。

（2）老年骨科疾患治疗方案的健康产出　①效果：对于老年骨科患者来说，效果可以指手术后的躯体疼痛减轻、行动能力提高、神经与感觉功能恢复等。②效益：老年患者骨科疾患可能导致患者长期卧床，易导致压疮、坠积性肺炎、肌萎缩、患肢活动能力下降等临床表现，甚至会引发其他危重症，期间产生的高额医疗费用、家庭护理费用和亲属误工费用，在一定情况下，可以通过某项治疗方案来避免，这就是该方案的效益。③效用：可用某项治疗方案（如骨折手术）所产生的质量调整生命年来表示。假设完全健康的人的健康相关生活质量是1，处于死亡状态的人的健康相关生活质量是0，老年骨折卧床患者术前的健康相关生活质量是0.3，手术治疗之后的健康相关生活质量是1，手术后生活了20年。那么该手术项目实施后所产生的质量调整生命年即为（1～0.3）×20=14 个质量调整生命年。

问题：分别设计使用最小成本法、成本－效益分析法、成本－效果分析法、成本－效用分析法，来对老年骨科疾患不同治疗方案进行卫生经济学分析与评价。

【思考题】

1. 什么是最小成本法？简述最小成本法的适用条件。

2. 成本－收益分析法的基本原理是什么？简述成本－收益分析法的主要步骤。

3. 成本－效果分析方法有哪几种？

4. 成本－效用常用的测量分析指标有哪些？

5. 卫生经济分析与评价的步骤有哪些？

第十一章
医疗服务成本与价格

学习目标

掌握医疗成本的概念、分类和成本分析方法，医疗服务价格的概念、特点及其重要影响因素。

熟悉医疗机构成本核算的目的和意义，医疗服务定价原则和方法。

了解医疗机构成本核算的基本思路与方法，我国医疗服务价格的改革演变。

案例导读

三级公立医院种植牙医疗服务价格调控目标为单颗 4500 元

2022 年 9 月，国家医疗保障局公布《国家医疗保障局关于开展口腔种植医疗服务收费和耗材价格专项治理的通知》（以下简称"通知"），明确要求三级公立医院单颗常规种植牙医疗服务部分的总价原则上不超过 4500 元，包含门诊诊查、生化检验和影像检查、种植体植入、牙冠置入等医疗服务价格的总和，不含种植体和牙冠。对于符合特定条件的地区或医疗机构，价格放宽比例不超过 20%。

通知要求各地坚持公益性原则，降低公立医疗机构种植体植入费、牙冠置入费、植骨手术费等价格，进而发挥对市场的参照作用，引导民营医疗机构按照符合竞争规律和群众预期的水平，制定合理价格。

通知明确，全牙弓修复种植、颅颌面种植、复杂植骨等技术难度大、风险程度高的项目，允许与常规种植牙手术价格拉开适当差距。固定义齿、可摘义齿等其他缺牙修复方式的医疗服务价格保持相对稳定，鼓励医疗机构优先为患者提供适宜的缺牙修复服务。拔牙、牙周洁治、补牙等以技术劳务为主的项目，历史价格偏低的可适当提高价格。

通知要求，各省级医疗保障部门在种植体集采、牙冠竞价的结果产生后，进一步合并制定并公开本地区种植牙全流程价格调控目标（含种植体、牙冠、医疗服务）。

种植体、牙冠、医疗服务等各项价格的治理措施将在 2022 年 12 月至 2023 年 3 月在各省陆续落地实施。

资料来源：新华社，2022-9-8.

思考：三级公立医院种植牙医疗服务价格调控目标为单颗 4500 元合理吗？种植牙医疗服务价格受哪些因素影响？种植牙医疗服务在不同级别、不同类型医疗卫生机构的价格有差异吗？成本有差异吗？种植牙医疗服务与常见的口腔医疗服务的定价形式有不同之处吗？

医疗服务价格是医疗服务技术劳务价值的表现，主要受其成本影响。那么，医疗服务成本如何核算？医疗服务又如何定价？本章重点关注这些问题。

第一节　医疗服务成本概述

一、医疗服务成本的概念

在经济学中，成本（cost）是指一个组织或者个体为了生产或提供一定的产品或服务所消耗的活劳动和物化劳动的货币总和。

所谓医疗服务成本，就是指医疗机构在提供医疗服务过程中所消耗的物化劳动和活劳动的货币总和。它由几个部分构成（图11–1）。医疗机构在进行医疗服务过程中，一方面消耗了一定的物质资料，即耗费了一定量的物化劳动（C）；另一方面消耗了医务工作者的脑力和体力，即消耗了一定量的活劳动（V+M），包括两部分：一部分是用于补偿自身劳动力再生产的必要劳动（V），另一部分是提供给社会的剩余劳动（M）。

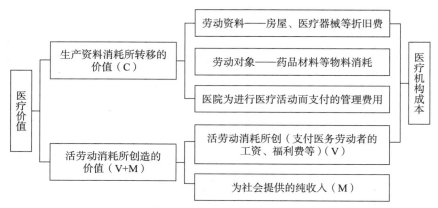

图11–1　医疗机构成本构成

二、医疗服务成本分类

（一）按照成本可追踪性划分

根据成本的可追踪性，把成本分为直接成本和间接成本。

1. 直接成本（direct cost）　是指确定由某一成本核算对象负担的费用，包括直接计入和计算计入的成本。比如在计算医院某科室的成本时，该科室的人员工资、材料消耗等就是该科室的直接成本。

2. 间接成本（indirect cost）　是指不能直接计入成本核算对象的费用，应当由医院根据医疗服务业务特点，选择合理的分配标准或方法分配计入各个成本核算对象。比如分摊给临床科室、医疗辅助科室的管理费用，就形成该科室的间接成本。

间接成本分配标准或方法一般遵循因果关系和受益原则，将资源耗费根据动因（如工作量占比、耗用资源占比、收入占比等）分项目追溯或分配至相关的成本核算对象。同一成本核算对象的间接成本分配标准或方法一旦确定，在各核算期间应当保持一致，不得随意变动。

（二）按照成本属性划分

成本与产量或业务量之间的关系称为成本属性。按成本属性可将成本分为固定成本、变动成本、半变动成本和半固定成本。

1. 固定成本（fixed cost）　是指在一定时期和范围内，不随业务量增减变化而变化的成本，如固定资产折旧、房屋租赁费、广告费等。固定成本有两个基本特点，一是固定成本总额保持不变，二是单位固定成本与业务量的增减呈反比例变化，如图 11-2 所示。

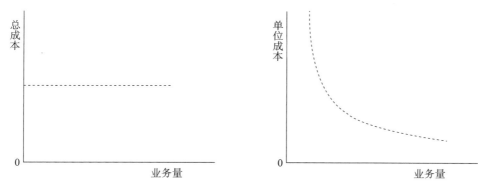

图 11-2　固定总成本（左图）和单位固定成本（右图）

2. 变动成本（variable cost）　是指随业务量的变化而成正比例变化的成本。如药品成本、卫生材料费等。变动成本也有两个基本特点，一是变动成本总额与业务量的增减呈正比例变化，二是单位变动成本固定不变，如图 11-3。

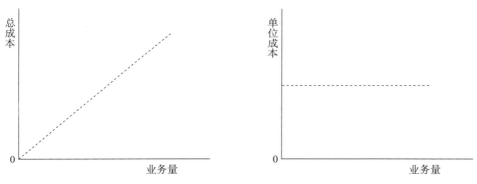

图 11-3　变动总成本（左图）和单位变动成本（右图）

3. 半变动成本（semi-variable cost）　通常有一个基数，一般不变，相当于固定成本，若在这个基数的基础上，业务量增加，成本也随之增加，这又相当于变动成本，如医院的水电费、燃料费等（图 11-4 图 a）。

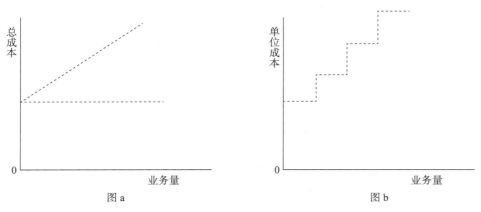

图 a　　　　　　　　　　　　　　　　　　图 b

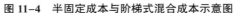

图 11-4　半固定成本与阶梯式混合成本示意图

4. 半固定成本（semi-fixed cost）　又称阶梯式成本。在一定业务范围内成本总额是固定的，当业务量超出这个服务范围，成本总额就跳跃到一个新水平上保持不变，直到下一个跳跃。如医院花费在救护车及司机等方面的支出，当业务量增加到超过某一限度时，就要增加相应支出，因此，救护车折旧费、司机工资支出等呈现阶梯式变动（图 11-4 图 b）。

（三）按照是否可控划分

按照成本的可控性，可将成本划分为可控成本与不可控成本，以利于成本控制和业绩评价。

1. 可控成本（controllable cost）　是指在一定时期内，可以被成本责任中心或科室控制和影响的成本。

2. 不可控成本（uncontrollable cost）　是指特定成本责任中心或科室无法直接控制，或不受某一特定成本责任中心或科室服务量直接影响的成本。成本的可控与不可控是相对的，随着责任科室和其他条件的不同，可控与不可控的划分也会随之发生变化。例如，人员工资在具备人事权的科室视为可控成本，在无人事权的科室就成为不可控成本。

（四）按照资本流动性划分

按照资本流动性分为资本性成本和非资本性成本。

1. 资本性成本（capital cost）　是指医院长期使用的，其经济寿命将经历多个会计年度的固定资产和无形资产的成本，包括固定资产折旧和无形资产摊销费用。

2. 非资本性成本（non capital costs）　是指某一会计年度内医院运营中发生的人员经费、卫生材料费、药品费、提取医疗风险基金和其他运行费用。

三、医疗服务成本核算目的、意义和原则

随着我国卫生事业的不断发展，医药卫生改革不断深化，医疗卫生机构业务活动及资金资产管理日益复杂，收支规模不断扩大，经济运行压力不断加大，对成本核算的精细化管理需求日益增加，特别是医院，本章医疗服务成本核算与分析以医院为主要对象进行展开，其他类型医疗卫生机构可以参照医院的成本核算与分析方法。

医疗成本核算是指医疗卫生机构把一定时期内发生的各项费用加以记录、汇集、计算、分析和评价，按照医疗服务的不同项目、不同阶段、不同范围，计算出医疗服务总成本和单位成本，以确定一定时期内的医疗服务技术水平，考核成本计划的完成情况，并根据不同医疗服务项目的消耗，分配医疗服务费用的一种经济管理活动。

（一）成本核算意义

医院开展成本核算的目的是提升单位内部管理水平和运营效率，优化资源配置，发挥成本核算在医疗服务定价、医院成本控制和绩效评价中的作用，健全现代医院管理制度，推进医院高质量发展。

医院实行成本核算，是市场经济体制对医院提出的客观要求，是深化改革的要求，是提高服务质量和效益的必由之路，对于健全和完善医院补偿机制，加强医院经济管理，有效利用卫生资源，降低服务成本，提高医院经济效益与社会效益都具有十分重要的意义，具体表现在：

1. 提高医疗卫生机构经济管理水平　通过成本核算，可以全面掌握医疗活动中所消耗的物化劳动和活劳动情况，实际成本和预期成本的差异，找出存在的问题，以便及时采取措施，控制成

本，提高管理水平。

2. 充分合理利用有限的医疗资源　成本核算工作促使医疗卫生机构建立完整的成本核算组织管理系统，有利于增强医疗卫生机构管理人员和职工的成本意识，转变经营管理理念，提高医疗资源的利用效率。

3. 有效促进医疗卫生机构人事制度改革　成本核算工作的开展改变了过去单一的分配模式，也调整了医疗卫生机构的用工形式，完善了以按劳分配为主体、多种分配方式并存的分配制度。

4. 为科学制定医疗服务收费标准提供参考依据　主要通过医疗服务收费进行补偿，准确的成本核算信息是制定合理的医疗服务收费标准的基础。

5. 为合理制定卫生政策提供科学依据　医院实行医药分别核算，分开管理，单独进行成本核算，为制定科学的医院补偿机制提供依据。

（二）成本核算基本原则

1. 相关性原则　选择成本核算对象、归集分配成本、提供成本信息等应当与满足成本信息需求相关，有助于使用者依据成本信息做出评价或决策。

2. 真实性原则　应当以实际发生的经济业务或事项为依据进行成本核算，确保成本信息真实可靠、内容完整。

3. 适应性原则　进行成本核算应当与卫生健康行业特点、特定的成本信息需求相适应。

4. 及时性原则　应当及时收集、处理、传递和报告成本信息，便于信息使用者及时做出评价或决策。

5. 可比性原则　对相同或相似的成本核算对象进行成本核算所采用的口径、方法和依据等应当保持连续性和一致性，确保成本信息相互可比。

6. 重要性原则　选择成本核算对象、开展成本核算应当区分重要程度，对于重要的成本核算对象和成本项目应当力求成本信息精确，对于非重要的成本核算对象和成本项目可以适当简化核算。

四、医疗服务成本核算单元与成本项目

（一）核算单元

成本核算单元是成本核算的基础，根据不同的核算目的和服务性质进行归集和分类，可分为科室单元和服务单元。

科室单元是指根据医疗卫生机构管理和学科建设需要而设置的成本核算单元，如消化病房、呼吸门诊、手术室、检验科、供应室、医务处等。主要用于科室成本核算、医疗服务项目成本核算、诊次成本核算、床日成本核算等。

服务单元是指以医疗卫生机构为患者提供的医疗服务内容类别为基础而设置的成本核算单元，如重症监护、手术、药品、耗材等服务单元。服务单元根据功能可细化为病房服务单元、病理服务单元、检验服务单元、影像服务单元、诊断服务单元、治疗服务单元、麻醉服务单元、手术服务单元、药品供应服务单元、耗材供应服务单元等。主要用于病种成本核算、DRG成本核算等。

（二）成本项目

成本项目是指将归集到成本核算对象的，按照一定标准划分的，反映成本构成的具体项目。

医院成本项目包括人员经费、卫生材料费、药品费、固定资产折旧费、无形资产摊销费、提取医疗风险基金、其他运行费用等七大类。

1. 人员经费　卫生人力是医疗服务生产的主要要素。人员经费在医疗服务总成本中占有相当大的比例。人员经费一般用支付给医疗服务人员的所有报酬来计算，报酬包括工资、奖金、补贴、福利和社会保险费等。

2. 卫生材料费　材料可以分为医用材料和非医用材料。卫生材料费用一般用材料的购入价格、用量计算。

3. 药品费　药品是医疗服务中的特殊用品。在成本核算时，往往把药品成本和其他医疗服务成本分别核算。药品成本有两类，一是药品本身的购入成本，用药品的购入价格计算；二是药品经营成本，包括药品购入成本和药品运输、储存及药剂人员的成本。

4. 固定资产折旧费　固定资产折旧也是医疗服务成本的主要构成部分，特别是在高等级的医疗卫生机构。根据固定资产的性质，可以将其分为房屋和设备两大类。

5. 无形资产摊销费　无形资产是指医疗卫生机构拥有或者控制的没有实物形态的可辨认货币资产，包括专利权、商标权、著作权、非专利技术、商誉等。它是医疗卫生机构资产的一个重要组成部分，要按照财务规则进行折旧和摊销。

6. 提取医疗风险基金　医疗行业是一个高风险的特殊行业，在诊断、治疗和康复的全过程中都存在着医疗风险。医疗风险基金是从医疗收入中计提，专门用于支付医疗卫生机构购买医疗风险保险发生的支出或实际发生的医疗事故赔偿的资金。

7. 其他运行费用　上述未包括的成本可以列在其他费用中，主要有办公费、印刷费、水电费、房屋或者设备租赁费等。

第二节　医疗服务成本核算与分析

一、医疗服务成本核算框架与方法

按照核算对象的不同，成本核算可分为科室成本、诊次成本、床日成本、项目成本、病种成本、按疾病诊断相关分组（Diagnosis related groups，DRG）成本。成本核算对象是指任何一种需要进行成本计量和分配的最终项目，也就是成本费用归属的对象。不同核算对象的医疗服务成本核算方法如下。

（一）科室成本

1. 科室成本核算对象　是按照医疗卫生机构管理需要设置的各类科室单元。按照服务性质将科室划分为临床服务类、医疗技术类、医疗辅助类、行政后勤类。临床服务类科室是指直接为患者提供医疗服务，并能体现最终医疗结果、完整反映医疗成本的科室。医疗技术类科室是指为临床服务类科室及患者提供医疗技术服务的科室。医疗辅助类科室是指服务于临床服务类和医疗技术类科室，为其提供动力、生产、加工、消毒等辅助服务的科室。行政后勤类科室是指除临床服务类、医疗技术类和医疗辅助类科室之外，从事行政管理和后勤保障工作的科室。

2. 核算方法　通过"业务活动费用""单位管理费用"等会计科目，按照成本项目归集实际发生的各种费用，据此计算确定各科室的成本，包括直接成本和间接成本。科室直接成本分为直接计入成本与计算计入成本，直接计入成本是指在会计核算中能够直接计入科室单元的费用。包括人员经费、卫生材料费、药品费、固定资产折旧费、无形资产摊销费，以及其他运行费用中可以直接计入的费用。

计算计入成本是指由于受计量条件所限无法直接计入科室单元的费用。医疗卫生机构应当根据重要性和可操作性等原则，将需要计算计入的科室直接成本按照确定的标准进行分配，计算计入相关科室单元。对于耗费较多的科室，医疗卫生机构可先行计算其成本，其余的耗费再采用人员、面积比例等作为分配参数，计算计入其他科室。

科室间接成本应当本着相关性、成本与效益关系及重要性等原则，采用阶梯分摊法，详见图11-5，按照分项逐级分步结转的方式进行三级分摊，最终将所有科室间接成本分摊到临床服务类科室。具体步骤如下：

（1）一级分摊　行政后勤类科室费用分摊。将行政后勤类科室费用采用人员比例、工作量比重等分摊参数向临床服务类、医疗技术类和医疗辅助类科室分摊，并实行分项结转。

（2）二级分摊　医疗辅助类科室费用分摊。将医疗辅助类科室费用采用收入比重、工作量比重、占用面积比重等分摊参数向临床服务类和医疗技术类科室分摊，并实行分项结转。

（3）三级分摊　医疗技术类科室费用分摊。将医疗技术类科室费用采用收入比重等分摊参数向临床服务类科室分摊，分摊后形成门诊、住院临床服务类科室的成本。

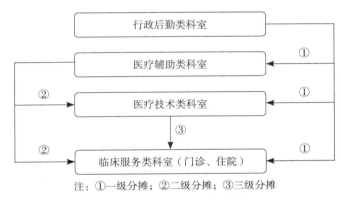

注：①一级分摊；②二级分摊；③三级分摊

图 11-5　科室成本阶梯分摊法

（二）诊次成本

1. 诊次成本核算　是指以诊次为核算对象，将科室成本进一步分摊到门急诊人次中，计算诊次成本的过程。

2. 核算方法　采用三级分摊后的临床门急诊科室总成本，计算出诊次成本。具体公式如下：

$$全院平均诊次成本 = \frac{\sum 全院各门急诊科室成本}{全院总门急诊人次}$$

$$某临床科室诊次成本 = \frac{某临床急诊科室门成本}{该临床科室门急诊人次}$$

（三）床日成本

1. 床日成本核算　是指以床日为核算对象，将科室成本进一步分摊到住院床日中，计算出床日成本的过程。

2. 核算方法　采用三级分摊后的临床住院科室总成本，计算出床日成本。具体公式如下：

$$全院平均实际占用床日成本 = \frac{\sum 全院各信院科室成本}{全院实际占用总床日数}$$

$$某临床科室实际占用床日成本 = \frac{某临床住院科室成本}{该临床科室实际占用床日数}$$

（四）项目成本

1. 医疗服务项目成本核算　是指以各科室开展的医疗服务项目为对象，归集和分配各项费用，计算各项目单位成本的过程。医疗服务项目成本核算对象是指各地医疗服务价格主管部门和卫生行政部门、中医药主管部门印发的医疗服务收费项目，不包括药品和可以单独收费的卫生材料。医疗服务项目应当执行国家规范的医疗服务项目名称和编码。

2. 核算方法　医疗服务项目成本核算分两步开展：首先确定医疗服务项目总成本，其次计算单个医疗服务项目成本。应当以临床服务类和医疗技术类科室二级分摊后成本剔除药品成本、单独收费的卫生材料成本等作为医疗服务项目总成本，可以采用作业成本法、成本当量法、成本比例系数法等方法计算单个医疗服务项目成本。

（1）**作业成本法**　是指通过对某医疗服务项目所有作业活动的追踪和记录，计量作业业绩和资源利用情况的一种成本核算方法。该方法以作业为中心，以成本动因为分配要素，体现"服务消耗作业，作业消耗资源"的原则。提供某医疗服务项目过程中的各道工序或环节均可视为一项作业。成本动因分为资源动因和作业动因，主要包括人员数量、房屋面积、工作量、工时、医疗服务项目技术难度等参数。计算步骤如下：①划分作业。在梳理医疗卫生机构临床服务类科室和医疗技术类科室医疗业务流程基础上，将医疗服务过程划分为若干作业。各作业应当相对独立、不得重复，形成医疗卫生机构统一、规范的作业库。②直接成本归集。将能够直接计入或者计算计入某医疗服务项目的成本直接归集到医疗服务项目。③间接成本分摊。将无法直接计入或者计算计入某医疗服务项目的成本，首先按照资源动因将其分配至受益的作业，再按照医疗服务项目消耗作业的原则，采用作业动因将作业成本分配至受益的医疗服务项目。

（2）**成本当量法**　是指在确定的核算期内，以科室单元为核算基础，遴选典型的医疗服务项目作为代表项目，其成本当量数为"1"，作为标准当量，将其他项目与代表项目进行比较，进而得到其他项目各自的成本当量值，再计算出各项目成本的方法。计算步骤如下：

①选取代表项目。确定各科室单元典型项目作为代表项目，将其成本当量数设为"1"。

②计算科室单元的总当量值。首先，以代表项目单次操作的资源耗费为标准，将该科室单元当期完成的所有医疗服务项目单次操作的资源耗费分别与代表项目相比，得出每个项目的成本当量值。其次，将每个项目的成本当量值乘以项目服务量，得出该项目的总成本当量值。最后，各项目总成本当量值累加，得到该科室单元的成本当量总值。

③计算当量系数的单位成本。计算公式如下：

当量系数的单位成本＝（该科室单元当期总成本－药品成本－单独收费的卫生材料成本）/该科室单元的成本当量总值。

④计算项目单位成本。计算公式如下：

$$项目单位成本 = 当量系数的单位成本 \times 该项目的成本当量值$$

（3）**成本比例系数法**　是指将归集到各科室单元的成本，通过设定某一种分配参数，将科室单元的成本最终分配到医疗服务项目的计算方法。核算方法主要有收入分配系数法、操作时间分配系数法、工作量分配系数法等。

①收入分配系数法。将各医疗服务项目收入占科室单元总收入（不含药品收入和单独收费卫生材料收入）的比例作为分配成本的比例。②操作时间分配系数法。将各医疗服务项目操作时间占科室单元总操作时间的比例作为分配成本的比例。③工作量分配系数法。将各医疗服务项目工作量占科室单元总工作量的比例作为分配成本的比例。

（五）病种成本

1. 病种成本核算 是指以病种为核算对象，按照一定流程和方法归集相关费用，计算病种成本的过程。医疗卫生机构开展的病种可参照临床路径和国家推荐病种的有关规定执行。

2. 核算方法 病种成本核算方法主要有自上而下法（top-down costing）、自下而上法（bottom-up costing）和成本收入比法（cost-to-charge ratio，CCR）等。

（1）自上而下法 自上而下法以成本核算单元成本为基础计算病种成本。按照以下步骤开展核算：①统计每名患者的药品和单独收费的卫生材料费用，形成每名患者的药耗成本。②将成本核算单元的成本剔除所有计入患者的药品和单独收费的卫生材料费用后，采用住院天数、诊疗时间等作为分配参数分摊到每名患者。③将步骤①和步骤②成本累加形成每名患者的病种成本。④将同病种患者归为一组，然后将组内每名患者的成本累加形成病种总成本，采用平均数等方法计算病种单位成本。

$$病种总成本 = \sum 该病种每名出院患者成本$$

$$某病种单位成本 = 该病种出院患者总成本 / 该病种出院患者总数$$

（2）自下而上法 自下而上法以医疗服务项目成本为基础计算病种成本。按照以下步骤开展核算：

①将医疗服务项目成本、药品成本、单独收费的卫生材料成本等对应到每名患者后，形成每名患者的病种成本。

$$某患者病种成本 = \sum（该患者核算期间内某医疗服务项目工作量 \times 该医疗服务项目单位成本）+ \sum 药品成本 + \sum 单独收费的卫生材料成本$$

②将同病种患者归为一组，然后将组内每名患者的成本累加形成病种总成本，采用平均数等方法计算病种单位成本。

$$病种总成本 = \sum 该病种每名出院患者成本$$

$$某病种单位成本 = 该病种出院患者总成本 / 该病种出院患者总数$$

（3）成本收入比法 成本收入比法以服务单元的收入和成本为基础计算病种成本，通过计算医院为患者提供的各服务单元的成本收入比值，利用该比值将患者层面的收入转换为成本。按照以下步骤开展核算：

①计算各服务单元的成本收入比值。

$$某服务单元成本收入比 = 该服务单元成本 / 该服务单元收入$$

②计算患者病种成本。

$$某患者病种成本 = \sum 该患者某服务单元收入 \times 该服务单元成本收入比$$

③将同病种患者归为一组，然后将组内每名患者的成本累加形成病种总成本，采用平均数等方法计算病种单位成本。

$$病种总成本 = \sum 该病种每名患者成本$$

$$某病种单位成本 = 该病种总成本 / 该病种出院患者总数$$

（六）按疾病诊断相关分组（DRG）成本

1. DRG 成本核算　是指以 DRG 组为核算对象，按照一定流程和方法归集相关费用，计算 DRG 组成本的过程。

2. 核算方法　DRG 成本核算方法主要有自上而下法、自下而上法和成本收入比法。具体步骤请参照"（五）病种成本"部分有关内容。

二、医疗服务成本分析

成本分析就是利用成本计划、成本核算资料和其他有关资料，全面分析成本水平及成本构成的变动情况，研究影响成本升降的因素及其变动的原因，以寻求控制成本的途径和方法的一种成本管理活动。常用的成本分析方法主要有对比分析法、比率分析法、因素分析法、盈亏平衡分析法等。

（一）对比分析法

对比分析法，也称比较分析法，通常是把相互关联的经济指标进行比较，从而确定数量差异的一种分析方法。通过对比，揭露矛盾，找出差距，发现问题，寻找形成差距的原因，进而指明努力的方向。常用于对比的形式有以下几种：

1. 实际指标与计划指标对比　通过实际指标与计划指标对比，可以分析计划指标的完成情况，发现差异，从而纠正偏差。

2. 报告期指标与上期或历史指标比较　通过比较分析本期与上期、本期与历史最好水平的差异，揭示发展趋势，有助于吸取历史经验，改进以后的工作。

3. 本单位指标与同行业先进水平、国际先进水平比较　通过比较，找出本单位与国内、国际先进水平的差距，可以促使医疗卫生机构扬长避短，明确努力方向，挖掘成本控制潜力，为提高医疗卫生机构的经济效益和社会效益服务。

在对比分析中，选择合适的对照标准十分关键，若不合适，可能得出错误的结论。与国内同行业比较时，应注意技术经济的可比性；与国际先进水平比较时，应注意社会条件的不同。

（二）比率分析法

比率分析法是通过计算医疗机构相关项目之间的比率，并揭示不同指标之间的内在联系，从而评价医疗机构成本状况，指出医疗机构经营管理中存在问题的一种成本分析方法。通常计算的比率有趋势比率、结构比率、相关比率等。

1. 趋势比率　是一种根据医疗卫生机构连续多期的成本，计算指标年平均增长率，用来分析成本变化及趋向的分析方法。

【例 11-1】某医院 2018 ～ 2022 年门诊人次的单位成本分别为 99 元、101 元、105 元、119 元、125 元，则其定基发展速度和环比发展速度见表 11-1。

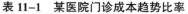

表 11-1　某医院门诊成本趋势比率

项目	2018 年	2019 年	2020 年	2021 年	2022 年
门诊单位成本	99	101.0	105.0	119.0	125.0
定基发展速度	—	102.0	106.1	120.2	126.3
环比发展速度	—	102.0	102.9	113.3	105.0

由上表可知，研究医院门诊人次的单位成本逐年递增，但各年增长速度不一样，需要结合其他数据进一步查明某些年份成本过快增长的原因。

2. 结构比率　是指某成本指标各组成部分占总体的比重。通过计算结构比率，可分析成本各组成部分之间的联系，揭示成本结构的变化，反映指标的特征和变化规律。

3. 相关比率　是指两个性质不同但彼此相关又有联系的指标，以其中一个作为基数，求得两个数值的比率。相关比率要求被分析的项目确实相关，这样才能反映各数值之间的比率是否正常，为成本控制、协调各环节平衡发展服务。

【**例 11-2**】甲、乙医院 2018 ～ 2022 年成本、收入见表 11-2。如何评价甲、乙两个医院哪一个经营得更好？

计算成本收入率，就可能反映各医院经济效益的好坏，表 11-2 是两个医院 2018 ～ 2022 年的成本收入率对比情况。

表 11-2　某两家医院的成本收入率对比

医院	项目	2018 年	2019 年	2020 年	2021 年	2022 年
甲医院	成本费用	90400.0	99262.0	118187.0	135631.0	143581.0
	业务总收入	71943.0	100448.0	117574.0	138402.0	155716.0
	成本收入率	125.7	98.8	100.5	98.0	92.2
乙医院	成本费用	43252.0	48222.0	49653.0	68728.0	80660.0
	业务总收入	32739.0	48371.0	52771.0	72821.0	88833.0
	成本收入率	132.1	99.7	94.1	94.4	90.8

从上表可以看出，甲医院各年的业务收入和成本费用都比乙医院大，仅从绝对数难以判断两个医院效益的好坏，但通过计算成本收入率，可以发现：前两年 2018 ～ 2019 年乙医院的成本收入率较高，经济效益较甲医院差；2020 ～ 2022 年后三年乙医院的成本收入率较低，经济效益比甲医院好。

（三）因素分析法

因素分析法是依据分析指标与其影响因素的关系，从数量上确定各因素对分析指标的影响方向和影响程度的一种方法。利用因素分析法对指标的变动进行分析时，应首先确定该指标的影响因素及各因素的相互关系，并建立各因素与该指标的函数关系，然后假定其他因素均无变化，依次测定每一个因素单独变化对指标所产生的影响。连环替代法是最常用的因素分析法，在几个相互联系的因素共同影响着某一指标的情况下，可应用这一方法来计算各因素对指标变动的影响程度。

1. 基本程序　首先确定分析对象。然后按影响指标各因素的内在逻辑关系确定排列顺序，建立各因素与综合指标的函数关系，再逐项替代，计算各因素对指标的影响程度，最后进行分析评价。

2. 计算原理　设 0 为基期，1 为报告期，某一经济指标 A 受 x、y、z 三个因素的共同影响，是 x、y、z 三个因素相乘的结果，则：

基期指标：$A_0 = x_0 \times y_0 \times z_0$　①

第一次替换：$x_1 \times y_0 \times z_0$　②

第二次替换：$x_1 \times y_1 \times z_0$　③

第三次替换：$x_1 \times y_1 \times z_1$　④

总的影响额：④－①。其中，x 因素对 A 的影响额：②－①；y 因素对 A 的影响额：③－②；z 因素对 A 的影响额：④－③。

【例 11-3】某医院住院业务成本情况如表 11-3 所示，试用连环替代法分析各因素对医院住院成本的影响。

表 11-3　某医院住院业务成本情况

年份	出院人次 x	出院者平均住院日 y（天）	出院者日均成本 z（元）	住院业务成本 A（万元）
2020	15190.0	13.8	443.4	9329.0
2021	19950.0	13.3	559.4	14875.0
增减	4760.0	-0.5	116.0	5546.0

基期成本：$A_0 = x_0 \times y_0 \times z_0 = 15190 \times 13.8 \times 443.4 = 9329$（万元）

第一次替换：$x_1 \times y_0 \times z_0 = 19950 \times 13.8 \times 443.4 = 12252$（万元）

x 因素对 A 的影响额 $= 12252 - 9329 = 2923$（万元）

由于收治患者增加而导致住院业务成本比上年增长 31.33%，增加 2923 万元，占成本总增加额 5546 万元的 52.7%。

第二次替换：$x_1 \times y_1 \times z_0 = 19950 \times 13.3 \times 443.4 = 11792$（万元）

y 因素对 A 的影响额 $= 11792 - 12252 = -460$（万元）

由于住院日期缩短而导致住院业务成本比上年减少 3.75%，减少 460 万元，占成本总增加额 5546 万元的 -8.3%。

第三次替换：$x_1 \times y_1 \times z_1 = 19950 \times 13.8 \times 559.3 = 14875$（万元）

z 因素对 A 的影响额 $= 14875 - 11792 = 3083$（万元）

由于出院患者日均住院成本增加，使住院业务成本增长 26.14%，增加 3083 万元，占成本总增加额 5546 万元的 55.6%。

由此可以得出：在三个因素的共同影响下，该院 2021 年住院业务成本比 2020 年增加了 5546 万元，其中收治患者增加和出院患者日均住院成本增加是导致住院成本增加的主要因素，而住院日期缩短则使住院业务成本比上年有所减少，医院应该从控制患者日均住院成本着手，以降低住院成本。

（四）盈亏平衡分析法

盈亏平衡分析法，也称量－本－利分析法，旨在用于医院经营分析，就是要在既定的成本水平与结构条件下，找出医疗工作量、医疗成本、收益之间的最佳点，使医疗卫生机构在成本一定的情况下收益最大，或收益一定的情况下，成本最小。

盈亏平衡点又称保本点，是指医院业务收入与医院总成本相等，医院处于保本状态。它是衡量盈亏的一个标准。在医疗总成本不变的情况下，当业务收入等于盈亏平衡点时则医院保本，高于平衡点时即可获得利润，低于平衡点时则出现亏损。反之，在业务收入一定的情况下，医疗成本水平或医院业务规模的变化，也可引起上述各种结果。因此，在分析医院成本时，必须分析医疗成本、医疗业务规模和医院业务收入的关系，分析单位医疗成本、医疗规模和固定费用开支的效果、工资或药品成本、材料成本变动时对盈亏的影响。

1. 盈亏平衡分析的基本理论　设提供卫生服务量为 Q，收费价格为 P，单位变动成本为 V，总固定成本为 F，则在保本状态下有：

$$Q \times P = Q \times V + F$$

$$盈亏平衡点工作量（Q）= \frac{医疗固定成本（F）}{医疗收费（P）-医疗可变成本（V）}$$

由此得到决定盈亏平衡点的数学模型如下：

$$盈亏平衡点业务总收入（S）= 盈亏平衡点医疗工作量 \times 医疗收费$$

【例 11-4】 某医院年固定成本为 1800 万元，平均每次门诊成本为 30 元，平均每次门诊收费为 50 元。计算该医院的保本门诊量和保本点业务收入。

$$医院的保本门诊量：Q = \frac{医疗固定成本（F）}{医疗收费（P）-医疗可变成本（V）} = \frac{18000000}{50-30} = 900000（人次）$$

保本点业务总收入：S= 盈亏平衡点医疗工作量 × 医疗收费 =900000×50=4500（万元）

即完成业务收入 4500 万元，门诊人次达到 90 万时达到盈亏平衡，可以保本，高于此数则有利润，低于此数则出现亏损。

2. 盈亏平衡分析在医院经营管理中的作用

（1）用于成本预测，确定目标成本　在预测的医疗工作量既定，固定成本也不能降低，更难以提高医疗价格的情况下，唯一的途径是降低单位变动成本，以保证医疗卫生机构不亏损。计算公式如下：

$$单位变动成本（V）= 平均门诊人次收入 -（固定成本）/（门诊人次）$$

【例 11-5】 假定某医院的固定成本为 2700 万元，平均每次门诊收费为 60 元，预计的门诊量为 90 万人次，则目标单位变动成本如下：

$$V=60-（27000000/900000）=30（元）$$

即平均每次门诊成本必须控制在 30 元以下才能保本。

（2）用于扩大医疗服务量的决策　在保本基础上，医疗卫生机构可以通过扩大医疗服务数量，既提高社会效益，又可以实现盈利。

【例 11-6】 以上例为例，假定要实现预计收益 300 万元，门诊量为 Q（万人次），则有：

$$目标工作量（门诊人次数）= \frac{固定成本 + 目标利润}{平均每次门诊收入 - 每次门诊成本}$$

求之得 Q=（2700+300）/（60-30）=100（万人次）。

第三节　医疗服务定价理论

一、医疗服务价格的概念与影响因素

（一）医疗服务价格的概念

医疗服务价格是由卫生服务机构或医务人员向卫生服务消费者提供医疗技术服务时所收取的服务费用，既包括按市场供需机制形成的价格进行收费，又包括按政府有关部门制定的标准进行收费，它是医疗费用的一个组成部分。

（二）医疗服务价格形成机制

1. 基于均衡价格理论的医疗服务价格形成机制　该理论认为，价值即是效用，需求和供给共同决定价格。按照需求定理，价格越高，商品的需求量就越少；价格越低，商品的需求量就越高。而从供给定理来看，价格越高，供给量越大；价格越低，供给量越少。在各种可能的价格中，一定有买卖双方共同接受的价格，即需求价格和供给价格相等的价格。在这个价格下，需求量正好等于供给量，此时市场处于均衡状态。这个价格被称作"均衡价格"，均衡点的交易量被称为"均衡数量"。

运用西方经济学的均衡价格理论对卫生服务价格进行分析，市场机制对供求进行自发调节，卫生服务均衡价格由互为条件和互相制约的供求关系决定。当卫生服务需求大于卫生服务供给时，价格上升，需求减少，供给增加；当供给大于需求时，价格下降，供给减少，需求增加。这是需求规律与供给规律共同作用的结果，它使供给与需求在价格的波动中趋于一致，形成买卖双方共同接受的价格，即均衡价格。当均衡格局被打破时，价格的变动方向取决于供给和需求双方变动幅度的消长，直到回到新的均衡。

2. 基于马克思价格理论的医疗服务价格形成机制　该理论认为，劳动是价值的源泉，劳动价值决定了价格。商品具有使用价值和价值二因素，商品由劳动生产，而劳动一方面指具体劳动，另一方面指抽象劳动。具体劳动生产的是商品的使用价值，抽象劳动生产的是商品的价值，是商品价值的唯一源泉。商品价值的实体是看不见、摸不着的，是商品的社会属性，不能自我表现。一个商品的价值必须由另一个商品来表现，并且只能在同另外一个商品交换时才能实现。当商品价值发展到"货币价值形式"阶段，即用货币表现货币商品内在的价值尺度时，就形成商品价格。商品价格由价值决定，并围绕价值上下波动。从长期来看，总价格与总价值相符合，价值规律要求我们在经济活动中实行等价交换。

运用马克思价格理论对医疗服务价格进行分析，医疗服务价格是对医疗服务作为商品交换所采取的一种价格形式，本质上是医疗服务价值的货币表现。医疗服务耗费了医务人员和其他卫生工作者的劳动，凝结了一般人类劳动价值，其价值同样取决于生产它所耗费的社会必要劳动时间，包括物化劳动的耗费和活劳动的耗费。物化劳动的耗费（C）是指提供医疗服务时所消耗房屋设备、医疗器械、药品材料、水煤电等。它们按其实际消耗而转移到医疗服务中，作为医疗服务价值的一个构成部分。活劳动的耗费（V）主要指医务人员和其他卫生工作者的劳动。随着劳动价值理论的深化和发展，创造价值的劳动不仅指医务工作者的技术性劳动，也包括管理劳动。剩余劳动所创造的价值（M）属于医生和其他卫生工作者为社会创造的价值。因此，医疗服务价格的构成为C+V+M。

（三）医疗服务价格的影响因素

在社会主义市场经济条件下，医疗服务的价格不仅以价值为基础，同时还受到市场供求关系、国家政策、财政补贴水平，以及群众的支付意愿和支付能力等因素的影响，这些因素共同影响了医疗服务的价格。

不管是从均衡价格理论来看，还是从马克思价格理论来看，影响医疗服务价格的因素主要包括医疗服务成本、医疗服务市场供求关系、价格政策、财政补贴、支付意愿和支付能力等。

1. 医疗服务成本　成本是任何产品定价的基础，医疗服务价格也不能例外。医疗成本的范围必须是医疗服务过程中消耗的物化劳动和活劳动，不能把不属于成本范围的开支也列入成本。在实际计算医疗成本时，退职和退休人员工资、患者医疗欠费减免部分及医疗事故赔偿费等，都不应列入成本。医疗服务成本必须是社会平均成本，必须是在生产成本中，而不是在报告期成本中。

2. 医疗服务市场供求关系 医疗服务价格作为一个交换的范畴，必然受到市场供求因素的影响。市场经济学认为，需求和供给两者共同决定价格，在供给不变的情况下，需求变动与价格变动同向；在需求不变的情况下，供给变动与价格变动反向；需求供给共同变动时，最终对价格的影响方向和程度与需求供给变动的方向和程度有关。医疗服务市场的供求关系，客观上反映了卫生医疗保健提供能力和社会卫生保健需求之间的矛盾，与一般商品市场供求关系相比有明显的特殊性。首先，大部分医疗服务的需求价格弹性是缺乏的，价格的变化对需求量的影响较小；其次，需方信息缺乏而供给方处于信息优势，供求双方难以展开充分的竞争，而且可能容易产生道德风险，如医生诱导需求使医疗服务供给增加而不会引起价格下降。最后，卫生服务供给的技术垄断性，有一部分卫生服务产品很难通过市场机制形成市场价格。

首先，医疗服务需求的价格弹性较小。相对而言，特需医疗服务的需求价格弹性稍高一些，而常见病、多发病等基本医疗的需求价格弹性较低，至于那些危及生命的疑难重症和急症患者的医疗服务，价格机制的作用十分有限。因为这些服务的价格弹性比较小，价格变化不会对需求产生很大影响。

其次，供给机制对医疗服务价格的影响是有限的。由于存在医生诱导需求的可能，医疗服务的供给增加，一般不会引起医疗服务价格的下降。美国一项研究表明：社区医生数量增加特别是外科医生数量增加，不仅没有使医疗服务价格下降，反而使价格提高。

最后，在医疗服务的需方和供方之间竞争机制的作用十分有限，由于消费者缺少医疗知识，消费者和医生之间信息不对称，供求双方难以展开充分的竞争。但有一些资料说明，医疗服务价格仍会影响人们的医疗服务需求，只是有时由于消费者对医疗服务质量认识的偏见等原因，在较低的医疗服务价格范围内可能出现医疗服务价格同医疗服务利用的正相关。进行价格决策时应了解医疗服务价格对需求的影响，因为人们对服务需求的减少，尤其是对基本医疗服务需求的减少，会导致人民健康水平的下降。

3. 价格政策 由于医疗服务市场的特殊性，在不同的国家及不同的医疗保险形式下，实行不同的价格来进行宏观调控。我国的卫生事业是实行一定福利政策的公益性事业，医疗服务价格实行统一领导分级管理。医疗服务的价值不是全部通过市场实现的，体现福利的那部分价值是通过财政补贴的形式实现的。国家的价格政策对医疗服务价格形成的影响主要体现在：一是医疗服务价格决策已经向科学化决策发展，医疗服务价格的制定开始注重医疗服务价格研究成果，部分研究成果应用到医疗服务价格决策中；二是医疗服务价格决策既考虑到医疗服务项目的成本，又考虑到消费者的支付能力；三是医疗服务价格逐步实行分级管理，增加了地方政府的自主性和价格管理的灵活性。

4. 财政补贴 政府的财政补贴体现了卫生事业的福利性，各地可根据当地的经济状况，给予卫生事业一定比例的财政补贴，同时由于医疗服务价格制定权力的下放，医疗服务的价格受财政补贴的影响。当财政补贴增加时，卫生福利性体现较为充足，医疗服务价格可适当降低；财政补贴少，则医疗服务福利性体现少，医疗服务价格可适当提高。

5. 支付意愿和支付能力 由于我国所采用的付费方式主要是由患者按其所利用的医疗服务项目直接向医疗服务机构支付费用，而不是由第三者对医疗服务机构进行补偿。在这种情况下，消费者对医疗服务收费的承受能力和支付意愿是影响医疗服务价格形成的重要因素之一。随着市场经济的发展，一方面医疗费用增加；另一方面分配政策调整，个人收入差距拉开。对一些收入不高的人，特别是对广大农村地区的人口来说，因病致贫的因素增加。对这些人的保健需求，必须予以重视，以体现社会公平。

二、医疗服务定价指导思想与原则

（一）指导思想

1. 社会效益优先　我国医疗服务是政府实行一定福利政策的社会公益事业，我国公立医疗卫生机构承担着提供医疗卫生服务的主体责任，不同于一般性质的企业，公立医疗卫生机构不追求经营效益的最大化，而是社会效益的最大化，因此，医疗服务价格的制定要考虑人民群众的经济承受能力，确保老百姓公平享有基本医疗服务。

2. 合理补偿　医疗卫生机构医疗服务成本的补偿渠道包括财政补助、医疗服务收费、医院非医疗资产运营收入和社会捐赠等。对大多数医疗卫生机构而言，医疗服务收费是医疗服务成本最主要的补偿渠道，对医疗服务过程中卫生资源的耗费进行弥补、充实，使之可以持续提供医疗服务。医疗服务价格需要对医疗卫生机构在经济活动中其消耗的物化劳动和活劳动支出得到足够、合理的补偿，这样才能满足医疗机构作为独立经济体再生产和扩大再生产的需要。此外，对医疗机构合理补偿也有助于卫生资源分配的公平和高效。

3. 市场调节与宏观调控相结合　对公立医疗机构提供的基本医疗服务，实行政府指导价。对公立医疗机构提供的特需医疗服务及其他市场竞争比较充分、个性化需求比较强的医疗服务，以及非公立医疗机构提供的医疗服务，实行市场调节价。

（二）定价原则

1. 分级定价原则　分级定价是指对不同级别的医疗卫生机构采用不同的价格政策，允许存在等级价差。目前我国医疗卫生机构实行分级管理制度，为实现分级定价提供了基础。实行分级定价，实现按质定价、优质优价，通过合理引导患者就医流向，激励促进各级医疗卫生服务机构提高技术水平和服务质量，以提高卫生资源的合理利用，促进资源优化配置。

2. 差别定价原则　差别定价是指医疗卫生机构对需要不同层次医疗服务的消费者，制定不同的价格。对于基本医疗服务项目，其定价从低从严，实行保本价格，保持相对稳定，从而保证基本医疗服务的利用。对于少数人利用的特殊医疗服务项目，如特约专家门诊、上门服务等可实行高于成本定价，根据供需变化情况，实行价格浮动，拉开收费档次。

3. 比价合理原则　比价关系是指同一市场、同一时间的不同商品价格之间的比例关系，它反映生产不同商品所花费的社会必要劳动时间之间的比例关系。制定医疗服务价格时，要充分考虑活劳动的消耗和物化劳动的消耗，以及创造的价值和使用价值，并同时与其他行业所生产的价值和使用价值进行比较，使不同行业之间的商品或服务的比价合理。在制定医疗服务价格时，除了要考虑行业间的比价外，也要考虑行业内部的比价合理。行业间比价不合理会导致社会分配不公，而行业内比价不合理将出现行业内部分配的不合理，这将影响各类卫生服务人员的积极性和创造性。

4. 因地制宜原则　我国地域广阔，地区间的经济状况、人口、资源、环境、医疗服务水平等均有差异。制定医疗服务价格时，有必要根据不同地区、不同人群的差异因地制宜、量体裁衣。如经济状况好的地区同等医疗服务价格可高于经济状况差的地区；对贫困人群、弱势群体实行优惠价，提高贫困人群对卫生服务的利用。

5. 体现技术劳务价值原则　医疗服务价格的构成，包括活劳动和物化劳动两个部分。物化劳动的消耗及补偿容易被人们理解和接受，而活劳动的价格往往得不到充分体现。医务劳动以脑力劳动为主，具有培养周期长、技术含量高、专业性强、风险高等特点，同样具有价值和使用价值，在制定医疗服务价格时，要充分体现医务人员的技术劳务价值。

三、医疗服务定价的形式

卫生服务价格应随着市场需求变化、市场结构变化等而发生相应变化。根据市场经济理论和制定医疗服务的原则，结合本地本单位的实际，制定相应的医疗服务价格。常用的医疗服务定价形式有：

（一）政府定价

政府在制定卫生服务价格时，既要考虑市场机制、成本要素等因素的影响，适当提高技术劳务项目收费标准，逐步实现按成本收费；同时也要根据我国卫生工作的性质，从保障大多数人的根本利益出发，制定适宜的医疗服务价格。对涉及人们基本卫生服务的项目，政府应统一定价，对特殊医疗服务项目，政府要规定限价，实行浮动价。

（二）同行评价

情况基本相同时，如同一级别的医疗机构、同一地区等，就某一项目的价格，可采取同行评议的办法，制定大家均可接受的医疗服务价格。也就是说，在制定医疗服务价格时，要充分考虑行业的统一性。特别是新的医疗服务项目和新型医疗仪器设备检查治疗项目的收费标准，用同行评议的方式是比较适当的。

（三）单位作价

就是医疗服务机构根据医疗服务项目的投入要素成本，加上预期利润，并考虑供求关系、竞争关系和需求者的承受能力而确定的价格。这种价格是比较现实的，且符合本地区的实际情况，同时也是医疗机构经营决策者根据营销策略做出的必要选择。

（四）按需变价

根据供求关系，对现行价格水平进行适当调整和变动。例如，现在人们物质生活水平提高了，要求美容的人增多了，在美容服务项目上就可以提高价格。如医疗服务供过于求，就可适当降低收费标准，以便提高竞争力。

（五）特需特价

对少数人利用的特殊医疗服务项目，其价格可高于成本定价，根据市场供求关系，进行市场调节。特需特价对医疗服务机构的经济补偿具有一定的积极作用。

（六）医患议价

市场的主体是供需双方，商品交换应是平等的。目前医疗机构作为医疗行业的垄断者处于主动地位，而医疗服务需求者则处于被动接受地位，这是由"独此一家"的经营模式所决定的。在医疗服务进入市场后，患者也应有议价的权利。虽然在目前阶段还难以实现，但应该相信，将来医患平等议价，会在某些医疗服务项目上得以实现，并将逐步扩大范围。2016年，国家发展改革委等四部委联合发布的《推进医疗服务价格改革的意见》中对于医疗服务价格定价提出了要求。首先，公立医疗机构提供的基本医疗服务实行政府指导价。其次，公立医疗机构提供的特需医疗服务及其他市场竞争比较充分、个性化需求比较强的医疗服务，实行市场调节价。最后，非公立医疗机构提供的医疗服务，落实市场调节价政策。

四、医疗服务定价的方法

（一）成本导向定价法

成本导向定价法是以产品的成本为基础，加上预期利润制定价格的一种方法。尽管只从供方的角度计算成本，没有充分考虑市场因素，但成本定价法是定价的基础。主要包括以下三种方法：

1. 成本加成定价法　在成本上附加一定的加成金额作为价格的一种定价方法。利用成本加成定价法制定医疗服务价格计算公式如下：

$$医疗服务价格（P）=医疗服务成本（C）\times（1+加成率）（R）$$

其中，政府在制定价格时，医疗服务成本一般取社会平均成本。加成率是预期毛利润占成本的百分比，加成率的确定可用经验估算，也可以用投资回报率来确定。成本定价法是成本加成定价法的一个特例，其条件是加成率等于零。

成本加成定价法适用于进价经常变化、品种繁多且费用收取是其他医疗服务项目的附带收费，其需求量也是由其他医疗服务项目的数量决定，没有必要单独确定其需求量的医疗服务项目，如一次性医疗用品的定价。

2. 收支平衡定价法　是以产品的总成本与总销售收入保持平衡为原则的一种定价方法，其价格制定的前提是产品销售量既定（如门急诊人次、住院人数相对稳定），以确定保本产销量。利用收支平衡定价法制定医疗服务价格的计算公式如下：

$$医疗服务价格（P）=医疗服务固定成本（F）+医疗服务的变动成本（V）/医疗服务数量（Q）。$$

此定价方法多用于查体项目综合定价、社区收费项目定价等以基础医疗和预防保健为主的医疗诊治工作。

3. 病种费率定价法　在按病种的支付方式下，以病种成本测算为基础，计算每个病种组合的固定支付额度。该费率是以一个地区所有医疗卫生机构的平均治疗成本为基础确定的。病种费率计算的一般方法参照公共事业物品定价公式制定：R=VC+ROR×RB。R指费率，VC指可变成本，ROR指许可的资产收益率，RB是费率基础。

（二）需求导向定价法

需求导向定价法是在充分考虑市场需求和竞争的情况下，以消费者为中心制定价格的一种方法。以卫生服务为例，该方法认为，提供卫生服务的目的是满足消费者的需要，所以卫生服务价格就不应该以成本为依据，而应从患者对医疗卫生机构、医疗服务的态度和行为出发，以患者对医疗服务价值的理解和需求程度为定价依据。造成需求差异价格的形式有多种，包括因地而异、因时而异、因医疗服务项目而异和因就医者不同而异等。包括可销价格倒推法、理解价值定价法和需求差异定价法。

1. 可销价格倒推法　又称反向定价法，是指企业根据产品的市场需求状况，通过价格预测和试销、评估，先确定消费者可以接受和理解的零售价格，然后推导批发价格和出厂价格的定价方法。其计算公式如下：

$$出厂价格 = 市场可销零售价格 × （1- 批零差价率）× （1- 销进差率）$$

采用可销价格倒推法的关键在于如何正确测定市场可销零售价格水平。测定的标准主要有：产品的市场供求情况及其变动趋势，产品的需求函数和需求价格弹性，消费者愿意接受的价格水平，与同类产品的比价关系等。按可销价格倒推法定价，具有促进技术进步、节约原料消耗、强化市场导向意识、提高竞争能力等优点，符合按社会需要组织生产的客观要求。

2. 理解价值定价法　理解价值指消费者对某种产品价值的主观评判，它与产品的实际价值往往会产生一定的偏离。理解价值定价法，即以消费者对产品价值理解为定价依据，运用各种营销策略和手段，影响消费者对产品价值的认知，形成对企业有利的价值观念，再根据产品在消费者心目中的价值地位来制定价格的一种方法。例如，患者对普通挂号费每人次 8 元是不能理解的，而专家号每人次 10 元可以理解，那就可以把普通挂号费降至患者可以接受的水平，而制定的专家号价格高于普通挂号费则体现了专家的知识价值。消费者对产品价值的理解不同，会形成不同的价格限度。如果价格刚好定在这一限度内，就会促进消费者购买。提示，在制定或调整医疗服务价格，尤其是上调医疗服务价格时，要重视消费者的意见，研究不同类型医疗服务在不同消费者群体心目中的价格标准，进而采取针对性策略影响消费者，使之形成一定的价值观念，提高他们接受医疗服务价格的限度。

3. 需求差异定价法　根据消费者对同种产品或服务的需求强度，制定不同价格的一种定价方法。价格之间的差异以消费者需求差异为基础，其主要形式是以不同的消费者群体为基础的差别价格。比如医院规定凡单位体检，人员在 50 人以上、100 人以下的，体检总费用可优惠 5%；100 人以上、200 人以下的，体检总费用可优惠 8%。

（三）竞争导向定价法

竞争导向定价法，是指以主要竞争对手的价格为依据制定产品价格的一种定价方法。竞争导向定价法的特点是产品价格随行就市，按照行业的平均价格水平来定价。这种方法适宜市场竞争激烈，供求变化不大的产品。主要包括以下四种方法。

1. 随行就市定价法　即与本行业同类产品价格水平保持一致的定价方法。这种定价方法主要用于需求弹性较小或供求基本平衡的产品。这类产品如果提高价格，就会失去消费者；而降低价格，需求和利润也不会增加；随行就市较为稳妥。它既可避免挑起价格竞争，与同行业和平共处，减少市场风险；又可以补偿平均成本，从而获得适度利润，易被消费者接受。如某医院引进激光手术仪治疗近视眼，如果同类其他机构已经确定了被人们所接受的单眼治疗价格为 2000 元，则该医院应以 2000 元来确定该服务的收费价格。

2. 竞争价格定价法　即企业根据自身与竞争对手的产品或服务的差异状况来确定价格。定价时，首先将市场上竞争产品价格与企业估算价格进行比较，分为高于、等于、低于三个价格层次；其次，将本企业产品的性能、质量、成本、产量等与竞争企业进行比较，分析造成价格差异的原因；再次，根据以上综合指标确定本企业产品的特色、优势及市场地位，按定价所要达到的目标确定产品价格；最后，跟踪竞争产品的价格变化，及时分析原因，相应调整本企业的产品价格。如民营医院与公立医院进行价格竞争，以获取优势。例如，某医院根据医生的职称、资历，将门诊挂号费分为 2.5 元 / 次、3 元 / 次、8 元 / 次几个档次，而部分民营医院的门诊挂号费不分医生职称、资历，一律为 2 元 / 次。这就是采取低价位的策略，寻找价位的空白点，降低"门槛"，以吸引更多消费者。

3. 投标竞争法　是指两个或若干个生产者将招标书（招标价格）提交给某种产品、服务或工程的潜在购买者，该购买者根据各个竞标者的工作设计、报价来选定生产者的定价方法。如医院对药品及核磁共振、彩超等大型医疗器械设备等实行招标。标价最低者中标，并且得到全部的合同收益。招标方从中选择质优价廉的药品、设备，降低了交易费用，与其他医院竞争获得成本上的优势，从而制定实惠的价格。

4. 直觉定价法　这是建立在消费者对产品的"感觉价值"基础上的定价方法。当消费者的"感觉价值"和价格相当或者比价格高时，其消费动机比较强烈。因此，生产经营者通过提高非价值的"感觉价值"来增加消费者的购买动机，达到销售的目的，如撇脂定价和适度让价。

撇脂定价是指在医疗服务产品生命周期的最初阶段，把服务价格定得比较高，以获取尽可能大的利润，犹如从鲜奶中撇取奶油。这种定价策略主要是利用人们求新的心理，以尽快收回投资并获取高额利润。比如最初兴起的伽马刀治疗恶性肿瘤、脑磁图诊断等价格都比较高，但随着设备的增加和市场的饱和，价格慢慢地有所下降。

第四节　我国医疗服务价格改革

一、我国医疗服务价格管理制度的演变

（一）计划经济时期的价格管理（1949 ～ 1978）

1952 年，当时作为中央政府的政务院下达的《政务院关于全国各级人民政府、党派、团体及所属事业单位的国家工作人员实行公费医疗预防的指示》，卫生部制定由政务院批准后试行的《国家工作人员公费医疗预防实施办法》，确立了公费医疗制度，之后将适用对象逐渐扩大到大学生。规定门诊、住院所需的诊疗费、手术费、住院费、处方药费均由国家财政经费拨付。

在 1953 ～ 1957 年的第一个五年计划中，政府增加医院的经费补助，之后医院的基本建设投资、设备购置与维修、职工的基本工资由政府财政补助解决。政府对医疗服务机构实行免税和"全额管理，差额补助"政策，由上级拨款对亏损进行补偿，医院不存在亏本问题，医疗服务价格基本上等于或低于工资与折旧的物耗成本。

1958 年进行第一次降价大调整，1960 年国家对医院的经费补助由差额补贴改为"包工资"，又一次降低医疗收费标准，全国平均降低 20% ～ 30%。1972 年进行第三次大调整，实行"全额管理，定项补助，结余上缴"政策。当时医疗服务价格远远低于实际成本，政府承担了医院降价的亏损补贴。

在计划经济体制下，排除价格对资源配置的基础性作用，国家对价格进行全面管制，政府确定卫生事业是福利事业，对医疗价格的控制体现在从人、财、物到产、供、销的每一个环节。

（二）改革开放以后的价格管理（1979 ～ 1991）

1979 年，我国开始进入经济体制改革的社会大发展时期，1982 年国务院出台了《物价管理暂行条例》，政府对医疗价格进行不断调整，将原来的"全额管理，定项补助，结余上缴"

变为"全额管理，定项定额补助，结余留用"的政策，其结余部分可用于基本建设或职工的福利。但医疗服务价格仍然低于成本，同时由于物价的上涨，使得卫生服务机构收费补偿能力有限。

1983 年我国开始实行医疗价格"双轨制"，即实行"两种收费标准"，对自费患者廉价收费，对公费医疗和劳保患者的部分项目按不含工资的成本价格收费。1985 年，政府又出台了允许对某些新的服务项目和高新技术服务实行不含工资的成本定价政策，从而抑制过度消费，控制卫生总费用。1988 年，政府整顿医疗服务收费，调整了 4100 项医疗服务的收费标准。1991 年再次进行调整，规定了 6000 多项医疗服务的价格。

由此可见，在我国经济体制逐渐向市场转换的过程中，医疗事业运行成本日益增加，政府资金投入捉襟见肘，政府通过调整医疗服务价格和补偿方式，使单一的行政方式向增强经济手段过渡，以减轻政府经济负担。

（三）进入社会主义市场经济体制新阶段的价格管制探索（1992～2015）

1992 年党的十四大召开后，我国价格改革的目标模式确立为"建立社会主义市场价格体制"。医疗收费方面改变了"价格歧视"，自费患者的医疗收费标准与公费医疗、劳保医疗患者的收费标准并轨。为了加强医疗服务价格管理，结合医院等级评审，一些省市对不同等级的医院制定了差别收费标准。1996 年，国家计委出台了《药品价格管理暂行办法》，并在之后出台了补充政策，适当提高医疗服务价格，扩大药品批零差率。

2000 年 2 月，国务院颁布了《关于城镇医药卫生体制改革的指导意见》，指出对非营利性医疗机构的收入实行总量控制、结构调整。在总量控制幅度内，综合考虑成本、财政补助和药品收入等因素，调整不合理的医疗服务价格，体现医务人员的技术劳务价值。2000 年 7 月，国家计委和卫生部发布了《关于改革医疗服务价格管理的意见的通知》，提出调整医疗服务价格管理形式、下放医疗服务价格管理权限、规范医疗服务价格项目、改进医疗服务价格管理办法等四点改革措施。

2005 年，医疗收费的改革是以体现医务人员劳务价值为目的的，提高了医务人员劳务价值项目的收费价格，降低了大型仪器设备检查及治疗项目的价格，改善了收费结构。2006 年印发了《关于进一步整顿药品和医疗服务市场价格秩序的意见的通知》（发改价格〔2006〕912 号），2009 年下发了《关于印发改革药品和医疗服务价格形成机制的意见的通知》（发改价格〔2009〕2844 号），2012 年印发了《关于推进县级公立医院医药价格改革工作的通知》（发改价格〔2012〕2787 号）。这些政策文件提出，积极探索医疗保险经办机构与医疗机构（医院协会）、药品供应商通过协商谈判，合理确定医药费用及付费方式；改革医疗服务以项目为主的定价方式，积极开展按病种、按服务单元等收费试点工作，逐步建立起多种收费方式相互补充衔接的医疗服务价格体系；鼓励探索在合理确定次均门诊和住院费用、年诊疗人次数量等指标的前提下，由医疗机构自主调整医疗服务价格项目比价关系。

2015 年 4 月 23 日，国务院办公厅印发《关于全面推开县级公立医院综合改革的实施意见》（国办发〔2015〕33 号），其中提出："建立以成本和收入结构变化为基础的价格动态调整机制。""根据需要可将价格调整权限下放到县（市）。"尊重医疗服务价格的成本构成和管理权限下放，这个改革方向是正确的。2015 年 5 月 6 日，国务院办公厅印发《关于城市公立医院综合改革试点的指导意见》（国办发〔2015〕38 号），重申了"逐步减少按项目定价的医疗服务项目数量，积极探索按病种、按服务单元定价"和"逐步理顺不同级别医疗机构间和医疗服务项目的比价关系，建立以成本和收入结构变化为基础的价格动态调整机制"的改革方向。2015 年 10 月 12 日出台《中共中央国务院关于推进价格机制改革的若干意见》（中发〔2015〕28 号），其中提出："建立以成本和收入结构变化为基础的价格动态调整机制，到 2020 年基本理顺医疗服务比价关系。""公立医疗机构医疗服务项目价格实行分类管理，对市场竞争比较充分、个性化需求比较强的医疗服务项目价格实行市场调节价，其中医保基金支付的服务项目由医保经办机构与医疗机构谈判合理确定支付标准。"

在医疗服务价格改革过程中，不断完善医疗服务价格项目的规范。2001 年，我国三部委颁布实施首部《全国医疗服务价格项目规范》，统一了我国医疗服务价格项目的名称、内涵、计价单位等内容，此次发布价格项目 3966 项，于 2007 年 9 月新增项目 204 项、修订项目 141 项，已公布的医疗服务收费项目共计 4170 项。2012 年，国家发改委、卫生部、国家中医药管理局共同发布《关于规范医疗服务价格管理及有关问题的通知》，并修订公布新的《全国医疗服务价格项目规范》，以作为全国非营利性医院制定医疗服务收费价格的依据。此次医疗服务价格目录增至 9360 项，首次提出列入项目为收取费用的终极项目，各地不得以任何形式分解收取，以此规范全国范围内卫生服务收费价格，为进一步改革做铺垫。

随着我国社会主义市场经济体制改革进入了一个新阶段，医疗价格改革也不断深化，取得了突破性进展。

（四）中国特色社会主义新时代的价格管理（2016 ～至今）

2016 年 7 月 1 日，国家发改委会同国家卫生计生委等四部门发布了《关于印发推进医疗服务价格改革意见的通知》（发改价格〔2016〕1431 号），提出"到 2017 年，逐步缩小政府定价范围"，重申："改革医疗服务项目管理，改进价格管理方式，结合公立医院综合改革同步调整医疗服务价格。""公立医疗机构提供的特需医疗服务及其他市场竞争比较充分、个性化需求比较强的医疗服务，实行市场调节价。"

2019 年 12 月，国家卫生健康委、国家中医药管理局联合发布了《医疗机构内部价格行为管理规定》（国卫财务发〔2019〕64 号），要求医疗机构建立医疗服务成本测算和成本控制管理制度、医疗服务价格调价管理制度、新增医疗服务价格项目管理制度、价格公示制度。要求县级以上地方卫生健康行政部门（含中医药主管部门）要对医疗机构价格管理进行质量控制，建立价格管理责任追究制度。

2021 年 8 月，国家医疗保障局等八部门发布了经中央全面深化改革委员会第十九次会议审议通过的《深化医疗服务价格改革试点方案》。方案要求坚持以人民健康为中心、以临床价值为导向、以医疗事业发展规律为遵循，建立健全适应经济社会发展、更好发挥政府作用、医疗机构充分参与、体现技术劳务价值的医疗服务价格形成机制。

2022 年 7 月，国家医疗保障局发布了《关于进一步做好医疗服务价格管理工作的通知》（医保办发〔2022〕16 号），指出医疗服务价格管理是重要的经济和民生事项，在管理过程中要坚决贯彻公立医疗机构公益性的基本理念，在具体项目、价格和政策上切实体现公益性。要坚持稳中求进、稳妥有序的工作基调，建立医疗服务价格动态调整机制并实质性运行，使医疗服务价格调整的时机、节奏、规模与经济社会总体形势、政策取向、医保基金收支等基本面相适应。明确医疗服务价格和药品耗材集中采购各自的功能定位，价格调整触发机制与药品耗材集中采购不直接挂钩，调整总量不直接平移置换。对医用耗材和医疗服务深度关联的项目，要准确分析集中采购产生的具体影响，分类施策、科学协同。

近年来，各地配合取消药品和医用耗材加成、实行集中带量采购等工作，稳妥有序地调整了多轮医疗服务价格，在一定程度上促进了医疗服务价格优化。集中带量采购针对药品耗材"带金销售"，目的是净化市场环境、挤干价格水分，减轻人民群众的不合理负担。随着医改持续深入和形势变化发展，医疗服务价格管理不能只顺向延续现有做法，围绕项目数量和价格水平进行加减。首先，要适应公立医院高质量发展的新要求，其次，要积极应对医疗保障水平可持续性面临的新挑战，最后，要坚持问题导向、补齐制度短板。

二、我国医疗服务价格体系存在的主要问题

（一）医疗服务比价仍然不合理

价值规律要求商品交换必须遵循等价交换的原则，医疗卫生服务商品和其他经济部门的商品也应该体现等量劳动相交换的经济关系，并在交换中使劳动耗费得到补偿。由于医疗服务具有社会公益性，价格调整涉及群众的切身利益，过去各级政府都对基本医疗服务价格实行了严格的控制。近年来，随着大部分地区不同程度地提高医疗服务价格，特别是一些新项目和特需服务价格的提高，医疗服务价格水平总体偏低的状况得到了较大改善。但是，由于医疗机构补偿机制不合理，体现医疗技术价值的医疗服务价格仍然偏低。与此同时，医疗机构普遍存在收费行为不规范问题，分解项目重复收费，乱设项目乱收费的现象比较严重。这种状况的存在，不利于医疗机构正常运行机制的建立，在一定程度上也制约了医药卫生体制改革的深化。

（二）价格管理体制不能完全适应市场经济发展的需要，政府定价的范围偏大，价格调整缺乏必要的灵活性

在市场经济条件下，市场机制在配置资源中发挥着基础性作用，市场对医疗卫生服务的供给和需求具有调节作用。自觉运用价值规律的调节作用，可调节消费，促进消费结构合理化。政府必须转换职能，逐步减少行政干预。特别是随着医疗保险制度的建立和医药卫生体制改革的推进，过去公费医疗缺乏有效的费用控制机制和费用分担机制的状况将逐步改变，个人消费对价格开始有了制约，医药分开核算、分别管理，定点药店、定点医院选择性的增强，医疗机构之间必然出现竞争。这种体制的变化，要求市场在价格管理过程中发挥更为重要的作用。

（三）卫生服务价格的制定缺乏科学的方法和依据

成本核算是制定科学、合理的卫生服务价格的重要依据。由于至今没有建立健全完善的成本核算体系（尤其是中医医院的成本核算体系），卫生服务价格的制定和调整，往往带有不同程度的主观随意性。这主要体现在三个方面：第一，以行政定价为主的管理模式不利于卫生资源的有效配置。行政定价的方式，在一定程度上影响着医疗服务的效率和可及性。如果医疗服务的价值被低估，得不到应有的补偿，将无法反映服务成本与市场供求的关系。第二，医疗收费价格调整速度缓慢。医疗收费标准一经制定，往往是多年不变，但医疗服务所需的人力、物力成本都在不断上升中，导致医疗收费标准不能适应实际需要。第三，我国实行的按医疗服务项目收费方式不合理。在这种方式下，医疗服务收费直接受到治疗项目的影响，无形中诱导了医生大开处方、重复检查等行为，导致医疗费用不必要的增加。

三、完善我国医疗服务价格管理体制的对策

（一）建立目标导向的价格项目管理机制

1. 制定价格项目编制规范　按照以服务产出为导向、医疗人力资源消耗为基础、技术劳务与物耗分开的原则，制定国家价格项目编制规范。明确医疗技术或医疗活动转化为价格项目的立项条件和管理规则，厘清价格项目与临床诊疗技术规范、医疗机构成本要素、不同应用场景加收标准等的政策边界。构建内涵边界清晰、适应临床诊疗、便于评价监管的价格项目体系。

2. 完善全国价格项目规范　分类整合现行价格项目，完善全国医疗服务价格项目规范，统一价格项目编码，逐步消除地区间差异。实现价格项目与操作步骤、诊疗部位等技术细节脱钩，增强现行价格项目对医疗技术和医疗活动改良创新的兼容性，合理压减项目数量。医用耗材从价格项目中逐步分离，发挥市场机制作用，实行集中采购、"零差率"销售。

3. 优化新增价格项目管理　简化新增价格项目申报流程，加快受理审核进度，促进医疗技术创新发展和临床应用。对资源消耗大、价格预期高的新增价格项目，开展创新性、经济性评价。对优化重大疾病诊疗方案或填补诊疗空白的重大创新项目，开辟绿色通道，保障患者及时获得更具有临床价值和成本效益的医疗服务。

（二）建立更可持续的价格管理总量调控机制

1. 加强医疗服务价格宏观管理　根据经济发展水平、医疗技术进步和各方承受能力，对公立医疗机构医疗服务价格调整总量实行宏观管理，控制医药费用过快增长，提升价格管理的社会效益。在价格调整总量范围内突出重点、有升有降调整医疗服务价格，发挥价格工具的杠杆作用。

2. 合理确定价格调整总量　建立健全价格调整总量的确定规则和指标体系。以区域内公立医疗机构医疗服务总费用为基数，综合考虑地区经济发展水平、医药总费用规模和结构、医保基金筹资运行、公立医疗机构运行成本和管理绩效、患者跨区域流动、新业态发展等因素，确定一定时期内公立医疗机构医疗服务价格调整的总金额。

3. 统筹平衡总量分配　地区间价格调整总量增速要快慢结合，促进增加医疗资源有效供给，提高均等化水平。医疗费用增速过快的地区要严格控制增长。公立医疗机构间价格调整总量有保有压，体现合理回报、激励先进，反映各级各类公立医疗机构功能定位、服务特点，支持薄弱学科、基层医疗机构和中医医疗服务发展，促进分级诊疗。

（三）建立规范有序的价格分类形成机制

1. 通用型医疗服务的政府指导价围绕统一基准浮动　医疗机构普遍开展、服务均质化程度高的诊察、护理、床位、部分中医服务等列入通用型医疗服务目录清单。基于服务要素成本大数据分析，结合宏观指数和服务层级等因素，制定通用型医疗服务政府指导价的统一基准，不同区域、不同层级的公立医疗机构可在一定范围内浮动实施，促进通用型医疗服务规范化标准化和成本回收率均等化。

2. 复杂型医疗服务的政府指导价引入公立医疗机构参与形成　未列入通用型医疗服务目录清单的复杂型医疗服务，构建政府主导、医院参与的价格形成机制，尊重医院和医生的专业性意见建议。公立医疗机构在成本核算的基础上，按规则提出价格建议。各地集中受理，在价格调整总量和规则范围内形成价格，严格控制偏离合理价格区间的过高价格，统一公布政府指导价。建立

薄弱学科的调查监测和政策指引机制，允许历史价格偏低、医疗供给不足的薄弱学科项目价格优先调整，推动理顺比价关系。充分考虑中医医疗服务特点，支持中医药传承创新发展。支持技术难度大、风险程度高、确有必要开展的医疗服务适当体现价格差异。引导公立医疗机构加强成本管理和精算平衡，统筹把握调价项目数量和幅度，指导公立医疗机构采取下调偏高价格等方式扩大价格调整总量。

3. 特需服务和试行期内新增项目实行市场调节价　公立医疗机构确定特需服务和试行期内新增项目（试行期1～2年）的价格，并报医疗服务价格主管部门备案。定价要遵守政府制定的价格规则，与医院等级、专业地位、功能定位相匹配，定价增加的医疗服务费用占用价格调整总量。严格控制公立医疗机构实行市场调节价的收费项目和费用所占比例，不超过全部医疗服务的10%。新增项目试行期满后，按通用型或复杂型项目进行管理。

（四）建立灵敏有度的价格动态调整机制

1. 通用型医疗服务项目价格参照收入和价格指数动态调整　通用型医疗服务项目基准价格参照城镇单位就业人员平均工资、居民消费价格指数变化进行定期评估，动态调整。城镇单位就业人员平均工资累计增幅达到触发标准、居民消费价格指数低于一定水平的，按规则调整基准价格。

2. 复杂型医疗服务项目价格经评估达标定期调整　建立健全调价综合评估指标体系，将医药卫生费用增长、医疗服务收入结构、要素成本变化、药品和医用耗材费用占比、大型设备收入占比、医务人员平均薪酬水平、医保基金收支结余、患者自付水平、居民消费价格指数等指标列入评估范围，明确动态调整的触发标准和限制标准。定期开展调价评估，在符合标准时集中启动和受理公立医疗机构提出的价格建议。

3. 建立医疗服务价格专项调整制度　为落实药品和医用耗材集中带量采购等重大改革任务、应对突发重大公共卫生事件、疏导医疗服务价格突出矛盾、缓解重点专科医疗供给失衡等，根据实际需要启动医疗服务价格专项调整工作，灵活选择调价窗口期，根据公立医疗机构收入、成本等因素科学测算、合理确定价格调整总量和项目范围，有升有降调整价格。

（五）建立严密高效的价格监测考核机制

1. 公立医疗机构价格和成本监测　监测公立医疗机构重要项目价格变化。实行医疗服务价格公示、披露制度，编制并定期发布医疗服务价格指数。对监测发现医疗服务价格异常、新增项目定价偏高的，必要时组织开展成本调查或监审、成本回收率评价、卫生技术评估或价格听证，防止项目价格畸高畸低。

2. 做好医疗服务价格改革评估　密切跟踪医疗服务价格项目管理机制改革进展，定期评估新增项目执行效果。全面掌握医疗服务价格总量调控和动态调整执行情况，定期评估调价对公立医疗机构运行、患者和医保基金负担等的影响。密切跟踪价格分类形成机制落实情况，定期评估区域间、学科间比价关系。科学运用评估成果，与制定和调整医疗服务价格挂钩，支撑医疗服务价格新机制稳定高效运行。

3. 实行公立医疗机构价格责任考核制度　制定公立医疗机构医疗服务价格主体责任考核办法。稽查公立医疗机构内部价格管理和定价的真实性、合规性，检查公立医疗机构医疗服务价格执行情况，考核公立医疗机构落实改革任务、遵守价格政策、加强经营管理、优化收入结构、规范服务行为等情况。稽查、检查和考核结果与公立医疗机构价格挂钩。

（六）完善价格管理的支撑体系

1. 优化医疗服务价格管理权限配置　医疗服务价格项目实行国家和省两级管理。医疗服务价格水平以设区的市属地化管理为基础，国家和省级医疗保障部门可根据功能定位、成本结构、医疗技术复杂程度等，对部分医疗服务的价格进行政策指导。

2. 完善制定和调整医疗服务价格的规则程序　周密设计各类医疗服务价格制定和调整的规则，减少和规范行政部门自由裁量权，确保医疗服务价格形成程序规范、科学合理。建立调价公示制度。加强事前的调价影响分析和社会风险评估，重点关注特殊困难群体，主动防范和控制风险。依法依规改革完善优化医疗服务定调价程序，采取多种形式听取意见。

3. 加强医疗服务价格管理能力建设　健全联动反应和应急处置机制，加强上下衔接、区域联动、信息共享。畅通信息报送渠道，为价格调整提供良好信息支撑。提升医疗服务价格管理信息化水平，加强医疗服务价格管理队伍建设。

【小结】

医疗成本，就是指医疗机构在提供医疗服务过程中所消耗的物化劳动和活劳动的货币表现。根据成本的可追踪性与否，医疗成本可分为直接成本和间接成本；按成本属性可将成本分为固定成本、变动成本和混合成本；按成本的可控性，可将成本划分为可控成本与不可控成本；按照资本流动性来分，可分为资本性成本和非资本性成本。成本分析就是利用成本计划、成本核算资料和其他有关资料，全面分析成本水平及成本构成的变动情况，研究影响成本升降的因素及其变动的原因，以寻求降低成本的途径和方法的一种成本管理活动。常用的成本分析方法主要有对比分析法、比率分析法、因素分析法、盈亏平衡分析法等。医疗成本核算是指医疗机构把一定时期内发生的各项费用加以记录、汇集、计算、分析和评价，按照医疗卫生服务的不同项目、不同阶段、不同范围计算出医疗卫生服务总成本和单位成本，以确定一定时期内的医疗服务水平，考核成本计划的完成情况，并根据不同医疗服务项目的消耗分配医疗服务费用的一种经济管理活动。医院实行成本核算，具有十分重要的意义。

医疗服务价格是由医疗服务机构或医务人员向医疗服务消费者提供医疗技术服务时收取的服务费用。医疗服务价格受到多种因素的影响。医疗服务的价格制定要坚持一定的指导思想和原则。医疗服务价格的定价包括政府定价、同行定价、单位定价、按需定价、特需定价、医患议价等。医疗服务的定价方法包括成本导向定价法、需求导向定价法、竞争导向定价法。我国医疗服务价格管理经历过多种价格管理体制，目前我国医疗服务价格管理中存在一些问题，必须通过改革来进行完善。

【课后案例】

我在 2022 医保谈判现场

……

"我觉得我的眼泪都快掉下来了。"2021 年 12 月，一段国谈现场的视频刷屏，谈判专家、药企代表间紧张的"灵魂砍价"让人印象深刻。据多位参与了今年现场谈判的药企代表向记者反馈，今年的谈判氛围更加温和了，双方的共识很明确，"都是奔着让更多患者用上药"。

据国家医疗保障局消息，此次谈判的药品涉及肿瘤、罕见病、新型冠状病毒感染治疗药物等上百种临床用药，其中 22 款药品均为首次谈判的新药。这场谈判过后，预计将有上百种患者急需的高值新药实现降价，并为中国创新药的格局带来深远影响。

1月5日早上7时30分，全国人大会议中心门外，原本安静的北京西黄城根北街变得异常热闹，企业代表、媒体、券商人士等陆续赶来。每位等待入场的代表手中厚厚的资料、计算器、笔记本、纸、笔都是标配，等在外场的伙伴握拳并拥抱即将进场的同事，双方不约而同地喊着"加油"，他们共同的目标，都是为了产品报价能够达到国家医疗保障局严密测算的信封价。

"我们的药品2022年刚上市，是一款罕见病用药，没赶上这次的医保谈判，但这次有我们的一个竞品参加，因此就提前来踩点，了解一下情况，好为2023年的谈判做准备。"一位负责市场准入的药企代表告诉记者，"医保谈判，这是我们的大事"。

……

"谈判的情况还不能公开，但国家对企业的支持力度真的蛮大的。"1月7日16时50分左右，创新药企上海艾力斯的谈判代表从全国人大会议中心走出，面露喜色，面对健康时报记者的提问，他反复说着"谢谢"。据了解，当天的谈判领域主要集中在肿瘤药、抗病毒和罕见病等领域，恒瑞、复星、渤健、罗氏、葛兰素史克、百济神州等企业都悉数到场。在肿瘤药物谈判专场，艾力斯旗下的1类新药伏美替尼片备受关注。

2021年12月，伏美替尼针对非小细胞肺癌二线治疗的适应证已被纳入医保，价格从16000元每盒（40mg/28粒）降至3304元每盒，降幅超79%，每月治疗费用约为7080元，医保最高70%比例报销后患者仅自付2124元/月。而今年，伏美替尼的医保谈判将围绕新增的非小细胞肺癌一线治疗适应证展开。

"自药品谈判工作开展以来，创新药在新增适应证时需要重新谈判，并且在初入医保时降价的基础上，仍需要每增加一个适应证即要做较大幅度的价格调整，这不利于鼓励创新。本次工作方案创新性地提出了'纳入常规目录管理、简易续约和重新谈判'三种谈判药品续约规则。"宣建伟告诉健康时报记者，其中，"简易续约"模式是今年最受瞩目的一项制度创新，不仅能够鼓励医药创新，也保持了基金的稳定、优化了续约流程。

新增适应证谈判到底能降多少？安信证券分析师马帅分析认为，按照现行简易续约规则，创新药新增适应证后价格降幅将在44%以内，与重新谈判可能的50%～60%平均降幅相比，其降幅范围有所收窄。据国家医疗保障局网站1月8日消息，阿兹夫定片、清肺排毒颗粒谈判成功，Paxlovid因生产企业辉瑞投资有限公司报价高未能成功。

据国家医疗保障局消息，自2018年以来，医保药品目录动态调整的前三年，药品目录中共计新增433个创新药，调出183个疗效不确切、临床易滥用，性价比不高的药品；谈判新增药品均实现了50%以上的降价幅度。2021年通过谈判降价和医保报销，年内累计为患者减负1494.9亿元。

问题：医保谈判对医疗服务成本与价格会产生影响吗？如产生影响，将如何影响。

【思考题】

1. 试分析固定成本和不可控成本、变动成本和可控成本之间的关系。
2. 请谈谈疾病诊断相关分组成本核算的意义。
3. 医疗服务均衡价格如何形成？
4. 影响医疗服务价格的主要因素有哪些？
5. 医疗服务定价的方法有哪些？
6. 分析我国医疗服务价格改革的难点及措施。

第十二章
公共卫生经济学

扫一扫，查阅本章数字资源，含PPT、音视频、图片等

学习目标

掌握公共卫生经济学概念与特点。

熟悉公共卫生经济学的研究内容与评价方法。

了解我国公共卫生经济学的发展现状。

案例导读

有效控制疫情，经济损失最小

实践是最有力的说服。2021年，德尔塔变异株带来的疫情一度波及20余个省份，我国坚持"动态清零"总方针，迅速采取防控措施，迎战德尔塔变异株，有效处置30余起聚集性疫情，基本用一个潜伏期（14天）就控制住疫情。这也充分说明，"动态清零"是符合我国国情、符合科学的，是我国当前抗击疫情的最佳选择，力争在短时间内做到"动态清零"，是最经济、最有效的疫情防控策略。

2020年，我国成为全球唯一实现正增长的主要经济体，2021年国内生产总值比上一年增长8.1%，两年平均增长5.1%，经济增速居全球主要经济体前列。由此可见，"动态清零"符合中国国情，较好地平衡了疫情防控和社会经济发展之间的关系。

消极防疫不能挽救经济，一些国家科学防控不断让步于政治利益，陷入"收紧－放开－疫情恶化－再收紧－再放开"的恶性循环。

自疫情发生以来，我们走出了一条高效统筹疫情防控和经济社会发展的辩证之道。今年以来，疫情形势延宕反复，国际环境复杂严峻，国内改革发展稳定任务更趋艰巨繁重。只要坚持科学精准、动态清零，我们定能以最小代价实现最大防控效果，最大程度保护人民生命健康，最大程度稳住经济社会发展基本盘，在高质量发展中赢得历史主动。

资料来源：管筱璞，柴雅欣.有效控制疫情经济损失最小，中国纪检监察报，2022-08-22.

思考： 有些国家疫情期间为什么陷入"收紧－放开－疫情恶化－再收紧－再放开"的恶性循环？中国在疫情期间经济为何得到良好发展？

公共卫生经济学是近年兴起的交叉性学科。公共卫生经济学的发展是随着经济学、卫生经济学、社会医学、卫生管理学、系统论，以及卫生服务研究理论体系的发展而发展起来的，更是随着卫生发展形势与宏观卫生经济政策实践的发展而发展起来的。

第一节　公共卫生经济学的概念与特点

一、公共卫生经济学的概念

卫生经济学是伴随着卫生事业社会化而发展起来的。20 世纪 60 年代以来，卫生经济学作为一门独立的学科登上了学术论坛，并进入了更为广泛的发展时期。中国卫生经济研究始于 20 世纪 70 年代末，兴起时间相对较晚，但发展速度较快，且日益成为一个独立而重要的学科。中国卫生经济学研究是在借鉴欧美等发达国家研究经验的基础上，结合我国不同经济社会发展阶段的特点，以解决实际卫生领域问题为对象开展起来的。中国和欧美国家卫生经济学的兴起和发展原因具有共同之处，同样是围绕卫生费用的支出、卫生服务公平与效率、卫生制度改革、医疗保险与保障，以及健康产业发展等方面，以致力于解决国家与社会关心的卫生健康问题。公共卫生经济学是近年来兴起的卫生经济学研究分支，是卫生经济学进一步繁荣发展的结果，具有较强的时代特色。

当前，关于公共卫生经济学的具体概念尚未完全统一。一些学者认为，公共卫生经济学是公共卫生科学体系的有机组成部分，主要研究社会为了保障、促进和恢复人民的健康而采取的各种有组织的经济活动和经济关系，主要任务是揭示公共卫生经济活动与经济关系的规律，因此公共卫生经济学也可以称为宏观卫生经济学。同时，从学科发展看，公共卫生经济学的发展离不开经济学、社会医学、卫生经济学、卫生事业管理学、系统论，以及卫生服务研究理论体系的发展，更离不开宏观卫生经济政策实践的发展。从而简单地说，公共卫生经济学就是研究利用公共卫生理论知识，主要以经济科学方法，以做出最优公共卫生行动决策的交叉性研究学科。

建立中国公共卫生经济学学科体系，必须要以马克思主义理论为指导，坚持中国特色社会主义方向，适用于中国国情，彰显中国特色。中国特色社会主义公共卫生经济学既不同于政治经济学，也不同于其他部门经济学，更不同于西方国家的公共卫生经济学。一方面，它要以马克思主义政治经济学为基础，以研究解决公共卫生现实问题；另一方面，社会主义公共卫生经济学的建立，还要借鉴其他部门经济学和西方卫生经济学等基本理论。

二、公共卫生经济学的特点

公共卫生经济学最主要的学科特点在于其本质属性；由于公共卫生经济学是研究公共卫生经济问题的经济学科，因而应从经济学视角出发去理解公共卫生这一研究对象的特点。公共卫生作为一种公共产品，不同人群对公共产品的需求曲线是一致的，因为对于健康的要求是不分贫富、地域和种族的，这属于基本生存权的范畴。西方经济学在接受消费者是价格接受者这一假定的前提条件下，指出需求曲线的变动主要受四个因素的影响：一是商品自身的价格；一般来说，商品价格越高，需求量越小；相反，价格越低，需求量越大。二是消费者的收入；对普通商品而言，消费者收入越高需求量也越大。三是消费者的偏好；偏好是消费者对商品的喜好程度，很显然，消费者的偏好和商品的需求量呈同方向变动。四是相关商品的价格；当其他相关商品的价格发生变化时，一种商品本身的需求量也会发生变化。如果两种商品是替代品，一种商品价格的上升将导致另一商品需求量的增加；如果两种商品是互补关系，那么一种商品价格的上升，将意味着另一种商品需求量的减少。

作为公共产品，公共卫生往往不存在替代产品，因为事关个人健康问题，其需求具有很强的刚性，并在很大程度上不受商品自身的价格和消费者收入变化的影响，从而使公共产品的供给者在其价格的制定上具有显著优势。在古典经济学理论中，市场均衡是供需双方互相竞争的结果，在完全市场竞争中市场出清是必然的；那是一个不考虑公共产品的市场，市场上有无数的生产者和消费者，没有任何一方具有对市场的垄断力。那么为什么公共产品的供给不可以交给市场呢？从基础经济学的分析中，可以清楚地看到：由于公共产品自身的特点及存在外部性等原因，市场失灵是不可避免的。而公共卫生作为一种公共产品，其消费的非排他性和生产的非竞争性共存，使"搭便车"成为现实可能，每一个消费者都有隐藏自己消费偏好的愿望，使得公共物品的市场需求曲线低于所有消费者的需求曲线的加总。这就使得公共物品最优数量的决定，因需求曲线的虚假而没有意义，从而使得公共产品市场难以出清。为了使公共产品不至于因为市场的失灵而供给缺位，政府的出现就是不可避免的，虽然政府的参与也不足以保证公共产品的供给与需求达到均衡。如果社会最终把公共产品的供给权交给了政府，那么就有可能出现这种情况："政府委托下一级机构代理提供公共产品，下一级政府在预算最大化的引导下，在享有控制权收益的刺激下，有可能不顾市场的真实需要而扩大公共产品的供给。"

公共卫生作为一种公共产品，主要由政府提供，其价格的决定权也主要由政府掌握，故而公共卫生经济学的研究是立足其学科属性，兼顾公共卫生这一公共物品研究对象的特点，从成本 - 效益、公平等方面展开研究的。成本 - 效益分析是经济研究中不可或缺的研究方法，是衡量任一公共政策成效的有效方法；而公共卫生的公平性是指在不同的社会、经济、人口和地理人群中，一个或多个卫生方面缺乏系统和潜在的可纠正的差别，它包括纵向公平（相类似的人们应该得到同样对待，例如，有同种卫生需求的患者应该平等地共享卫生资源和治疗服务）与横向公平，即不相类似的人们得到不同公共卫生资源的利用或服务，例如，低收入群体应该在公共卫生资源的利用方面比高收入群体接受更优先的支持，较多卫生服务需求的群体就该得到较多的卫生服务利用。

第二节　公共卫生经济学的研究内容与评价方法

一、公共卫生经济学的研究对象

公共卫生经济学是公共卫生科学体系的有机组成部分，主要研究经济社会为保障、促进和恢复人民健康而采取的各种有组织的公共卫生经济活动和经济关系，以及揭示公共卫生经济活动与经济关系的规律，从而公共卫生经济学可以称为宏观卫生经济学。公共卫生经济学既要研究卫生部门的经济问题，也要研究卫生机构的经济问题，但不限于卫生部门与卫生机构的经济问题研究。公共卫生问题是社会经济问题，从而公共卫生经济学不仅是部门经济学、机构经济学，也是一门边缘经济学，它不仅研究卫生部门与卫生机构自身发展与管理的经济问题，而且要研究卫生部门与卫生机构为了保障、促进和恢复人民健康而采取的有组织的公共卫生服务时所面临的各类社会经济问题；公共卫生经济学的研究对象或主题是丰富的，并且呈现出不断延伸领域或方向的趋势。

无论公共卫生经济学的研究对象是什么，其研究的核心是围绕公共卫生相关经济领域问题展开的，比如卫生资源的宏观配置，卫生资源的配置比其他社会资源配置更需要兼顾公平，从而如何在效率和公平之间做出权衡决策，如何实现卫生资源配置的帕累托最优状态。从市场经济学理论的角度看，竞争性市场能够轻易地达到帕累托最优状态，从而完成市场出清。换句话说，在一个竞争性市场中，市场均衡与帕累托最优是等价的。然而，卫生服务行业或市场普遍存在风险和不确定性，使得卫生行业或市场非常特殊；一方面，疾病发生具有不确定性等特性；另一方面，对疾病的卫生诊疗服务存在风险。卫生服务行业或市场中作为卫生服务商品的风险和信息的非对称性等，使竞争性均衡对卫生服务行业或市场的适用性无可避免地要打折扣。可见，公共卫生经济学研究不仅离不开经济学基本原理，还需要考量经济学基本原理的适用性，并要试图运用这些基本原理来解决实际公共卫生领域的经济问题与发展规律。

二、公共卫生经济学的研究内容

1. 环境污染经济问题　环境污染是一个重大的公共卫生问题，防治环境污染是保障、促进和恢复人民健康而采取的有组织的公共卫生措施之一。随着现代工农业等生产的发展，不可避免要产生环境污染问题，出现经济发展与控制污染之间的社会经济矛盾；社会既不能为发展经济而放弃对环境污染的控制，也不能为了控制污染而不发展工农业等生产或不发展经济。如何使环境污染既控制在可容许的范围之内，又不妨碍经济社会的发展，如何有效利用资源环境本身发展绿色经济，这是宏观卫生经济学研究的重要课题之一；有学者认为，从一定角度看，环境经济学是公共卫生经济学的重要分支，环境污染经济问题是公共卫生经济学研究的重要内容。

2. 劳动卫生经济问题　劳动卫生是保障从业者健康而采取的有组织卫生保障活动。为保障劳动者的劳动能力与身心健康，企业组织必须依法支付大量的费用投入进行劳动卫生保障，从而增加企业的生产经营成本。一方面，企业组织不能只顾发展生产、增加资本积累而不顾职工的身心健康；另一方面，如何使劳动卫生保障费用的投入，既能保障劳动者的身心健康，又能促进生产经营的发展，是公共卫生经济学研究的又一重要课题。公共卫生经济学既承认在生产发展中会产生疾病或伤残经济损失或负担；又强调通过卫生保障控制措施，使疾病或伤残经济损失或负担控制在社会可容许的范围之内。劳动卫生保障要消耗大量的社会资源，并使企业承受较大的卫生保障经济负担；而减轻劳动卫生经济负担将会影响职工的健康状况，使因病因伤残而损失的劳动时间和经济成本增加，从而使企业的生产发展与财务状况受到影响，最终增加企业因疾病或伤残引起的经济损失。如何均衡劳动卫生投入和社会或企业经济效益，是公共卫生经济学研究的主要内容。

3. 食品卫生经济问题　随着我国经济社会改革与开放，我国饮食服务业繁荣发展。同时，食品卫生问题与日俱增，使食品卫生工作的社会需求与食品卫生工作费用间的矛盾也日益突出。一方面，国家预算内的食品卫生事业费不可能迅速增加，从而使食品卫生工作严重落后于社会需要。另一方面，食品卫生服务补偿性收费开辟了社会食品卫生费用负担的新途径，有效缓解了食品卫生工作的社会需求与食品卫生费用负担有限的矛盾；但食品卫生费用是饮食行业成本费用的有机组成部分，食品卫生费用过大，会妨碍饮食服务行业的发展，如何合理确定食品卫生费用的适宜规模，是一个重要的公共卫生经济问题。

4. 疫病防治经济问题　一般说来，疾病预防是防治疾病的最主要经济手段。疾病的早发现、早治疗是十分有效的二级预防措施。公共卫生经济学研究疾病防治的成本与效益的临界点，从而进行疾病防治的统计决策分析。公共卫生经济学对流行病防治规划进行成本－效益分析，以试图确定在什么情况下对危险人群进行预防接种在经济上是合理的，在什么情况下是不合理的；当然，在面对威胁人类健康的强流行病时，不能以经济效益为主要衡量指标，而应该是坚持人民生命至上，全面防治是必须要做的，这也在我国新型冠状病毒感染的防治工作中得到了体现。

5. 医疗改革经济问题　医疗经济问题与医疗资源分配、医保制度改革，以及医护人员效益等息息相关，关系到卫生行业的方方面面。当前，我国正在大力推行 DRG/DIP 医保支付制度改革，以控制持续上涨的医药服务费用；医保支付制度改革对于各级医疗机构的管理升级、医护质量、组织结构等都提出了更高水平的要求；在现行项目付费制度下，在很大程度上有利于医生诱导需求，从而增加患者疾病经济负担，造成医疗资源的严重浪费。如何均衡医改宏观各项举措，以控制医疗费用上涨和降低患者疾病经济负担，是公共卫生经济学研究的必然课题。

6. 其他　妇幼卫生、儿少卫生、健康教育、医疗康复、慢性病防治、意外伤害等公共卫生问题，以及吸烟与酗酒等健康有害行为问题、经济流行病学问题、公共卫生政策问题、营养经济问题等，都是公共卫生经济问题，这些问题都是公共卫生经济学不断扩展的研究领域与方向。

三、公共卫生经济学评价方法

公共卫生经济学评价的主要方法包括五个方面，分别是卫生经济学评价成本 – 效益分析、决策和传播建模分析、政策影响评估、预算影响分析，以及健康影响评估等。

1. 成本 – 效益分析　包括干预计划、药品副作用和疾病本身影响的相关分析，涉及公共卫生领域的相关基础成本和其他叠加成本的综合效应；效益分析主要结合人群健康、社会经济等各个方面进行两种或多种干预措施 / 方案的经济学评价。卫生经济学评价主要是成本 – 效益和成本 – 效用评价，从而进行公共卫生政策或项目的实际效益分析评价。

2. 决策和传播建模分析　决策和传播建模包括开发和测试回归模型、马尔科夫决策选择模型、基于代理的模型、模拟和理论数学模型，以及传染病学模型等。通过实际的建模拟合分析，选取较为合适的应用模型，为公共卫生政策或项目的决策和传播奠定理论评价分析的基础方法。

3. 政策影响评估　政策影响评估的目的主要是为了预测和评估拟定的政策会对公共卫生服务成本和行为造成的影响。因此，积极开展公共卫生政策影响的多方向、全方位因素分析，并基于可靠的权重分配以量化分析架构，可以有效进行公共卫生政策影响评估。

4. 预算影响分析　预算影响分析用于分析采取新的公共卫生干预措施对地方、区域和国家预算的财政影响。预算影响分析通常与成本 – 效益分析一起进行，以提供对一项新公共卫生政策或计划干预项目的全面预算影响或经济评估。

5. 健康影响评估　主要是通过汇集公共卫生科学数据、公共卫生专业知识和利益相关者的意见，以评估确定拟议公共卫生政策、计划、方案或项目的潜在健康影响。健康影响评估为如何最大限度地减少健康风险和利用健康机会，以改善公共健康提供实际评估意见建议。

实际上，公共卫生经济学评价方法相互交叉、互成体系。当然，对于不同公共卫生政策、项目、方案或计划等，不同学术背景的人员对于公共卫生经济学评价的研究侧重有所不同。同时，具有不同学科背景的评价者，公共卫生经济学评价方法的应用也不同。一是具有经济与管理学背景的学者，他们更加侧重于利用计量经济学的模型和方法研究公共卫生经济问题；二是公共卫生（健康管理）学科背景的学者，他们更加侧重应用流行病学、卫生统计和社会医学与卫生事业管理学研究方法，将理论运用于实践中，并强调对开展公共卫生健康政策的影响评估；三是一些药物经济学（卫生技术评估）学科背景的学者，他们主要使用成本 – 效果分析、成本 – 效益分析和成本 – 效用分析等卫生经济学评价方法，为决策部门分配资源、选择治疗方案提供依据。当然，不同类别的研究方法有着一定的交叉，并且互成体系。

第三节 我国公共卫生经济学的发展

一、我国公共卫生经济学的发展现状

公共卫生经济学的发展离不开经济学、社会医学、卫生经济学、卫生事业管理学、系统论，以及卫生服务研究理论体系的发展，更离不开宏观卫生经济政策实践的发展。随着理论基础与理论支撑体系的发展，公共卫生经济学的研究才得以发展起来。

21世纪以来，公共卫生经济学在发达国家发展较快，并逐渐趋向公共卫生经济学体系化发展。在我国，随着我国医药卫生体制改革的深化和"健康中国"建设的逐步推进，我国卫生经济学研究重点从过去的医疗卫生服务管理这一狭窄领域，逐步向医疗卫生体制改革和卫生健康事业发展的重大理论与实践问题转变，特别是历经几次重大疫情后，如传染性非典型肺炎（SARS）与新型冠状病毒感染，我国的卫生经济学尤其是公共卫生经济学研究，得以迅速发展起来。

一方面，我国传统卫生经济学逐渐淡化了部门经济学色彩，逐渐向内涵更丰富、范围更广阔的卫生健康领域拓展。另一方面，我国公共卫生经济学也逐步融合卫生经济学理论与实践研究体系，进而与欧美发达国家较成熟的公共卫生经济学发展相接轨发展。当前，公共卫生经济学在国内的发展尚处于初始发展阶段。我国公共卫生经济学的发展面临诸多的发展机遇与挑战。一是公共卫生经济学科建设尚不健全，没有较为成熟完善的理论基础和理论支撑体系，公共卫生经济学研究尚归属于卫生经济学研究范畴；二是公共卫生经济学研究成果较少，且关于医疗卫生体制改革和卫生健康事业发展的重大理论与实践研究不足；三是公共卫生经济学发展受重视程度不够，并且由于学科发展的特殊性，公共卫生经济学研究具有受卫生形势变化发展影响的显著特点。同时，我国公共卫生经济学研究已具有良好的发展趋势；从国家"健康中国"战略来说，公共卫生经济学研究是一门有利于推进"健康中国"战略实施的研究学科，具有多学科交叉研究发展的典型特征，具有良好的学科发展机遇与应用前景。

二、推进我国公共卫生经济学的发展

1. 重视公共卫生经济学基础理论研究 目前，我国卫生经济学理论研究发展较快，并已逐步建立起卫生经济学理论体系；公共卫生经济学作为宏观卫生经济学，其基础理论发展还缺乏系统性理论研究成果。因此，要重视公共卫生经济学的基础理论研究。公共卫生经济学基础理论研究只有不停留于一般理论基础研究与研究方法水平，才能有效指导公共卫生经济政策与实践，从而推进卫生健康事业的发展。

2. 推进公共卫生监测系统建设 公共卫生监测系统是制定、实施、评价疾病和公共卫生事件预防控制策略与措施的重要信息来源。公共卫生监测是公共卫生经济决策的重要支撑，更是基于公共卫生监测系统连续、系统地收集、分析与解释卫生健康相关数据，并将监测与分析结果应用于计划、实施和评估公共卫生行动与政策实践。大力推行并改革公共卫生监测体系建设，对于进一步优化公共卫生信息资源、公共卫生经济政策改善，乃至公共卫生经济学研究具有重要的影响作用。

3. 发展公共卫生经济学评价体系 在公共卫生领域，卫生经济学评价广泛应用于糖尿病、高血压等慢性病，艾滋病、结核病等传染病，以及控烟等卫生干预项目、政策等的评价实践中，而公共卫生经济学评价体系的发展落后于其他卫生领域经济学评价体系的发展。多年来，我国卫生经济学评价在药物经济学领域中发展最为迅速。当前，包括我国在内的多个国家已发表正式的药物卫生经济学评价指南，并已形成多种常见的卫生经济学评价通用指南，包括研究质量评价（QHES）工具和卫生经济学评价报告标准共识（CHEERS）清单等。这些发展成果可被借鉴并应用于推进公共卫生经济学评价体系的建设与发展。

4. 加强公共卫生经济学专业人才培养　当前，对于我国公共卫生行动决策而言，大多基于临床专家的政策意见建议，特别集中体现在传染性非典型肺炎（SARS）和新型冠状病毒感染重大公共疫情处置决策中；而从理论与实践看，公共卫生行动决策要把握公共卫生政策效益的最优化均衡决策。培养既具有公共经济学理论知识，又掌握医学理论知识与实践的复合型专业人才，这是公共卫生行动决策与公共卫生经济学发展的人才资源基础。

5. 突出中医药公共卫生经济学研究　"中医药学是中国古代科学的瑰宝，也是打开中华文明宝库的钥匙。"中医药学的继承、发展与利用，在"健康中国"战略实践与中国梦的实现中具有重要作用。当前，中医药在公共卫生经济学研究领域并未得到应有的重视，也没有将中医药放在公共卫生经济学研究的突出位置，这不利于中医药事业传承创新及持续发展。为了突出中医药在公共卫生经济学建设中的突出地位，必须坚持中医药文化和技术自信，积极挖掘中医药的社会经济与卫生健康效益，从而推进公共卫生经济学研究与实践发展。

6. 强化公共卫生经济学学科体系研究　当前，在我国卫生经济学高等教育教学中，没有将卫生经济学中所涉及的经济学、管理学、卫生管理学和医药学等相关基础理论与支撑理论体系内容框架完整地纳入学生的培养方案中，专业学生对卫生经济学缺乏宏观整体性认识。例如，医科学生对卫生经济学理论应用于卫生健康领域的分析和解释，以及抽象化的模型分析所知甚少，一定程度上局限了卫生经济学在卫生健康领域的运用。多学科交叉融合的卫生经济学研究与应用难度，以及医疗健康相关学科研究领域缺乏卫生经济学系统性指导应用的短板，极大地制约了公共卫生经济学学科的研究与发展。要重视卫生经济学高等教育教学，推进卫生经济学研究与广泛应用，尤其加强公共卫生经济学的体系化研究与应用，从而促进整个学科较快较好地向前发展。

【小结】

公共卫生经济学是近年来兴起的卫生经济学研究分支，是卫生经济学进一步繁荣发展的结果，并具有较强的时代特色。概括而言，公共卫生经济学是研究利用公共卫生理论知识，并主要以经济科学方法研究公共卫生经济问题，以做出最优公共卫生行动决策的交叉性研究学科。公共卫生经济学最主要的学科特点在于其本质属性，因而应从经济学视角出发，去理解公共卫生经济学的学科特点。公共卫生经济学的研究内容与研究方法，是随着经济学、社会医学、卫生经济学、卫生事业管理学、系统论，以及卫生服务研究理论体系的发展而发展，更离不开宏观卫生经济政策实践的发展而发展。推进公共卫生经济学的发展，建立中国公共卫生经济学学科体系，一方面要以马克思主义政治经济学为基础，以研究解决公共卫生现实问题；另一方面要借鉴其他部门经济学和西方卫生经济学等基本理论。

【课后案例】

KN95 口罩 9 天涨价六倍！各地纷纷出台平抑措施

3 年来，已经成为日常必需品的口罩，忽然成了紧俏物资，随之而来的是价格暴涨，一只原本售价 1 元左右的 N95 口罩，如今卖到了五六块。

随着各地感染者人数的不断增多，以及民众对于口罩防疫效果的新认知，N95 口罩价格正面临着一轮暴涨。不仅是价格不止翻倍，市场上还出现了断货的情况，有供应商感叹像是回到了2020年春节时的状态。但与2020年不同的是，近年来口罩产能和销售渠道均不可同日而语。企查信息显示，近3年成立的经营范围中含"口罩"的企业超过70万家，其中成立在3个月内的就有近10万家。

监管部门也在积极出台各种措施平抑防疫物资的价格。12月9日，国家市场监管总局发布《关于涉疫物资价格和竞争秩序提醒告诫书》，近日各地也纷纷出台措施缓解防疫物资紧张局面，强化涉疫物资价格监管执法力度。

"疯狂的口罩"卷土重来

"本来想买点N95口罩寄回老家，结果跑了几个药店都没有，网上价格基本上要四五块钱一个，感觉价格有点辣手。"上海市市民陈丘（化名）告诉第一财经记者，他发现现在市面上的口罩价格有点颠覆他的认知。

陈丘说，最近疫情来势汹汹，身边的人"阳"了不少，听专家说N95口罩的防护效果更好，他也开始改用N95口罩了。由于家里的口罩存货不多，他想多买一点备用再寄点回去，在网上一搜，发现平时用的这款N95口罩，60只规格的要卖到288元，平摊下来一只要4.8元。

陈丘有些后悔自己之前在一个微信群里错过了一批团购，那批口罩是另一个品牌，耳挂式5元1个，当时嫌贵没有下单。陈丘说，现在再去咨询群主，说是已经断货了，先登记一下用量，到货了会优先通知，但不知道什么时候到货。

记者以买家身份咨询了一位防疫物资的批发商，对方表示，批发拿货是一箱起卖，价格"现在差不多四块钱左右吧，但是没有现货，要排队等"。不仅如此，对方还强调，上游原材料涨了7倍，而且对于未来的到货状况也不确定，"现在没有货，不知道到时候现货是哪一个牌子，规格都不一样"。

记者在各大电商平台搜索N95口罩时看到，多个卖家平台对于耳挂式N95口罩的售价大体在5元左右，按照规格有275元/50只，或者470元/100只不等。上述陈丘提到的团购品牌，已经卖到了70元/10只。

那么，在这一波涨价之前，N95口罩的正常价格到底是多少元一只？或许从银川市日前查出的一起案例中，可以寻找到参考答案。

12月14日，银川市市场监督管理局兴庆区分局公布三起哄抬药品及防疫用品价格违法行为的典型案例。其中一个案例显示，银川市兴庆区某医疗器械经营部购进一批N95医用防护口罩，购进单价均为0.65元/个，销售价格为1元/个。9月27日将销售价格提高至1.3元/个，10月17日再次将销售价格提高至1.5元/个。

不是所有口罩都有防疫效果

新型冠状病毒感染疫情已经快要走过第3年，口罩作为家家必备的日常防疫物资，为何突然紧俏起来？上述防疫物资批发商表示，很多人之前都戴普通口罩的，现在突然觉得不够用了，都要戴医用口罩了。

在鱼龙混杂的口罩市场，确实并非所有的口罩都具备防疫效果。据央视新闻消息："判断一个口罩是否具有防疫功能，最关键的一点是看编码。真正能达到防疫要求的只有这五种编码：医用防护口罩（GB19083-2010），医用外科口罩（YY0469-2011），一次性使用医用口罩（YY/T 0969-2013），日常防护型口罩（GB/T 32610-2016），儿童口罩（GB/T 38880-2020）。没有标注以上编码的口罩都没有达到防疫标准。国家对民用口罩的染色印花相关质量也做出了明确规定：要求口罩内外层色牢度不得低于三级，以防止染料脱落对人体脸部皮肤造成的不适。"

口罩需求量激增，加之一些民众对于哪些口罩能够防疫并不十分了解，一些不在上述五种达到防疫要求之列的口罩价格也随之水涨船高。

……

近日有媒体报道，浙江省绍兴诸暨市市场监管局日前立案查处一家涉嫌哄抬口罩价格的商家，该商家9天时间将所销售的KN95（非医用）口罩从每包18.68元涨至139.90元，涨幅达648.9%。12月14日晚，市场监管局执法人员到该网店所在的口罩生产基地，看到基地内囤积大量口罩。经查看销售记录，发现其在成本未明显增加的情况下大幅提高售价。以在某平台销售的某款KN95（非医用）口罩为例，6日的成交价为每包18.68元，9日提高到48.90元，10日涨到89.90元，到14日已达139.90元。至被查获，这款口罩售出7000多包。同时，经营者对网店其余近20款产品也进行提价，幅度均在200%以上。

价格还能疯狂多久

市场的短期保障是否可持续？我国的口罩产能是否能跟得上市场需求？上述批发商所称的"原材料暴涨7倍"又是否存在夸大成分？

生意社消息显示，熔喷料方面，本周熔喷PP行情大幅拉账。截至12月16日，生意社监测的国内熔喷料样本企业平均报价10006.67元/吨左右，与月初均价水平相比，涨跌幅+11.85%，同比去年同期有+4.68%的涨幅。国际卫生事件方面，当前我国卫生事件处置优化，引发口罩需求暴涨，社会面消费对医用熔喷布材料拉动作用明显。海内外需求量没有明显助力。但市场内熔喷料供应长期充裕，国内熔喷料、布企业开工饱和度较高。因此，熔喷料价格上涨幅度不及预期。预计短期行情或将继续走强为主。

近日有媒体报道，面对激增的N95类口罩的市场需求，目前多家生产口罩的上市公司加大生产力度，扩大生产产能，重启生产线，并积极招聘一线员工提升生产产能。多家上市公司均对目前短期内激增的市场需求保持理性的认知，认为当前激增的市场需求仅是短期内的需求，预计明年春季过后将会走向平稳。

……

公司在积极开工的同时，监管部门也在积极出台各种措施，平抑防疫物资的价格。

12月9日，国家市场监管总局发布《关于涉疫物资价格和竞争秩序提醒告诫书》，从规范价格行为、维护公平竞争等方面，对涉疫物资生产经营者划出"九不得"红线。提醒告诫书中明确要求，生产经营者不得违反诚实信用和公平合理原则、不得违反明码标价规定、不得哄抬价格、不得价格欺诈、不得串通涨价、不得价格歧视、不得虚假宣传、不得仿冒混淆、不得商业诋毁。同时，国家市场监管总局要求各有关生产经营者要认真对照上述要求，及时开展自查自纠。各级市场监管部门将加强执法检查，依法查处各类违法行为。对情节恶劣的典型案件，将依法从重处罚并公开曝光。欢迎社会各界参与监督，若发现违法线索，及时拨打12315进行投诉举报。

12月15日，安徽省市场监管局发布12条工作提醒，进一步规范防疫药品、口罩、抗原检测试剂等防疫用品，以及粮食、蔬菜、肉蛋奶、速冻食品等生活物资网络交易秩序。该局提醒全省网络交易平台经营者和第三方合作单位，要切实履行平台主体责任，适当提高对销售防疫用品、基本生活物资经营者的抽查比例，确保相关信息真实有效。要坚决杜绝平台内经营者发"疫情财"情况出现。

……

针对国务院疫情防控"新十条"发布后，全国各地连花清瘟、布洛芬、抗原检测试剂、N95口罩等涉疫物资市场出现的价格异常波动情况，浙江省市场监管局迅速部署各地加大涉疫医疗药品（包括中药材）、抗原检测试剂、防护用品（口罩等）三类涉疫物资价格监管执法力度，强化预警研判，综合运用提醒告诫、行政约谈、政策指导等方式，引导相关企业依法诚信经营。15日，浙江省召开疫情防控工作新闻发布会，宣布正通过省市县三级协同，加强药物、口罩、抗原等防疫物资生产和储备，同时做好呼吸机等重症救治资源储备，确保全省医疗物资和防疫物资不低于 3 个月用量，并在全省范围统一调度使用。

资料来源：第一财经，2022-12-17.

问题：结合案例材料，试谈谈政府为何要干预口罩市场。

【思考题】

1. 什么是公共卫生经济学？

2. 公共卫生经济学的研究内容是什么？

3. 如何发展公共卫生经济学？

学习目标

掌握疾病经济负担的测算分析方法。

熟悉疾病经济负担的定义和分类，熟悉疾病经济负担的现状和影响因素。

了解研究疾病经济负担的意义，了解减少疾病经济负担的主要措施以及健康投资所带来的社会经济效益。

案例导读

国务院印发的《关于健全重特大疾病医疗保险和救助制度的意见》提出，要聚焦减轻困难群众重特大疾病医疗费用负担，建立健全防范和化解因病致贫返贫长效机制，强化基本医保、大病保险、医疗救助的综合保障，确保困难群众基本医疗有保障，不因罹患重特大疾病影响基本生活。在我国，慢性病患者的逐年增加给我国带来了巨大的经济负担。如何有效地分配稀缺的优质卫生资源，对于高质量的卫生决策至关重要，特别是在经济方面，可以通过疾病经济负担的研究来确定需要优先解决的卫生问题。以糖尿病为例，20～79岁年龄组的糖尿病患病率从1990年的4.7%上升到2020年的8.2%，增长了大约71.1%。如何知道糖尿病患者所造成的经济损失，就需要测算其疾病经济负担。

思考： 如何科学评价疾病发生所产生的疾病经济负担？疾病经济负担应该从哪几个方面来考虑和测算？

慢性病患者增加的原因是多方面的，如何客观评价疾病发生所造成的经济损失和社会资源损耗？如何确定作为研究对象的疾病变量（如中国糖尿病患者患病率）？疾病经济负担应该从哪几个方面考虑（如直接经济负担、间接经济负担等）？有哪些影响因素及其机制如何？

第一节　疾病经济负担概述

一、疾病负担

疾病负担（burden of disease）是指疾病、失能（伤残）和过早死亡对健康和社会造成的总损失，包括经济损失、生活质量的恶化和生命年的损失。世界银行在1993年的《世界发展报告》中首先提出全球疾病负担这一概念，并将这一概念用于帮助发展中国家及中等收入国家确定控制疾病的优先重点及基本的一揽子卫生服务的研究之中。

二、疾病经济负担及其分类

疾病经济负担（economic burden of disease）是指由于发病、残疾（失能）以及过早死亡造成的经济损失和经济资源消耗的总和，又称为疾病费用或疾病成本。疾病经济负担从不同视角研究分为直接经济负担、间接经济负担和无形经济负担。疾病经济疾病负担的测算有两个视角，从全社会的角度和从家庭的角度。社会整体疾病经济负担的直接经济负担可以通过自上而下法和自下而上法进行测算；间接经济负担的测算方法主要有人力资本法、支付意愿法和磨合成本法。

（一）疾病直接经济负担

疾病直接经济负担（direct economic burden）一般是指家庭和社会在防治疾病过程中直接消耗的经济资源。包括直接医疗经济负担和直接非医疗经济负担。

1. 直接医疗经济负担（direct medical cost）　是指购买卫生服务的费用，如挂号费、检查费、诊断费、治疗费、处置费、手术费、药品费、康复费等治疗疾病的费用。直接医疗经济负担可以发生在医院内，如各级各类医院、诊所、基层医疗卫生服务机构；也可以发生在医院外，如零售药店等。直接医疗负担的分类与各国医疗卫生服务体制和支付制度有关，如美国直接医疗经济负担分为门诊费、住院费、药品费和急救费等四个部分，我国一般分为门诊费、住院费和药品费等三个部分。

2. 直接非医疗经济负担（direct non-medical costs）　是指为了获得利用医疗卫生服务机会，治疗疾病过程中支持性活动的费用以及疾病发生过程中产生的财产损失，如交通费、膳食费、营养费、住宿费、陪护人员费用和财产损失费等。交通费不仅包含患者及陪护家属在居住地往返于住所与医疗机构，以及医疗机构之间的费用，还包括跨省甚至跨国寻求救治而产生的交通费用。疾病治疗和康复的过程可能会产生一些特定的费用，如用于患者所需的特殊膳食、特殊衣服，方便患者移动的工具（轮椅等）、清洁、陪护等。财产损失是指如酗酒或醉酒引发车祸带来的财产损失，还有吸毒引发犯罪行为带来的财产损失。

（二）疾病间接经济负担

疾病间接经济负担（indirect economic burden）是指因病、伤残、死亡给社会间接带来的经济损失。疾病间接经济负担来源于发病，由失能和早亡所带来的时间损失从而导致有效劳动生产力损失，包括早亡成本（mortality costs），因病休工、休学的成本（morbidity costs）和家人陪护的成本（informal care costs）等。由于健康状况不佳影响工作效率；因病就医的劳动力会损失社会劳动时间甚至失去工作；另外在就医过程中如果有成人劳动力陪护，那么陪护的劳动力则会损失社会劳动时间等，这些都是疾病引起的间接经济负担。但是由于精神损失和健康状况不佳而引起的工作效率下降在实际工作中难以测算，因此所带来的经济损失也很难定量估算。

（三）疾病无形经济负担

疾病无形经济负担（intangible economic burden）是指因疾病、伤残、过早死亡给单位、家庭、亲友造成的心理上、精神上、生活上等各方面的压力和负担，使生活质量下降、工作效率降低带来的经济损失。如果是重大疾病或者是疑难杂症，还可能会使患者及家属背上沉重的思想包袱，这种负担是无形的。例如，恶性肿瘤患者因为疼痛，害怕死亡变得焦虑、烦躁和不安；传染病患者害怕被歧视和不被社会接受变得孤独。一些研究使用生命质量来测算无形成本，这部分成本很难量化和货币化，但它的确是一种客观存在。因此在分析和评价时应予以考虑。

三、研究疾病经济负担的意义

（一）有利于了解疾病对社会经济带来的影响

卫生系统常用发病率、患病率、死亡率、以及死因顺位来反映疾病的严重程度和危害性。但是这些指标只能反映出疾病发生的频率，不能说明疾病所产生的卫生资源的消耗和对国家、社会带来的经济负担。疾病经济负担分析将这种影响定量化，以便人们从社会经济的角度进一步理解疾病问题，分析疾病经济负担的构成、发展趋势及影响因素，挖掘减轻经济负担的潜力，控制疾病费用的上涨幅度。

（二）有利于帮助决策者确定重点卫生问题

为了将有限的卫生资源投入到最需要解决的疾病防控领域，降低卫生资源投入的随意性，在资源配置之前往往需要弄清楚卫生问题的优先重点。通过分析卫生现状、人口变化和以及将不同疾病的经济负担排序，既能弄清楚哪些疾病危害了人群健康，又能弄清哪些疾病影响了或者是严重影响了社会经济发展，哪些问题是亟待解决的卫生问题，从而为确定重点卫生问题、合理配置卫生资源提供信息，为卫生政策的制定提供参考。

（三）有利于了解各类疾病对患者及其家庭带来的影响

通过家庭疾病经济负担的测算，获得患者治疗疾病自付的医疗费用占家庭可支配收入的比例，确定灾难性卫生支出的界定标准，反映疾病对人民生活带来的负担。了解我国不同地区、不同人群有多少家庭支付医疗费用比例超过界定标准，陷入"因贫致病，因病返贫"的灾难性境遇之中，反映家庭遭遇灾难性卫生支出打击的严重程度。为研究影响灾难性卫生支出发生的因素、制定有针对性的政策和措施、降低家庭疾病经济负担、减少灾难性卫生支出的发生率、提高卫生公平性提供信息。

（四）有利于对各类干预措施和卫生项目进行卫生经济学评价

疾病经济负担的测算一方面反映了疾病对人群和社会带来的总的经济损失；另一方面，如果卫生部门实施各种卫生项目和措施，降低了疾病的发生频率和严重程度，使得疾病经济损失不发生或者是少发生，从这个角度，疾病经济负担也看成是卫生部门采取各种措施通过不懈地努力，在防病治病、恢复劳动力、提高劳动力生命质量所取得的成绩，也即实施卫生项目和措施获得的效益。那么疾病经济负担就为成本效益评价提供了一个衡量尺度。另外，在疾病负担测算过程中所使用的一些反映生命质量的指标，比如质量调整生命年（quality adjusted life years，QALY）和伤残（失能）调整生命年（disability adjusted life year，DALY）是用于成本－效用评价中测算效用值最常用的指标。

（五）有利于为医疗保险方提供信息

医疗保险制度是补偿疾病带来医疗费用的保险，通过风险转移和补偿转移，将个体的由疾病风险所导致的经济损失分摊给所有受同样风险威胁的成员，用集中起来的医疗保险基金补偿由疾病带来的损失。疾病经济负担的测算为医疗保险费用的偿付标准和偿付方式提供了信息，包括医疗费用消耗的数量和生产能力减少的情况等；同时大量的研究证明医疗保险能有效降低患者的疾病经济负担，增加参保人员抵御风险的能力，这也为推行全民医疗保障制度起到了积极的宣传和推动作用。

第二节　疾病经济负担测算

一、社会整体疾病经济负担测算

（一）测定疾病负担的相关指标

疾病经济负担的测算经常以疾病负担测算为基础，与疾病负担测算有关的指标主要包括以下四类：

1. 疾病指标　发病率（incidence rate）和患病率（prevalence rate）是最常用的表示疾病发生频率的指标。发病率常以按年龄、性别、职业等不同特征计算。急性病由于起病急而持续时间较短，故多使用发病率作为测算指标；慢性病由于病程迁延，疗程相对较长而多使用患病率来表达。

$$发病率 = \frac{一定期间内某人群中某病新病例数}{同时期暴露人口数} \times k \qquad （13-1）$$

其中 k=100%，1000‰，或 10000/ 万······

$$期间患病率 = \frac{某观察期间一定人群中现患某病的新旧病例数}{某期间平均人口数} \times k \qquad （13-2）$$

其中 k=100%，1000‰，或 10000/ 万······

2. 伤残 / 失能指标　在疾病经济负担的测算研究中，常使用的伤残 / 失能指标主要有病残率、潜在减寿年数、质量调整生命年和伤残调整生命年。

（1）**病残率**（disability rate）　即某一人群中，在一定时期内每百人（或千、万、十万）人中实际存在的病残人数与调查人数之比。用来表示病残在人群中发生的频率，可以对人群中严重危害健康的具体病残进行单项统计。

$$病残率 = \frac{某时期病残人数}{同期调查人口数期间患病率} \times k \qquad （13-3）$$

其中 k=100%，1000‰，或 10000/ 万······

国际上常用失能权重值来表示不同疾病对人群健康损害的严重程度，见表 13-1。权重取值范围在 0 ～ 1 之间，当权重值为 0 时表示完全健康，值越接近 1 则疾病所致失能严重程度越高，当权重为 1 时表示死亡。

表 13-1　部分疾病失能权重值

疾病名称	平均权重值	权重值范围
肺结核	0.271	0.264 ～ 0.294
艾滋病病毒携带 / 艾滋病		
艾滋病病毒携带	0.135	0.123 ～ 0.136
非抗逆转录病毒治疗的艾滋病患者	0.505	

续表

疾病名称	平均权重值	权重值范围
抗逆转录病毒治疗的艾滋病患者	0.167	0.145～0.469
乙型肝炎	0.075	
糖尿病		
单纯糖尿病	0.015	0.012～0.018
糖尿病合并足部症状	0.133	0.130～0.136
糖尿病合并视网膜病变	0.552	0.511～0.595
高血压性心脏病	0.246	0.201～0.300
缺血性心脏病		
急性心肌梗死	0.439	0.405～0.477
心绞痛	0.124	0.105～0.141
脑血管疾病		
首次中风	0.920	
中风幸存者	0.266	

资料来源：World Health Organization.Global burden of disease 2004 update：disability weights for diseases and conditions.

（2）潜在减寿年数（potential years of life lost，PYLL） 是指某年龄组人群因某病死亡者的期望寿命与实际死亡年龄之差的总和，即死亡所造成的生命损失。潜在减寿年数是疾病负担测算中的常用指标。

$$潜在减寿年数（PYLL）=\sum_{i=1}^{e}a_i d_i \tag{13-4}$$

其中 e 为预期寿命（岁）；i 为年龄组（通常计算器年龄组中值）；a_i 为第 i 年龄组剩余年龄；d_i 为第 i 年龄组的死亡人数。

潜在减寿年数（PYLL）在评价疾病负担时比传统的一些指标更加客观、准确和合理，但同时也有较大的局限性。例如它只能反映疾病负担的一种结局的情况，对于超出期望寿命的死亡却难以评价；该指标的计算是以期望寿命为基础的，当某个地区的期望寿命值不容易得到或不准确时，就只能用其他地区或全国的人口平均期望寿命来代替，这样会造成较大的误差。

（3）质量调整生命年（quality adjusted life years，QALY） 是综合反映生命时间长短和生命质量好坏的一个正向综合测量指标，它全面考虑了健康的三个维度，把生命质量和数量相结合以时间为测量单位反映。这一指标是20世纪80年代后期发展起来的健康综合评价指标，计算时应注意使用不同的效用值来表示不同的功能状态和健康水平，效用值的取值在0～1之间，0表示死亡状态，1表示处于完全健康状态，效用值越大个体越健康，各种状态下的效用值可由被调查者主观评价，也可聘请专家根据具体情况研究决定，如表13-2为某地男性处于不用功能状态的效用值。

$$质量调整生命年（QALY）=N*（p_e w_u+（1-p_e）*w_u） \tag{13-5}$$

其中 p_e 为某一种健康状态下的年数所占的比例，N 为功能状态数，w_u 为健康指数，取值范围为0～1。

表13-2　某地男性的质量调整生存年数

功能状态	效用（wi）	生存年数（yi）	wiyi
住院	0.33	0.80	0.264
长期活动受限	0.57	7.70	4.898

续表

功能状态	效用（wi）	生存年数（yi）	wiyi
暂时活动受限	0.88	2.70	2.438
完好	1.00	59.04	59.040
合计		70.24	66.140

（4）伤残调整生命年（disability adjusted life years，DALY） 是指由于发病、失能和早亡所损失的全部健康生命年，包括早亡所致生命年损失（years of life lost，YLLs）和伤残所致生命年损失（years lived with disability，YLDs）。它是一个综合指标，比死亡率等单一的指标更好，它能评价非死亡状态（疾病和失能）带来的损失；另外它是对特定状况和疾病客观、独立而且统计学上合理的负担评价；根据疾病负担单位成本的变化，还可以对干预措施进行成本 - 效用分析。伤残调整生命年的计算主要由 4 个方面构成：死亡损失的健康生命年、伤残损失的健康生命年、健康生命年的年龄贴现和时间贴现。

①死亡损失的健康生命年（years of life lost，YLL）

$$YLL=\sum_{x=0}^{e}d_x(e-x)$$（13-6）

其中 x 为年龄或年龄段组中值；d_x 为第 x 年龄组的死亡人数；e 为潜在生命上限，在计算中用期望寿命来表示。

②伤残损失的健康生命年（years lived with disability，YLD）

$$YLD=\sum_{x=0}^{m}r_in_it_i$$（13-7）

其中 i 为第 i 类伤残；r_i 为第 i 类伤残的权重系数；n_i 为第 i 类伤残的人数；t_i 为第 i 类伤残所持续的时间。

③健康生命年的年龄贴现。对于不同年龄段人群的生命损失需要用不同的权重系数加以贴现，其计算公式为：

$$d_y=cxe^{-\beta x}$$（13-8）

其中 c 为年龄权重调节因子，一般取 0.1658；x 为具体年龄；e 为自然常数；β 为年龄权重函数的参数，其值一般在 0.03～0.05 之间，常被确定为 0.04。

④健康生命年的时间贴现。现有伤残的影响可能长达数年，因此需要解决未来损失和现在损失之间的转换，考虑了社会性的时间偏好，贴现率 r 一般取 0.03。不同伤残的连续贴现函数计算为：

$$d_i=e^{r(x-a)}$$（13-9）

其中 e 为自然常数；r 为贴现率 0.03；x 为具体年龄；a 为伤残发生的年龄。

综上分析，伤残调整生命年的计算公式为：

$$伤残调整生命年（DALY）=\int_{x=a}^{x=a+L}D\,cxe^{-\beta x}e^{-r(x-a)}\,dx$$（13-10）

其中 x 为具体年龄；a 为伤残发生的年龄；L 为伤残持续时间或早亡损失的时间；D 为伤残权重（取值 0～1）；c 为年龄权重调节因子，一般取 0.1658；e 为自然常数；β 为年龄权重函数的参数；r 为贴现率 0.03。

3. 死亡指标 表达疾病死亡的指标很多，常使用粗死亡率、死亡专率、病死率、死亡比、早亡等指标。

（1）死亡率（mortality rate） 表示在一定时期内，在一定人群中死于某病（或死于所有原因）的频率，是测算人群死亡危险最常用的指标。死于所有原因的死亡率是未经过调整的死亡率，也称粗死亡率。死亡率也可按不同特征分别计算。

$$死亡率 = \frac{某期间内（因某病）死亡总人数}{同期平均人口数} \times k \qquad （13-11）$$

$$k=100\%,\ 1000‰\cdots\cdots$$

（2）**病死率**（case fatality rate）　表示一定时期内（通常是1年），患某病的全部患者中因该病死亡者的比例。表示确诊疾病的死亡概率，也可以表明疾病的严重程度，还可以反映医疗技术水平。

$$病死率 = \frac{某期间内因某病死亡人数}{同时期某病的病人数} \times 100\% \qquad （13-12）$$

4. 时间损失指标　疾病经济负担的测算中所指的时间损失主要包括患者患病后因病休工、休学或者是因病早亡等带来的工作学习时间的损失。经常采用两周患病持续天数，两周患病休工、休学天数，病休、误工时间（卧床天数、缺勤天数、病休天数等）、医院病床占用天数等指标来反映。

$$两周患病持续天数 = \frac{调查人群中调查前两周患者持续总天数}{调查人数} \qquad （13-13）$$

$$两周患病休工、休学天数 = \frac{调查人群中调查前两周病休工/休学总天数}{调查人数} \qquad （13-14）$$

5. 卫生服务利用指标　卫生服务利用指实际发生的卫生服务的数量，既反映某时某区域的居民实际卫生需求量，也直接描述卫生系统为居民提供卫生服务的数量。其指标大体上分为门诊服务利用、住院服务利用和预防保健利用等。门诊服务利用包括两周就诊率、两周患者就诊率、两周患者未就诊率和两周就诊人次数等；住院利用指标包括住院率、人均住院天数和未住院率等；预防保健服务利用指标包括计划免疫、妇幼保健、康复、健康体检、慢性病防制等利用指标。严格来讲，患病后只有利用了卫生服务才会产生直接疾病经济负担。

$$两周就诊率 = \frac{调查人群两周内就诊人（次）数}{调查人口数} \qquad （13-15）$$

$$住院率 = \frac{某期间调查人群住院人（次）数}{同期调查人口数} \qquad （13-16）$$

（二）疾病直接经济负担测算方法

1. 疾病直接经济负担数据的收集　疾病直接经济负担的有关数据一般通过两种方式获取，即通过医疗卫生机构调查或向患者调查。从住院患者的病案首页可以获取所有病种住院患者在住院期间发生的住院治疗费用及其相关信息、年总门诊费用以及平均每日门诊费用等，但是目前大多数医院信息系统不支持单病种的门诊费用，即患者因某种疾病发生的年门诊费用难以直接从医疗机构中获取。从医疗卫生机构获取数据具有数据可靠、准确、快捷，不需要耗费太多的人力物力，因难以获取门诊费用和自购药品等其他院外花费，也无法获取一个患者在不同的医疗机构多次住院的全部费用，故无法反映特定疾病的所有的直接经济负担。通过对患者进行调查收集直接疾病经济负担常见两种方式，一种是回顾性调查，另一种是追踪性调查。前者调查耗时较少，但由于记忆久远而误差相对较大，容易有回忆偏倚，准确性不高；后者是患者发生一笔费用记录一笔费用，因而调查准确性高，但需要耗时较长和花费一定的调查费用。

直接非医疗费用一般采取向患者调查的方法获得，主要调查内容包括交通费、伙食营养费、住宿费、陪护费等。间接疾病经济负担费同样采用回顾性调查和追踪性调查两种方式获得。

除了上面所介绍的专项疾病经济负担调查外，我国每五年开展一次的国家卫生服务调查也是测算疾病经济负担的重要数据来源。

2. 疾病直接经济负担的测算方法

（1）自下而上法（bottom-up approach）　是利用疾病的平均治疗成本乘以疾病的发病率（患病率）估算疾病经济负担。通常利用不同卫生服务种类的平均费用乘以相应卫生服务利用次数来获得平均治疗成本。在我国卫生服务利用最主要的三种形式是门诊、住院和自我医疗，直接医疗负担就转化成了两周就诊、住院和自我医疗所购买的所有医疗服务的费用。直接医疗负担计算公式如下：

$$DMC_i=[PH_i×QH_i+PV_i×QV_i×26+PM_i×QM_i×26]×POP \qquad (13-17)$$

其中，i 为某种疾病，DMC_i 为某种疾病的直接医疗负担，PH 为每次住院治疗的平均费用，QH 为 12 个月内人均住院治疗的次数，PV 为每次门诊的平均费用，QV 为两周内人均门诊次数，PM 为每次自我医疗的平均费用，QM 为两周人均自我医疗的次数，POP 为某年人口数。直接非医疗负担的计算公式为：

$$NDMC_i=[PHI_i×QH_i+PVI_i×QV_i×26+PMI_i×QM_i×26]×POP \qquad (13-18)$$

其中，NDMC 为直接非医疗负担，PHI 为平均每次住院治疗用于交通、营养伙食和陪护人的费用，PVI 为平均每次门诊花费的交通和其他非医疗费用，PMI 为平均每次自我医疗时的交通费用和其他非医疗费用。i、QH、QV、QM、POP 的含义和上面直接医疗负担公式一致。

（2）自上而下法（top-down approach）　又称流行病学归因法，主要用于测算归因于某个危险因素暴露的疾病经济负担。这种方法需要计算人群归因分值（Population-attribution Fraction，PAF）。计算公式如下：

$$PAF=\frac{p(RR-1)}{p(RR-1)+1} \qquad (13-19)$$

其中，p 为疾病患病率，RR 为相对危险度。

获得人群归因分值后，将归因分值与某种或某几种疾病的直接经济负担相乘，即可获得某种或某几种疾病归因于某个危险因素的疾病经济负担。表 13-3 为利用自上而下法测算出的中国 2002 年和 2005 年吸烟所致部分疾病的 PAF 和人均治疗费用。

表 13-3　吸烟所致部分疾病的 PAF 和该疾病的人均治疗费用

疾病名称	发病率（‰）	PAF2002（%）	人均治疗费用2002（元/人）	PAF2005（%）	人均治疗费用2005（元/人）	备注
慢性阻塞性肺疾病（COPD）	7.5	71.6	2431.1	71.6	3675.0	
高血压	26.2	14.4	234.7	13.2	354.8	
冠心病	64.9	3.1	2672.1	2.8	4039.2	
脑血管病	6.6	32.2	6615.2	30.0	10000.0	
糖尿病	5.6	22.6	2441.2	20.8	3690.2	
肺癌	0.8	37.1	11105.9	34.7	16788.3	男
	0.4					女
食管癌	0.0	23.8	11331.6	21.9	17129.5	
胃癌	0.5	16.8	11171.9	15.4	16888.1	男
	0.3					女
结肠癌	0.0	12.4	10039.2	11.3	15175.8	男
	0.0					女

续表

疾病名称	发病率（‰）	PAF2002（%）	人均治疗费用2002（元/人）	PAF2005（%）	人均治疗费用2005（元/人）	备注
鼻咽癌	0.0	21.2	25224.3	19.5	38130.5	
乳腺癌	0.5	21.4	4541.2	19.6	6864.8	女
男性不育症	52.1	13.3	1033.8	12.1	1562.7	
早产	39.5	20.5	3928.2	18.8	5938.2	
流产	22.0	32.0	992.3	32.0	1500.0	

资料来源：李玲，陈秋霖，贾瑞雪，等.我国的吸烟模式和烟草使用的疾病负担研究.中国卫生经济，2008，27（1）：26-30.

（三）疾病间接经济负担测算方法

1. 人力资本法 人力资本法（human capital method）是根据患者损失时间后带来收入的降低来测算间接经济负担。具体计算方法是损失时间乘以市场工资率的积。如果计算早亡带来的间接经济负担，损失时间可以用潜在减寿年数（PYLL）表示，也可以将人力资本法和伤残调整生命年（DALY）结合起来核算疾病间接经济负担。但需注意的是，要考虑各组早亡或伤残的生产力权重系数，还有所带来的未来收入减少的贴现。例如，表13-4为使用全国城乡年平均收入来转换的间接疾病测算出的结果。人力资本法是使用较为广泛的测算间接经济负担的方法，但其也有一定的缺陷，比如用工资率代替人的生产力不合适，因为工资会受到性别歧视、种族歧视、地区差异等因素的影响；另外，此法对人的生命价值货币存在一定的伦理道德争议。

表 13-4 全国结核病全年总经济负担估算（万元）

项目	1993 年	1998 年	2003 年
直接负担	241300.0	442221.0	774732.0
间接负担	185823.0	286102.0	331349.0
总经济负担	427123.0	728323.0	1106081.0

资料来源：饶克勤，刘远立，钱军程，等.1993—2003 年中国结核病经济负担分析[J].中国医院统计，2013（3）：3.

2. 支付意愿法 支付意愿法（willingness to pay method）是通过询问患者为了避免某种疾病或者死亡的发生所愿意支付的最高费用。需要说明的是，支付意愿法是在假定的情境下收集的数据，例如，询问一个肺癌患者，你宁愿出多少钱也不愿意患肺癌，这时需要假定有一个"市场"，可以购买到使肺癌痊愈的卫生服务商品；另外，患者愿意支付的最大价值包含了消费者剩余。这种方法最大的优点是体现了更广意义上的健康价值，包括生命时间的长短、生命质量、劳动力价值、心理压力、精神状态等；缺点是主观性比较强，受患者的偏好影响，不同的人口社会学特征会获得不同的支付意愿。

3. 磨合成本法 磨合成本法（friction cost method）主要估算患者生病离开岗位到其他人完全能胜任该项工作这一过程中所产生的社会损失。其基本思想是疾病和伤害导致生产损失的数量取决于组织为恢复生产所花费的时间，再将这个时间损失转化为货币。其前提是短期工作的损失可以被新员工弥补，且雇佣新员工所带来的成本只是聘用、培训、新员工使其从不熟练到熟练这个过程中产生的成本。所以利用此法时需要关注几个问题：磨合是何时发生的、磨合持续的时间、磨合期间经济损失的计算和对单位产生的宏观影响。由于磨合成本法只计算付费生产力的损失，没有计算未付费生产力的损失、家人陪护的时间损失等，所以一些学者认为该法属于不完全的间接成本的测算方法。

（四）疾病无形经济负担测算

疾病的无形经济负担是患者和家属因疾病所遭受的心理上、精神上和生活上的痛苦与不便，将这种生活质量问题进行货币化就可以测算无形经济负担。目前，可以用来评价无形经济负担的方法有两种：支付意愿法和QALYs测量法。QALYs测量法比较好理解，但是其效用值的测量难度比较大，计算也比较复杂，在常规的评价中不合适。所以在实际的研究中选用较多的是支付意愿法，此法是测量生命和健康价值的一种可替代方法。

（五）疾病经济负担测算应注意的事项

1. 时间价值　在测算间接经济负担时，往往涉及伤残和早亡损失的健康寿命年，这些寿命年是未来的时间，所带来的经济损失是未来的损失，资金在生产和流通过程中随着时间推移而产生增值，故而需要对未来损失的经济损失贴现。在疾病负担研究中可以采用现行银行利率，也可以参考其他类似研究采用一个固定利率（例如选用3%）。但是使用不同的贴现率计算出来的疾病经济负担可能会出现偏性，会夸大或缩小疾病经济负担的实际水平。

2. 可比性问题　同一个疾病在测算经济负担时候选择不同的调查方法，使用不同的测算思路，采用不同的折算方法，都会带来测算结果的差异，所以在进行比较的时候一定要注意可比性问题。比如：美国的吸烟有关经济负担的测算常用计量经济模型，但实际中国目前的有关研究常用疾病别法，两者不能直接用于比较；又比如在一个研究测算传染性非典型肺炎（SARS）带来的间接经济负担时使用的是人力资本法，而另一研究使用的是支付意愿法，两者也不能直接比较。

3. 数据的夸大和缩小问题　直接经济负担一定是实际发生的损失，也就是实际就诊和治疗的情况，如果在测算时使用某病的患病率或者发病率代替就诊率，则可能会夸大直接经济负担，由于各种原因，特别是经济支付能力，实际就诊的人数往往比实际患病或发病的人数低；另一方面，如果发病率和患病率中有较高漏报率，则又会大大缩小真正的疾病经济负担，不足以反映真实负担情况。

二、家庭疾病经济负担测算

（一）家庭疾病经济负担

家庭疾病经济负担（family economic burden of diseases）是指从个人和单个家庭的角度来衡量患者的疾病和伤残所带来的经济负担，即个人和家庭所支付的医疗费用。随着全球卫生总费用的不断增加，在一些医疗保障制度不健全的国家或地区，人们往往需要支付较多的医疗卫生费用来治疗疾病。在这种情况下如果家庭成员患了重病，那么整个家庭将面临着巨大的医疗经济风险，给家庭带来沉重的疾病经济负担。若这种医疗费用的支出超过了一定程度，影响了家庭的其他支出甚至是正常生活时，可称为家庭灾难性卫生支出。

所谓灾难性卫生支出（catastrophic health payment）是指一定时期内，家庭的自付医药费用超出家庭承受能力，导致严重的经济风险和生活水平的下降，进而陷入破产、贫困。灾难性卫生支出是卫生筹资公平性研究中的一个关键指标，也可用于家庭疾病直接经济负担的研究中。

灾难性卫生支出的计算需要两个重要的指标，一个是家庭医疗卫生自付费用（OOP），又称家庭卫生支出，作为分子；另一个是家庭经济情况，作为分母。家庭经济情况可用家庭收入、家庭总支出或家庭消费等指标来衡量。家庭收入与医疗费用支出比例不能全面反映出不同家庭的卫生筹资水平，这里还与家庭的储蓄有关，没有储蓄的家庭更容易发生灾难性卫生支出。家庭总支出用作分母的话，灾难性卫生支出的发生与医疗支出在总支出中所占的预算有着密切关系。低收入国家的家庭在医疗支出方面的预算会较低，因此也更容易发生灾难性卫生支出。有些学者提出的较为合适的方法是将总支出中的食品支出去除，用剩下的"可支配支出"或者"支付能力"作为分母来计算。

世界银行推荐使用 OOP 占家庭非食品支出的 40% 作为是否发生灾难性卫生支出的标准，或者以 OOP 占家庭总支出的 15% 作为标准。不同国家和地区需要根据自身的经济发展水平和卫生改革目标来确定当地的标准。

（二）灾难性卫生支出的发生频率和强度测算

1. 灾难性卫生支出发生频率　灾难性卫生支出发生频率（incidence rate of catastrophic heath expenditure）指发生灾难性卫生支出的家庭数量与接受调查的家庭总数之比，也称灾难性卫生支出发生的广度。

$$H = \frac{1}{N} \sum_{i=1}^{N} E_i \tag{13-20}$$

其中，H 为灾难性卫生支出发生率，N 为调查家庭数量；指第 i 户家庭是否发生了灾难性卫生支出，若发生了其值取 1，若没发生其值取 0。

2. 灾难性卫生支出发生强度　灾难性卫生支出发生的频率不能反映医疗卫生支出比例超过灾难性支出标准的程度，这个程度称为灾难性卫生支出发生强度（catastrophic health expenditure gap）。可以用发生灾难性卫生支出家庭的医疗费用支出占家庭总支出或"可支配支出"的实际比例与判断标准之间的差值求和后再除以调查家庭数量，反映灾难性卫生支出发生的严重程度。

$$G = \frac{1}{N} \sum_{i=1}^{N} O_i \tag{13-21}$$

其中，G 为灾难性卫生支出的平均差距，$O_i = E_i\left(\frac{T_i}{x_i} - z\right)$，或 $O_i = E_i\left(\frac{T_i}{x_i - f(x_i)} - z\right)$。$O_i$ 为发生灾难性卫生支出的家庭的 OOP 占家庭总支出或家庭可支配支出的比重与界定标准之差。N、T_i、x_i、z 的含义和上面灾难性卫生支出发生频率公式一致。

将灾难性卫生支出发生强度与发生频率的比值为平均超支水平。灾难性卫生支出只分析了家庭疾病直接经济负担，未考虑间接经济负担和无形经济负担。要全面衡量家庭疾病经济负担，还需要采用社会整体疾病经济负担的相关测算方法来对家庭间接经济负担和无形经济负担进行测算。

三、疾病经济负担的影响因素

1. 患者基本状况　患者本身的情况，如年龄、性别、婚姻状况、文化程度、收入情况等直接或间接影响健康的因素，都会导致不同程度的疾病经济负担。

2. 疾病基本情况　疾病本身的情况，如疾病的严重程度，疾病的分期、分型，有无合并症、并发症，疾病的治疗手段等。

3. 卫生服务半径的大小　如果卫生服务半径大，造成患者就医的路途远，不但增加交通费用等一些直接非医疗经济负担，而且还会延误病情，从而造成更大的疾病经济负担。

4. 社会医疗保障制度　如果社会医疗保障制度健全，有合理的支付方式，重视疾病预防工作，就可以杜绝一些传染病的流行，同时也会使一些疾病（如心脑血管病、肿瘤等）做到早发现、早检查、早治疗，最大程度地减少应就诊而未就诊的患者。另外，社区卫生服务机构完善的话，还会方便患者，使一般的疾病能就近医疗，从而减少疾病的各种经济负担。

5. 医疗服务提供方的素质 一是技术水平，如果医技水平不高，会使患者的病情加重，延长住院时间和陪护时间。二是道德素养，如果受到利益驱动，滥用昂贵药品，做不必要的检查，都会大大增加疾病的经济负担。

6. 其他 物价上涨和劳动工资提高等因素也将会使疾病的经济负担增加。此外，患者在门诊候诊时间、陪护休工天数、返往路途休工天数等，都是影响疾病经济负担的重要因素。

影响疾病经济负担的因素有很多，与医药卫生费用的增长因素有许多相同点。一般来说，能够影响卫生费用增长的因素，例如人口老年龄化、疾病谱的变化、先进的医疗设配的普及，以及人们健康意识的提高等，都直接或间接地影响着疾病经济负担。在一般情况下，疾病的直接经济负担应小于间接经济负担，即直接经济负担与间接经济负担的比值小于 1。一般来说，直接经济负担的增长快于间接经济负担的增长，这是由医疗费用的增加、高新技术的采用、卫生资源配置不合理等因素引起的。

四、减少疾病经济负担的主要措施

（一）健全全民基本医疗保险制度，减少灾难性卫生支出的发生

我国现行医疗保障政策的基本原则是"保基本、广覆盖、可持续"，基本实现了三大医疗保险制度的全覆盖，一定程度上缓解了居民的疾病经济负担。整合城乡居民基本医疗保险制度，全面实施城乡居民大病保险，组建国家医疗保障局，推进全民参保计划，降低社会保险费率，建成了低水平、广覆盖的基本医疗保险体系。医保功能得到充分发挥，一定程度上缓解了居民的疾病经济负担，增强了群众获得感，为全面建成小康社会作出了重要贡献。但随着我国社会主要矛盾发生变化和城镇化、人口老龄化、就业方式多样化加快发展，也对医疗保障工作提出了更高要求。目前个人支付在卫生总费用中的比例仍然高达 27%，加上卫生总费用不断上涨、卫生筹资的不公平、卫生资源配置不合理等因素，导致不少家庭仍然发生了灾难性卫生支出和因病致贫因病返贫的现象。所以要减少家庭的疾病经济负担，应该继续完善我国的医疗保障制度，在覆盖全人群的基础上，提高医保的保障的水平、扩大保障范围、改革医保支付制度和完善医疗救助体系，从而进一步降低广大人民群众的疾病经济负担，减少灾难性卫生支出的发生。

（二）做好慢病防控工作，有效降低疾病经济负担

第四、五次国家卫生服务调查数据表明，我国慢性病患病率由 2008 年的 20.0% 增加到 2013 年的 24.5%。慢性病患病率的迅速上升，直接导致卫生服务需求量的快速增加，居民的疾病负担不断增加，阻碍家庭和社会经济的快速发展。由此可见，想要减少疾病经济负担，做好慢病防控工作是关键。有研究建议政府应提升对健康、慢病相关行动的政治关注度，采取多种措施加强对慢病的防控，制定多部门参与的国家慢病防治中长期规划；开展国际合作，计划并实施大规模（以省为单位）的慢病防控试点项目；多手段、多部门合作综合干预慢病高危因素；利用本轮医改契机，重塑卫生系统，提高其对慢病危险因素早诊早治、早期发现和治疗心脏病和中风的急性发作、复发的能力。而健康相关行为和生活方式是影响慢性病发生、发展的重要因素，不断提高居民健康意识，使其保持良好的生活习惯，也是降低慢性病发病率的重要举措。

（三）合理配置卫生资源，减少直接非医疗负担

由于医疗技术水平差异、就医可及性等原因，居民就医产生的直接费医疗负担是疾病经济负担中极易被低估的构成。如交通费、膳食费、住宿费等，这部分费用几乎都要由患者及其家庭自付。政府减轻这些负担的主要措施就是合理配置医疗资源，以家庭医生签约服务和医疗联合体为重要抓手，加快分级诊疗制度、双向转诊制度建设。一是推进家庭医生签约服务。组建以家庭医生为核心、专科医师提供技术支持的签约服务团队，向居民提供长期连续的基本医疗、公共卫生和健康管理服务。二是组建医疗联合体。按照政府主导、自愿组合、区域协同、方便群众的原则，以资源共享和人才下沉为导向，建立医疗资源纵向联合体，提升基层服务能力。三是健全分级诊疗配套政策。合理划分和落实各级医疗机构诊疗职责，明确转诊程序和标准，实行首诊负责制和转诊审批责任制。四是探索对纵向合作的医疗联合体等分工协作模式实行医保总额付费，引导双向转诊。完善不同级别医疗机构的医保差异化支付政策，促进基层首诊。

（四）控制医疗费用过快增长，减轻疾病经济负担

医药费用增长是全球的大趋势，有其合理性，但其中有属于不合理增长的成分。控制医药费用不合理增长可有效减轻疾病经济负担。控制医疗费用不合理增长，减轻疾病经济负担，可采用下列措施：一是促进医疗机构规范行为。严格执行合理检查、合理用药、合理用材规范要求，坚持因病施治，在保证医疗质量和安全的前提下，首选安全、有效、方便、价廉的适宜技术，提高服务效率。二是转变医院补偿机制。理顺医疗服务价格，降低大型医用设备检查、药品和高值医用耗材虚高价格，合理调整提升体现医务人员技术劳务价值的医疗服务价格，建立以成本和收入结构变化为基础的价格动态调整机制。使医院和医生能专注于服务质量和效率的提升，引导其逐步回归公益性，降低医疗费用。三是持续推进分级诊疗制度。合理布局区域医疗资源，加强基层医疗机构服务能力建设。利用医疗保障制度设计，拉开患者在不同机构就诊个人支付比例。充分利用互联网技术，改善群众就医体验；发展和规范社会办医，满足多元化医疗服务需求。多种途径引导患者理性有序就医，降低总体医疗费用。四是持续推进医疗保险支付方式改革。大力推进大数据应用，推行以按疾病诊断相关分组付费（diagnosis related groups，DRGs）为主，按人头、按床日、总额预付等多元复合式医疗支付方式。改变目前以按服务项目付费为主的支付方式，变"后付制"为"预付制"。

第三节　健康投资收益

一、健康投资收益的内涵和功能

（一）健康投资的内涵

健康投资（health investment）是指为了恢复和发展人群健康而消耗的全部经济资源，包括人民的基本生活资料、教育、卫生保健和环境保护等方面的经济投入。从狭义讲，健康投资仅指向医疗卫生事业投入的经济资源。从生产的意义上讲，我们可以这样理解健康投资：它是一种十分重要的生产性投资，是对人的投资，能形成人力资本。它是人力资本投资的重要组成部分，对于提高人力资本，促进社会的稳定和社会经济的发展，都将起着积极的作用。

《1993 年世界发展报告——投资于健康》中提出了向健康投资的倡导，并提供了一种三管齐下的方法，即促成一种使居民能改善卫生的环境、改善政府对医疗卫生的支出和促进公共卫生领域多样化的竞争。

按照综合健康医学模式的相关内容，健康投资至少来自四个方面：一是改变影响人类健康行为生活方式的费用；二是改善人类遗传因子的费用；三是提高人类生活水平和改造生活环境的费用；四是医疗保健服务的费用。

（二）健康投资的功能

健康投资是人类生存和社会发展的必要条件，具有重要的社会经济意义。健康投资的主要功能表现为以下四个方面。

1. 健康投资具有人力资源开发功能 健康投资不仅能提高全社会劳动力的数量，也能提高人力资源的质量。良好的健康可以增加个人的劳动时间、劳动能力与劳动效率，从而具有获得更高经济收入的能力。

2. 健康投资具有经济学价值 劳动者健康状况的改善可以使劳动者的生命时间延长，生病时间减少，提供更多的劳动时间，提高劳动生产率，使得工作质量提高，从而为社会创造更多的经济价值。

3. 健康投资具有社会保障价值 人民群众的身体保持健康，无论是在劳动期还是在退休期，均会大大减轻我国社会保险的压力，尤其减轻医疗保险中医疗费用的支出。

4. 健康投资有利于维护社会和谐稳定 当一个国家或地区的人民健康出现较大问题的时候，就会给社会带来不稳定因素，从而影响国家和社会的正常发展。

二、健康投资收益分析

健康投资的效益是指健康投资活动所取得的健康结果与所占用或消耗的卫生资源之间的对比关系。其效益可以分为经济效益和社会效益两个方面。健康投资经济效益，是卫生服务过程中劳动耗费同劳动成果的比较。健康投资的社会效益指从社会角度考察反映卫生服务的宗旨和历史使命的实现程度。健康投资效益评价的指标包括卫生服务指标、健康水平指标、社会经济发展指标等。

（一）卫生服务指标

反映卫生服务的指标主要有诊疗人次数、入院人次数、病床使用率及平均住院日等。诊疗人次数指患者找医生看病的次数，也包括初级保健门诊。入院人次数指患者因病重而入院的次数。这两个指标的变化可反映出健康投资的经济效益。根据《中国统计年鉴2021》，全国医疗卫生机构总诊疗人次达 847.2 亿人次，其中医院 388.4 亿人次，基层医疗卫生机构 425.0 亿人次；全国医疗卫生机构入院人数 24732 万人，年住院率为 17.5%。其中医院 20115 万人，基层医疗卫生机构 3592 万人；医院医师日均担负诊疗 7.3 人次；全国医院病床使用率 69.3%；医院出院者平均住院日为 8.8 日。

（二）健康水平指标

健康水平不仅是一个医学概念，而且是一个社会学概念，是反映人民生活水平的一个综合指标。在卫生部门，通常用死亡率、伤残率、患病率、发病率、平均期望寿命来评价健康水平。世界卫生组织用人均期望寿命、婴儿死亡率和孕产妇死亡率三个指标来衡量一个国家的健康状况。2021年我国人均期望寿命为78.2岁，2021年婴儿死亡率为5.0‰，孕产妇死亡率为16.1/10万。健康投资的目的就是保持心身健康，提高健康水平，也就反映了健康投资的经济效益和社会效益。中华人民共和国成立70多年来，我国人民的健康水平得到了显著提高，随着政府卫生投入的不断增加，我国的健康投资效益相对较高。

（三）社会经济发展指标

健康投资可以节约劳动力生产费用。目前我国婴儿存活率有了很大的提高，这就意味着婴儿人均实际抚养费用相对降低。

健康投资可以提高人口素质。我国遗传病发病率比较高，积极开展优生学的教育和遗传咨询服务，提高人口素质，是一项具有重大经济价值的健康投资。

健康投资还可以提高劳动力的质量，从而增加每一个劳动力的劳动时间。我国平均期望寿命由中华人民共和国成立初的35岁提高到2021年的78.2岁，即等于劳动资源增加了一倍多，对社会经济的发展起到了积极的促进作用。

【小结】

疾病经济负担是指由于发病、伤残（失能）以及过早死亡带来的经济损失和资源消耗的总和。疾病经济负担包括直接经济负担、间接经济负担和无形负担。疾病经济疾病负担的测算有两个视角，从全社会的角度和从家庭的角度。社会整体疾病经济负担的直接经济负担可以通过自上而下法和自下而上法进行测算；间接经济负担的测算方法主要有人力资本法、支付意愿法和磨合成本法。灾难性卫生支出是反映家庭疾病经济负担严重程度的常用指标，灾难性卫生支出的计算需要两个重要的指标，即灾难性卫生支出发生频率和灾难性卫生支出发生强度。健康投资可以减少一定程度的疾病经济负担，投资于健康是加快社会经济发展的一种基本方式。

【课后案例】

2022年8月，在国家医保局的统一部署下，我国280个统筹地区已启动高血压、糖尿病、恶性肿瘤门诊放化疗、尿毒症透析、器官移植术后抗排异治疗等5种门诊慢特病相关治疗费用跨省直接结算工作，进一步扩大了门诊费用跨省直接结算的覆盖范围，旨在进一步降低患者的疾病经济负担。相关研究发现，在全球范围内，由2型糖尿病导致的伤残调整生命年（DALY）比率从1990～2019年的628.3/10万人年增加至801.5/10万人年。相应的DALY率从1990年的414/10万人/年增长到2017年的710/10万人/年，增长了71.5%。目前全球5.4亿成人糖尿病患者中，我国有近1.4亿，每年医疗支出超过1万亿人民币，糖尿病已成为严重危害国民健康并给社会带来沉重经济负担的重大公共卫生问题。有研究预测，中国糖尿病的直接经济负担将从2020年的1902亿美元增加到2030年的3378亿美元，对应的年增长率为5.98%（5.82%～6.13%）；糖尿病的间接经济负担将从2020年的60亿美元增加到2030年的1226亿美元，对应的年增长率为7.31%（6.47%～8.15%）；中国的间接经济负担占总经济负担的百分比从24.0%上升至26.6%，增长2.6%，对应的年增长率为0.93%（0.44%～1.42%）。在此期间，中国糖尿病总经济负担相对于相应GDP的百分比将从1.58%增加到1.69%，对应的年增长率为0.76%（0.64%～0.88%）。

问题： 某一种疾病的疾病负担高，它的疾病经济负担就一定高吗？我国不同地区同一病种的疾病经济负担是否有差异？如何通过健康投资来降低我国的疾病经济负担？

【思考题】

1. 什么是疾病的直接经济负担、疾病的间接经济负担？

2. 测算疾病负担的相关指标有哪些？

3. 简述疾病经济负担的影响因素有哪些？

4. 试述健康投资的意义。

扫一扫，查阅本章数字资源，含PPT、音视频、图片等

第十四章
药物经济学

学习目标

掌握药物经济学定义、药品特殊性、药物经济学评价的研究设计、药物经济学评价方法、药物经济学在药品集中采购中的应用范围。

熟悉政府对药品市场的管制政策、药物经济学评价的指标和判别、药品集中带量采购的主要模式，理解从药品集中采购到药品集中带量采购常态化制度化的重要价值及相关经济效应。

了解药物市场情况、我国各阶段药品集中采购制度的实施背景。

案例导读

药品集中带量采购有效支撑医药费用控制

2023年1月18日，国家医疗保障局公布了《国家基本医疗保险、工伤保险和生育保险药品目录（2022年）》，此次147个目录外药品参与谈判和竞价（含原目录内药品续约谈判），121个药品谈判或竞价成功，总体成功率达82.3%。此次国家医保谈判再次上演了"灵魂砍价"。谈判和竞价新准入的药品价格平均降幅达60.1%。"砍价"成功得益于，国家医疗保障局在谈判前做了大量功课，比如在全国范围内抽取药物经济学和医保管理方面的权威骨干，建立药物经济学组与基金测算组，分组平行测算，制定药品底价。

自2018年以来，国家组织开展294种药品集中带量采购，一批高血压、冠心病、糖尿病等门诊常见病、慢性病用药平均降价超过50%。得益于大幅降价，患者使用高质量药品的比例从集采前的50%上升至90%以上。同时，每年按"价同效优，效同价宜"原则动态调整医保目录，累计新增618种药品报销，其中341种药品通过"灵魂砍价"平均降价超过50%，保障更多患者用上了过去用不起、买不到的新药好药。

资料来源：根据国家医疗保障局网站医保新闻整理。

思考： 药企为何愿意接受药品大幅降价销售？谈判成交的药品价格如何形成？药物经济学在我国药品集中采购中是如何发挥作用的？

药品是一种特殊商品，它能够治疗疾病，改善患者症状，提高患者生存质量，但当患者因为经济原因无法购买昂贵的药品时，药品的治疗作用就无法发挥。因此，我们不仅需要研发疗效好的药品，也需要老百姓能够负担得起药品费用。这就需要研究药品的经济性，这就是本章要学习的药物经济学。

第一节　药物经济学概述

一、药物经济学的定义

资源稀缺是一种普遍的社会现象，如何最大化程度利用有限的资源满足人类需求，事关国家、社会、家庭和个人的切身利益。随着世界各国药品费用迅速上涨，国家和个人药品负担不堪重负，迫切需要提高现有药物资源利用效率的方法和工具。经济学（economics）就是专门研究如何有效配置和使用有限资源的一门学科。作为一种研究工具，当利用经济学理论和方法去研究社会各部门时，就产生了交叉性部门学科，如交通经济学、农业经济学、工业经济学、劳动经济学等。如果把经济学理论和方法应用到药物资源的有效利用上，就产生了药物经济学。

随着药物经济学学科的发展，研究领域不断拓展，研究方法不断更新，研究成果不断丰富，其定义也在不断变化。虽然国内外不同专家和学者对药物经济学的定义有所不同，但是在以下几个方面仍然达成了共识：一是药物经济学研究的目的是为了提高药物资源的利用效率，最大化程度地促进人类健康；二是经济学理论和方法是药物经济学研究的主要工具；三是药物经济学是一门交叉学科。基于以上因素，本教材对药物经济学定义如下：药物经济学（pharmaco economics，PE）是指应用经济学理论和方法研究药物及相关产品与服务在研发、生产、流通、消费和使用中的经济问题和经济规律，是卫生经济学研究的重要组成部分，是一门边缘性交叉学科。

药物经济学的研究有广义和狭义两个层面，广义层面主要研究药物相关的经济行为、经济现象和经济规律，包括药物研发、生产、交易、消费和使用各环节中的活动；狭义层面主要作为一种技术工具，比较不同药品及组合、不同药品使用方案、不同临床治疗手段在治疗疾病时的投入产出差异，为药品研发、招标采购、医保谈判和疾病诊治等提供具体的决策依据。

二、药物经济学研究的发展历程

药物经济学最早起源于 20 世纪 50 年代的美国。昂贵且快速增长的卫生保健费用令美国政府和医疗保险机构不堪重负，但是国民的健康结果却并不理想。为了控制包括药品费用在内的卫生总费用，最大限度地利用有限的药物资源，开启了药物经济学研究，并逐渐发展出了成本 – 效益、成本 – 效果和成本 – 效用分析方法。汤森（Townsend）在文章 "Postmarketing Drug Research and Development" 中首次提出了药物经济学。1989 年，药物经济学杂志《Pharmaco Economics》在美国创刊。1991 年，第一本药物经济学专著《Principle of Pharmacoeconomics》出版。1995 年，国际药物经济学与结果研究协会（the professional society for health economics and outcomes research，ISPOR）成立。该协会是全球领先的致力于药物经济学与结果研究的非营利性国际科学与教育组织，目前在全球 120 多个国家拥有超过 10000 名成员。至此，药物经济学作为一门交叉学科初步形成。

我国药物经济学研究起步较晚，直到 20 世纪 90 年代才开始。1990 年药物经济学翻译文献首次在国内发表，1993 年出现了关于药物经济学概念的介绍文章。从研究文献来看，最初的 10 年左右，文献量非常少，在 2003 年之后，关于药物经济学的研究论文大幅上升。作为中国第一本专业杂志，《中国药物经济学》于 2006 年 6 月创刊。2008 年，中国药学会药物经济专业委员会成立。在实践应用方面，2011 年 4 月《中国药物经济学评价指南（2011 版）》正式发布，2015

年科学出版社出版了《中国药物经济学评价指南及导读（2015 版）》，2019 年 7 月 6 日《中国药物经济学评价指南 2019》（中英文试行版）发布。

随着中国人口老龄化程度加剧、卫生总费用快速增长、新药研发提速，社会对药物经济学的关注度也越来越高，除了北京大学、复旦大学、中山大学、中国药科大学等高校药物经济学研究机构和国家药品监督管理局南方医药经济研究所外，一些知名的制药公司也开始组建专门研究团队，从事药物经济学研究。在取得丰硕研究成果的同时，药物经济学研究成果在新药研发、药品注册批号申请、国家药品集中带量采购和国家医保药品目录谈判中也发挥了非常重要的决策支持作用。

三、药物经济学的研究内容

1. 药物经济学评价方法的研究   科学合理评价药物经济效应，需要科学合理的方法作为评价工具。所以，药物经济学评价是药物经济学研究的核心，评价方法又是药物经济学评价研究的核心。目前主要的药物经济学评价方法有最小成本法、成本 – 效益分析、成本 – 效果分析、成本 – 效用分析等。研究设计方案主要有随机对照试验、前瞻性观察研究、真实世界研究和证据合成研究等。常用的评价模型有决策树模型、马尔可夫模型、离散事件仿真模型和系统评价 /Meta 分析等。随着人工智能和大数据技术的发展，一些更加先进的技术工具也逐渐应用到了药物经济学评价研究之中。

2. 药物经济学评价在药物有效利用实践上的研究   通常情况下，临床实践中针对某种疾病有多种治疗药物或者多种诊疗方案可以选用，每一种诊疗方案或者药物的成本和治疗效果并非标准化的样本，由于缺乏准确的信息，医生也无法准确决策，只能凭借过往经验进行选择，这时药物经济学评价可以通过比较不同药物或诊疗方案的成本 – 效用比，寻找到最具性价比的药物或者诊疗方案。比如研究发现，在正常人群发生致残性脑血管病之前，大多会先发生非致残性脑血管病，这些患者中有 10% ～ 20% 会出现复发，并进展为致残性脑血管病，而患者若接受了及时充分的治疗，则可避免复发，甚至回归正常人群。当对高危人群采用氯吡格雷进行治疗，结果显示氯吡格雷能够有效减少复发率，进一步研究显示，即使患者多支付 1250 元，可以平均额外获得 0.037 个质量调整生命年，此结果为将治疗方案写入指南提供了明确的依据。

3. 药物经济学在医药相关领域的研究   随着药物经济学研究方法的不断创新发展，其研究的内容也在不断拓展。除了传统的药品市场、药品价格及补偿、药品供给、药品需求等基本内容外，一些新的研究内容逐渐被纳入药物经济学研究者的视野，如基本药物制度、药物政策、不同利益集团参与药物利用的决策、精准与个性化医疗、卫生系统管理等。

四、药物经济学研究的作用

1. 为医药企业药品研发、价格制定提供决策支持   新药的研发包括创新药研发、仿制药研发和已知药物的技术改造等。众所周知，药物研发是一项风险高、投资大、周期长的系统性工作。据统计，平均一种新药研发成本高达十亿甚至数十亿美元，耗时长达十年以上。药品研发过程呈现出典型的双金字塔型特征，在最初 5000 至 10000 种化合物中，仅 5 种有机会进入人类临床试验，而最终只有一个将成为批准的药物。在此过程中，所耗费的资金则是成倍增加。因此，研究开发过程中，决策的正确性显得异常重要。药物经济学可以在新药开发的漫长过程中为新药研发方向和新药经济性、安全性、有效性等方面提供具体参考数据，为企业及时做出继续研究、变更研究方向、中止研究等决策提供证据，从而提高研发效率、降低研发风险，并节约大量研发资金。

企业新药研发成功，药品上市后，该如何定价以平衡企业投资回报和患者需求，是企业面临的一个重要且复杂的课题。一般而言，企业会根据上市药品所面临的市场竞争格局，结合企业自身的投资回报需求，参考药品市场价值制定价格策略。在药品市场价值确定方面，药物经济学研究可以通过评估产品对消费者的价值，来确定产品合理价格区间，从而为产品定价提供决策依据。

2. 为医疗机构合理用药提供决策支持　世界卫生组织（WHO）在 1985 年内罗毕会议上将合理用药定义如下：患者所用药物适合其临床需要，所用剂量及疗程符合患者个体情况，所耗经费对患者和社会均属最低。合理用药通常包含安全、有效、经济、适当四个基本要素。安全是用药必须首先考虑的要素，意义在于用最小的治疗风险让患者获得最大的治疗效果。有效是药物使用的关键，药物有效性是指在规定的适应证或者功能主治、用法和用量的条件下，能满足预防、治疗、诊断人的疾病，有目的地调节人的生理功能的性能。经济是指患者能够承担得起，或者以最小的费用负担达到尽可能大的治疗效果。适当指药物、患者、剂量、时间、疗程、途径和治疗目标选择的适当。

虽然学术界和临床医生对合理用药的标准尚存争议，但是实践中存在大量不合理用药却是不争的事实。导致不合理用药的原因很多，有监管环境、医疗机构、医生和患者方面的因素，也有技术进步方面的因素。不合理用药不仅浪费了大量医疗资源，也损害了患者健康。药物经济学的研究能够比较不同治疗方案间的成本 – 效果比，为医生提供最具成本 – 效果的诊疗方案，在保证治疗质量的同时，也为医保基金和患者节约了大量费用。

3. 为政府药品审批、药品市场监管和药品采购等提供决策支持　药物经济学研究也为政府药品管制提供了大量的决策依据，就当前而言，主要在以下几个方面发挥了重要作用。

一是在药品审批方面。新药审批本身也是一个筛选的过程，如何筛选到疗效更好且成本费用更低的药物，是各国政府药品审批的一个主要目标。以往的药品审批主要注重审批药品的创新性和疗效，但在药物资源稀缺和药品费用迅猛增长的背景下，在药品审批中药物的经济性越来越受到重视。部分国家如澳大利亚就强制规定，在药品注册申请时，要提交药物经济学评价数据。

二是在药品市场价格监管方面。由于药品的特殊性，世界各国对药品均存在或多或少的市场价格管制。各国对药品价格监管制度不同，具体的药品定价管制也不同，主要的价格管制措施有政府定价、利润控制、国际参考定价、价格协商或谈判、内部参考定价等。随着我国经济的发展，政府对药品价格管制形式发生了重大变化，从 2015 年 6 月 1 日起取消了绝大部分药品政府定价，药品实际交易价格主要由市场竞争形成。

三是在药品集中招标采购和医保目录调整方面。我国政府对药品价格管制形式从政府定价或政府指导价转向以市场竞争形成交易价格后，政府药品集中招标采购承担了药品控费功能，包括现有药品的集中招标采购和医保目录的调整。在公立医院药品集中招标采购过程中，并不是价格越低越好，而是让医保所花的每一分钱都值，需要让现有的资金发挥最大的健康促进作用。在此过程中，药物经济学研究能够评估参与集中招标采购的药品价值，为招标主体采购到物美价廉的药品提供决策支持。

第二节 药物经济学评价

药物经济学评价是药物经济学的核心内容之一。药物经济学评价的目标是优化医药资源的合理配置，为新药研发、药品定价、临床合理用药及医药卫生政策制定等多方面提供证据。

药物经济学评价的常用思路是分析干预方案的经济性和对相互排斥的干预方案进行比选，其所比较的两大要素分别为成本（cost）和健康产出（health outcome）。所谓成本，是指在疾病诊疗过程中与干预措施实施相关的所有资源总和。健康产出是指干预措施给社会或者带来的收益，通过效果（effectiveness）、效用（utility）或效益（benefit）进行衡量。基于健康产出衡量方式的不同，药物经济学评价的分析方法主要如下：成本 – 效益分析（cost-benefit analysis，CBA），成本 – 效果分析（cost-effectiveness analysis，CEA），成本 – 效用分析（cost-utility analysis，CUA），以及最小成本分析（cost-minimization analysis，CMA）。

一、药物经济学评价的研究设计

科学合理的药物经济学评价需要遵循规范的步骤，其研究设计的主要步骤如下。

（一）明确研究问题和研究目的

在开展研究之前，需要明确该项药物经济学评价所要评价或解决的问题，以及通过评价要达到的预期目标。药物经济学评价的研究问题往往来源于医疗干预方案合理应用，或医疗卫生决策中迫切需要解决的问题。

1. 研究背景 在进行药物经济学评价之前，需要全面、专业地了解所处疾病领域的背景，明确研究的必要性和重要性。需要包含的信息主要有：研究疾病的流行病学概况及其经济负担，主要干预手段和疗效，干预的药物经济学评价现状。

2. 研究人群 在药物经济学研究中，研究人群和干预措施的适应证应该明确提出，并且要考虑研究问题、研究角度、目标人群年龄、性别、疾病类型、严重程度、社会经济特征等纳入和排除研究人群。可以通过纳入标准、排除标准控制研究人群。

3. 研究角度 一项药物经济学评价可以从多个角度开展，可以从全社会角度、医疗保障主体、医药服务提供方角度、患者角度开展。不同的研究角度会使得研究目标不同，识别和计量成本，以及收益的原则和标准也会不同。

4. 干预措施 在药物经济学评价中，应该清晰地定义要分析的干预措施，关系到"怎么给予研究人群影响"。常见的干预措施主要是临床干预，也可以是公共政策的实施。详细地说明干预措施的完整信息，有利于读者更好地理解研究结果及其适用范围。

5. 对照措施 关系到干预措施和谁比较的问题。原则上，对照措施应该是那些与待评价的干预措施具有相同适应证的常规治疗和标准治疗，即临床上最常用的治疗方法和常规治疗中被证明效果最佳的治疗方法。

6. 研究时限 药物经济学评价中的研究时限需要合理反映疾病的自然进程，时间应该足够长。理想状态是包括患者治疗干预后，一生所发生的治疗费用和健康结果，但是数据质量差、可操作性差。比较现实的是，选择和治疗目标关联很大的、能够观察到关键成本和健康结果的研究时限。如果研究时限超过 1 年，需要考虑成本和健康结果的时间价值。

（二）评价方法和指标的选择

明确了研究问题和研究目标后，需要综合考虑研究设计中的关键问题。

1. 评价指标 药物经济学评价的指标包括成本和产出两类。评价指标的选择主要针对产出部分，评价指标可以分为效果、效用和效益三大类，具体选择哪类产出评价指标，取决于研究目的、干预措施的特点和数据的可获得性。成本和健康产出是药物经济学评价的两大要素，正确地识别成本和健康产出，以及科学合理地计量成本和健康产出至关重要。成本和收益的识别要基于所确定的研究与评价立场和观点，即使同一干预方案，也会因为研究的角度不同，对成本和收益的识别结果不同。成本和收益的数据、指标等有关资料的收集往往在药物经济学研究设计的基础上进行和完成，因此，药物经济学研究设计工作是药物经济学评价的重要基础性工作。

2. 评价方法 评价方法的选择是研究设计中最核心的问题之一。识别与计量成本和健康产出后，再运用所选择的评价指标和分析方法求算经济学评价结果指标。常用的药物经济学评价方法主要包括最小成本分析、成本－效果分析、成本－效用分析和成本－效益分析。不同类型的健康产出指标和评价方法具有不同的特点和适用条件，评价时所选用的评价方法和评价指标应该与所要解决的特定问题相适宜，并依据具体情况对结果进行必要论述和分析，从而在所有干预措施方案中选出最具经济性的方案，为决策提供依据和参考。

（三）数据收集方法选择

药物经济学评价需要根据评价方法和评价指标来确定数据来源。数据来源包括一手数据和二手数据。一手数据在药物经济学中主要是临床试验数据，也可通过前瞻性观察研究收集的数据。二手数据是指由于其他目的而非为了所要进行的研究所收集的统计资料，包括医疗机构处方、病历、医院信息管理系统等数据。

（四）进行不确定性分析

在药物经济学评价的各个阶段都存在不确定性。药物经济学的学科特点之一是预测性强，药物经济学评价过程中使用的数据是干预措施方案实施于样本所得的数据，而不是方案真正实施于总体后的实际数据。无论是成本和健康产出，由于影响数据值的因素是多方面的，这些因素的变化均具有程度不同的不确定性。所有这些影响都可能导致样本数据与总体实际数据之间存在偏差。不确定性分析可以帮助人们了解各种影响因素可能的变化，以及发生变化时对备选方案经济性的影响程度，从而帮助人们提高决策的科学性。

药物经济学评价为新药研发、药品定价、临床合理用药和医药卫生政策等多方面提供证据，在临床实践和公共决策起到了重要作用。因此，进行药物经济学评价时要遵守相应的规范，确保药物经济学评价的质量和评价结果的可比性。我国在 2005 年完成了首版《中国药物经济学评价指南》，2020 年正式出版了中英双语《中国药物经济学评价指南 2020（中英双语版）》，既为我国药物经济学研究提供了方法学指导，也是评价项目研究质量的标准，不仅规范了研究要素的一般原则，还对于格外需要注意的研究要素，如分析方法的选择、成本和健康产出的识别与测量、决策分析模型的选择、不确定性分析等进行了规范和指导。

二、药物经济学评价的方法

（一）最小成本分析

最小成本分析是在各备选方案的产出（效益、效果或效用）相同或相当的时候，仅对备选方案的成本进行比较，其中成本最小的方案即为经济性最优的方案。

理论上说，最小成本分析的使用情况非常有限，但因为在医药领域，疾病可以通过采取一种或多种诊治方案的治疗，最终能达到治愈疾病的效果，最小成本法在医药领域还比较有适用空间。例如，假定治疗某种疾病的药物有 A、B、C 三种，有的患病群体选择三种药物中的任何一种可以治愈，有的患者需要转而使用第二种，甚至使用第三种药物才能治愈，将获得治愈结果的所有方案重新组成治疗该疾病可供选择的备选方案，它们能够实现相同的治愈目标，具有可比性，符合最小成本的使用条件。

（二）成本－效益分析

成本－效益分析（cost benefit analysis，CBA）是药物经济学最基本的评价方法，是已经广泛应用于各行各业的成熟、有效的经济学评价方法。成本－效益分析适用于备选方案的成本和收益能够并适用于以货币形态予以计量。

尽管成本－效益分析的适用范围非常广泛，但在医药领域，却面临着挑战，因为在医药领域很难用货币形态计量所有方案的产出，如健康状况、生命价值、减少的痛苦、增加的快乐等，或者货币化计量后，人们在感情上难以接受。

效益是指实施某一药物治疗或与药物治疗相关的干预方案所获得的所有有利或有益的结果，且这些有利或有益的结果以货币形态予以计量。最常见的分类方法是把效益分为直接效益、间接效益和无形效益。

1. 成本－效益分析的指标　效益－成本比（benefit-cost ratio）是成本－效益分析的评价指标，是指方案在整个实施期或作用期内的效益之和与成本之和的比值。当干预方案的作用期短于一年时，不用考虑资金时间价值，效益－成本比可以表达如下：

$$B/C = \frac{\sum_{t=0}^{n} b_t}{\sum_{t=0}^{n} c_t}$$

其中 B/C 是效益－成本比，b_t 是备选方案在 t 年末的效益，c_t 是备选方案在 t 年末的成本，n 是作用期，即干预方案发生成本、收益的年限。

如果干预方案的作用期达到或超过一年，必须考虑资金时间价值，成本－效益比计算中的成本之和和效益之和必须考虑贴现。

2. 判定标准和方案选择　经济评价指标求算结果作为判定方案经济性的重要依据，判定经济性需要遵循一定的判别准则。

（1）单一方案的选择　对于单一方案而言，不用进行方案之间的经济性比较，仅需对其中每一个方案自身的经济性进行判定。当 B/C ≥ 1，表示该方案是经济的，反之则为不经济方案。当有多个具有独立关系的干预方案需要判定经济性时，B/C ≥ 1 的方案都是经济的，都可以选择。

（2）互斥方案的选择　多方案之间存在互斥关系是指各干预方案之间互不相容、互相排斥，从中选择一个方案，则必须放弃其他方案，此时需要进行方案之间的横向比较，选出经济性最好的一个方案，或是都不选择。

假定 A 方案和 B 方案是作用期相同的两个可供选择的方案，当识别和计量出各自的成本及收益后，A 和 B 进行横向比较的所有可能情况有 6 种，如表 14-1 所示。

表 14-1　作用期相同的方案间比较结果的可能类型

类型	I	II	III	IV	V	VI
收益（B）	相等	较高	较高	较低	较低	不等
成本（C）	不等	较低	较高	较低	较高	相等

A 方案和 B 方案比较，出现表中的第 I、II、III、IV 四种情况，不必进行进一步评价，即可得出经济性比较结论。只有 V、VI 两种情况无法做出经济性比较的判断。对互斥方案的比较和选择，实际是对 V、VI 两种情况的方案进行比选。用效益 – 成本比指标对互斥性方案进行经济性比选，不能依据备选方案的 B/C 指标大小直接对其经济性进行比较，需要采用增量分析法。

增量分析法（incremental analysis）也叫差额分析法，是对被比较方案在成本、收益等方面的差额部分进行分析，进而对方案的经济性进行比较、优选的方法。增量成本 – 效益比的表述如下：

$$ICBR = \frac{\Delta C}{\Delta B}$$

增量分析中对所有备选方案分别进行两两比较，逐步剔除次优的方案，保留最优方案与剩余未被比较的方案，再进行两两比较，最终留下来的方案，就是所有备选方案中经济性最好的方案。

（三）成本 – 效果分析

成本 – 效果分析通过对不同医疗卫生干预措施的成本和效果进行综合评价，从而判断各种干预措施经济性优劣的一种经济学分析方法。

效果指标：成本 – 效果分析通过对不同医疗卫生干预措施的成本和效果进行综合评价，从而判断各种干预措施经济性优劣的一种经济学分析方法。

成本 – 效果分析是将干预方案的成本以货币形态计量，收益以效果指标表示，并对干预方案的成本和效果进行比较，进而判定干预方案经济系的评价方法。

成本 – 效果比（cost-effectiveness ratio，CER）是成本 – 效果分析的经济学评价指标，CER 是成本和效果的比值，即表示获得单位效果所需的成本。

当运用成本 – 效果分析方法对多个方案进行经济评价与方案选择时，使用增量分析法，分析指标是增量成本 – 效果比（incremental cost–effectiveness ratio，ICER）。ICER 表示增加一个单位的健康产出所消耗的增量成本，ICER 的表达式如下：

$$ICER = \frac{\Delta C}{\Delta E}$$

ICER 是指两种备选方案之间的增量成本除以健康增量产出，表示增加一个单位的健康产出所消耗的增量成本，可用于评价两个或两个以上的备选方案之间的相对经济性。当 ICER 不超过某一特定阈值时，构成该增量成本的两个方案中，成本额较高的方案相对经济性更好。

（四）成本 – 效用分析

成本 – 效益分析中需要将患者的健康产出转化为货币，这个非常困难；成本 – 效果分析中，并没有从生命质量和主体医院的角度评价健康产出，两种分析方法都具有局限性。20 世纪 80 年代后期，成本 – 效用分析（CUA）产生并发展成为当前药物经济学评价中最常用的方法。

1. 效用指标 医疗干预措施会延长或缩短目标人群的生存时间，同时也对其健康水平产生正向或负向的影响。在 CUA 中，会采用经过生命质量权重调整后的生存时间来衡量健康结果，最常用的效用指标是质量调整生命年（quality adjusted life years，QALYs），伤残调整生命年、挽救年轻生命当量、健康当年量、质量调整期望寿命也是比较常用的效用指标。

2. 成本 – 效用分析评价指标与判别准则 成本 – 效用分析是将干预方案的成本以货币形态计量，收益以效用指标来表示，对干预措施的成本和效用进行比较，进而判定干预措施经济性的一种评价方法。

（1）*单一方案的经济性评价* 成本 – 效用比（cost utility ratio，CUR）经常用于评价单一经济方案的经济性，它是成本 – 效用分析的经济评价指标，表示干预措施单位效用的成本，公式表述如下：

$$CUR=\frac{C}{U}$$

但是由于分子和分母的单位不同，导致 CUR 指标缺乏判定经济性的内生标准，单位效用所耗费成本（C/U）无法作为判定单一方案经济性的依据，需要设定成本 – 效用阈值作为判定干预方案是否具有经济可行性的外生评价标准，即设定获得单位效用所耗费成本的可接受的最高额度。当干预方案的 C/U 值小于或等于阈值时，方案经济；当干预方案的 C/U 大于阈值时，方案不经济。

（2）*多方案的经济性评价* C/U 可以用于备选方案为一组独立方案的情况，按照之前单一方案判别标准即可。当备选方案为一组互斥方案的时候，则需要使用增量分析法判定方案的经济性。此时可选用增量成本 – 效用比（incremental cost utility ratio，ICUR）反映两种备选方案之间单位效用差异下的成本差异。增量成本 – 效用比的公式表述如下：

$$ICUR=\frac{\Delta C}{\Delta U}$$

对多个方案进行评价和选择时，对干预方案两两比较，会出现以下六种情况：①效用不同，成本相同。②效用相同，成本不同。③效用较高，成本较低。④效用较低，成本较高。⑤效用较高，成本较高。⑥效用较低，成本较低。当识别出是前四种情况时，不必进行进一步的成本 – 效用分析，即可直接判定被比较方案的相对经济性。当出现后两种情况时，无法直接判定，需要进行成本 – 效用分析来评价和比较，进而判断哪种方案更经济。

三、不确定性分析

在药物经济学评价的各个阶段，都存在着不确定性。药物经济学中评价中使用的成本和收益数据大部分来自预测和估算，同时分析人员通过模型这种抽象方式分析真实世界，也会出现不同程度的信息缺失，为此分析评价难免出现误差，给决策提供不准确的信息。为了尽量避免不确定因素导致的决策失误，需要通过不确定性分析，来了解不准确的信息和主观假设在其他可能情况下是否会造成决策改变。

药物经济学评价中不确定因素发生的来源主要有参数、分析模型和分析者三个方面。参数不确定性主要是由于一些参数在数据资料中不容易完整收集，主要来自人群转换概率、效果、效用、成本等参数的统计分布等，几乎所有的参数都或多或少地存在不确定性。参数的估计值经常来源于对临床试验或观察性数据的描述性统计、回复分析结果等，而人群的选择、试验的设计及分析方法的选择等，都有可能影响参数的估计值。分析模型的不确定性主要来自研究人员对病程和临床路径使用模型中的统计学假设很难验证，但对结果的准确性非常重要。由于分析者的研究目标和研究角度不同，运用分析方法得出的分析结果会产生不同程度的误差。

（一）敏感性分析

敏感性分析（sensitivity analysis）又称灵敏度分析，是通过测算方案中主要参数发生变化时对评价指标的影响，从中找出敏感因素的分析方法。所谓敏感因素，就是其数值变动能显著影响方案经济效果的因素。敏感性分析是经济决策中常用的一种不确定性分析方法，是药物经济学评价中不可缺少的组成部分。

敏感性分析通过改变假设和某些关键变量的估计值，分析不确定性因素的变化对方案经济效果的影响程度，观察是否会影响到结果或结论的稳定性，进而找出数值变动能显著影响方案经济效果的因素（即敏感因素），并分析、计算敏感因素的可能变化带给评价结论的影响。

1. 敏感性分析的作用　敏感性分析的作用如下：①通过敏感性分析，可以确定不同因素对方案经济效果的影响程度，判定经济评价结果的稳定性。②通过敏感性分析，能够确定干预方案可承受的变量变化的临界值。③通过敏感性分析，可以大致勾画出项目的风险程度，若方案中敏感性因素较多，项目的风险也就较大，反之风险就较小。

2. 敏感性分析的常用方法　敏感性分析可以分为单因素敏感性分析和多因素敏感性分析。面对一系列参数，当每次只通过改变一个参数来观察结果变化时，即为单因素敏感性分析。单因素敏感性分析是最简单且最常用的敏感性分析方法，它的结果也比较好理解。通过单因素敏感性分析，研究人员可以通过结果随输入值变化，获知哪些因素对研究结果影响较大，从而判断各参数对于模型稳健度的重要性。多因素敏感性分析是针对两个或者两个以上变量同时发生改变的情况下，考查干预方案的经济性评价结果随着该变动而改变的程度。由于在多因素敏感性分析中，有时候一些参数具有相关性而需要同时变动，但哪些参数组合需要同时变动，目前还缺乏系统性理论，因此，实际研究中较少使用多因素敏感性分析。

（二）概率分析

概率分析是借助现代计算技术，运用概率论和数理统计理论，根据不确定因素在一定范围内的随机变动情况，对风险因素的概率分布进行定量计算的一种分析方法。

敏感性分析能够确定敏感因素，并测算其对方案经济效果的影响程度，但不能确定敏感因素发生变动的可能性有多大。概率分析是敏感性分析的继续和补充，通过研究各种不确定因素发生不同幅度变动的概率分布及其对方案经济效果的影响，对方案的经济效果指标做出某种概率表描述，从而对方案的风险情况做出比较准确的判断。

概率分析能够对药物经济学评价中各个变量的发生概率或可能性进行分析，如果某种因素产生影响的发生概率非常小（$P < 0.05$），则可以不予考虑；如果发生的概率较大（$P > 0.05$），则需要对这种因素进行进一步研究。

概率分析法的关键，是确定那些随机变量的各种不同数值的概率。一般在分析大量历史数据的基础上，或是与同类项目比较，由经济分析人员根据自己的知识和经验做出判断。概率分析以概率作为风险决策的尺度，分析的方法有很多种，分析人员可根据不同情况和条件选择不同的分析方法。

概率分析之后，可以计算出药物经济学评价方案中经济效果指标的期望值和标准差，以及经济效果指标的实际值发生在某一区间的概率，为决定方案的取舍提供依据。接下来，分析者需要再做出风险决策，解决如何比较方案和取舍方案的问题。

第三节 药物经济学在药品集中采购中的应用

近年来，由医保部门主导的药品集中带量采购制度，在药价约束方面取得显著效应。药品集中带量采购过程中，需要对药品安全性、有效性、经济性等多个维度进行综合评估，药物经济学在经济性维度评估中发挥着重要作用。

一、我国药品集中采购政策发展历程

我国药品采购政策历经政府统购、医院自主分散采购、集中采购的发展过程。在计划经济时期，我国药品采购实施"政府统购"政策，药品流通采取省、市、县三级批发站制度，执行固定价格。改革开放和社会主义市场经济体制建立后，药品生产、供应、销售、价格管理逐步放开，药品流通三级站转变成商业公司，在强调市场作用的历史背景下，实施医院自主采购的分散采购政策。20 世纪 90 年代开始，探索药品集中采购政策。按照药品集中采购的集中程度和规模，可大致划分为五个阶段。

1. 局部探索集中采购（1993 ～ 2000） 改革开放后，在医院自主采购的分散采购政策下，医药企业为抢占医疗机构市场，采用多种手段向公立医疗机构进行回扣促销，出现药品"高定价，高回扣"现象，引发药品价格无序上涨。自 1992 年起，国务院办公厅和国家有关部门先后发布《关于进一步治理整顿医药市场意见的通知》《医药行业关于反不正当竞争的若干规定》《关于继续整顿和规范药品生产经营秩序加强药品管理工作的通知》等文件，在全国范围内整顿药品流通市场秩序，进行药品回扣专项治理。各地开始探索药品集中采购，如河南尝试定点采购，通过公开招标确定药品采购定点批发企业，要求省直医疗机构必须在定点企业采购药品；云南一些地方探索"竞价采购，统一配送"等。

2. 逐步推行集中招标采购（2000 ～ 2006） 2000 年 1 月 1 日，我国正式实施《招标投标法》，将集中采购与招标采购结合，以法律形式保障了集中招标采购工作的开展。2000 年 2 月，国务院办公厅下发《关于城镇医药卫生体制改革的指导意见》，明确提出规范医疗机构购药行为，开展药品集中招标采购工作试点。2000 年 7 月，卫生部会同国家监察部、国家发展计划委员会等部门，成立了药品集中招标采购试点领导小组，印发了《医疗机构药品集中招标采购工作规范（试行）》（卫规财发〔2001〕308 号）文件，编写了《医疗机构药品集中招标采购和集中议价采购文件范本（试行）》，推动县级以上非营利性医疗机构实行以市地为最小组织单位，以医疗机构为采购主体，以公开招标为主要形式，委托中介机构承办采购事务的药品集中招标采购工作，安排在河南省、海南省、厦门市和辽宁省省直单位开展药品集中招标采购试点工作。这一阶段，医疗机构、药品供应企业、营利性中介机构成为利益共同体，药品招标成本高，药价居高不下。

3. 省级集中招标采购（2006 ～ 2010） 2005 年，国务院纠风办、卫生部等部门召开药品集中采购工作座谈会，推广四川经验，要求"全面实行政府主导、以省（自治区、直辖市）为单位的网上药品集中采购工作"，并提出建立"政府非营利性的药品集中采购交易平台"，逐步实现医药购销双方免费采购交易。国办发〔2006〕20 号、国办发〔2007〕32 号文件等明确提出推进药品、医疗器械流通体制改革，推行以省为单位的网上药品集中招标采购办法。以省为单位的药品集中

采购提高了采购效率，但由于药品招标与医院药品采购相分离，省级平台的中标价实际上只是设定了价格上限，药品中标价虚高、"二次议价"现象比较突出。

4. 省级集中带量采购（2010～2017） 2009 年国家基本药物制度开始实施，2010 年 11 月，国务院办公厅下发《建立和规范政府办基层医疗卫生机构基本药物采购机制的指导意见》，要求各省（区、市）在坚持省级集中采购的基础上，利用现有药品集中采购平台和药品集中采购机构开展基本药物采购工作，确定省级卫生行政部门是本省（区、市）基本药物集中采购的主管部门。此阶段省级集中采购新机制主要体现为：招采合一、集中批量采购、量价挂钩、双信封制度、集中支付、全程监控等，采购机构代表基层医疗卫生机构采购药品并负责合同执行，改变了过去只招标不采购的状况，变分散采购为集中采购，变分散付款为集中付款，促进基本药物生产和供应。2017 年，国务院办公厅颁布《关于进一步改革完善药品生产流通使用政策的若干意见》，强调"鼓励跨区域和专科医院联合采购"，允许一定条件下公立医院在省级平台上联合带量、带预算采购。

5. 国家集中带量采购（2018～至今） 省级层面的集中采购实际招采的规模和体量仍有限，药品价格水分仍有巨大挤压空间。2018 年，国家医疗保障局挂牌成立，统一了药品和耗材采购、价格管理、医保基金管理等职能，在国家医疗保障局的推动下，2019 年年初，《国家组织药品集中采购和使用试点方案》正式发布，"4+7"城市药品集中采购试点启动，落实了招采合一、量价挂钩、限时回款等工作要求，形成了真正意义上的药品集中带量采购。2019 年 9 月，"4+7"试点扩围至 25 个地区，药品集中采购机制创新得以全面铺开。2021 年 1 月，国务院办公厅颁布《关于推动药品集中带量采购工作常态化制度化开展的意见》，标志着我国药品集中带量采购进入常态化、制度化阶段。

二、药品集中带量采购的药品价格规制效应

在我国药品集中带量采购的探索与实践中，形成了五种比较典型的模式，包括药品集中采购组织（group purchasing organization，简称 GPO 模式）、多平台并行模式、以医保支付结算价为基础的药品联合限价采购模式、跨区域联盟模式，以及国家集采模式。无论哪种模式，药品集中带量采购与早期的药品集中招标采购的区别在于，采购的权力更集中，采购部门具备更强的议价能力，能够形成更大的规模效应，从而降低采购价格，降低采购成本。自药品集中带量采购政策实施以来，在我国取得了显著的药价规制效应。

1. 较大幅度降低药品价格 相关实证研究表明，多种模式的集中带量采购，均使药品价格有不同程度的下降。深圳市的 GPO 改革药品价格控制效果显著，但是对于公立医院药品品种、结构的影响不大，带量效应不足，药品价格降低的幅度并不大。

跨区域联合采购模式药品价格下降显著，2020 年上半年，三明联盟完成 7 个非一致性评价品种的带量采购，采购价较所有参与集采城市在用仿制药采购价低近 70%。2021 年 11 月，广东省牵头多省联盟开展 45 种药品的带量采购，中选产品降价成效显著，阿莫西林等 45 种国家集采到期药品，广东在前期集采降价的基础上平均再降 27.5%，最高降幅达 50%。国家集采将量价挂钩，降价效果最为明显，进一步压缩了二次议价的空间，各地的带量采购、跨区域联盟、GPO 等无法对国家集采的品种进行再次议价，只能执行采购结果。2018 年至 2023 年 3 月，国家医疗保障局会同有关部门开展了八批药品带量采购，共采购 333 种药品，平均降价超过 50%。据国家医疗保障局的药品价格监测数据，2019 和 2021 两年药品总体价格水平年均下降约 7%。

2. 减少药品交易成本 交易成本是为获得准确的市场信息所付出的费用，以及谈判和经常性

契约的费用。药品从研发、生产、进入市场流通直至患者手中，每一个环节都需花费成本。在传统的药品招标采购机制下，我国药品的招标、采购、使用、支付、回款等环节是分离的，药品招标采购机构招而不采，对医院实际采购量几乎没有约束力，招标过程异化成了二次市场准入的行政审批环节，导致过去我国医药行业销售支出费用占收入的比例很高，交易成本过高成为药价虚高的主因之一。而集中带量采购模式，强调药品实际采购数量是议价的基础，带量采购可使医药企业通过一次性集中交易获得规模化订单，极大地降低了交易成本，交易成本的大幅度降低，为药品的降价提供了空间。

3. 减少患者直接医疗成本　针对医院的多项实证研究结果表明，带量采购药品品种可减少患者的直接医疗成本。首都医科大学附属北京安贞医院的一项研究表明，"4+7"带量采购中标品种氯吡格雷口服常释剂型与进口原研药物相比，用于急性冠脉综合征患者治疗的主要不良心脑血管事件发生率无差异，具有相似的临床效果，但中标品种具有较大的价格优势，药物经济性更佳。中标品种使用量较带量采购前同期增加了41.16%，使用金额下降了49.47%；原研药在带量采购政策实施后使用量下降了30.06%，使用金额下降41.62%。中标品种使得原研药价格有了一定幅度的下降，原研药品与中标药品的药品使用成本均有所下降，切实减轻了患者的直接医疗经济负担。

三、药品集中带量采购中的药物经济学

（一）药物经济学在药品集中带量采购中的应用价值

随着医药卫生体制改革的不断深入，药物经济学逐渐应用到我国药品市场准入的全过程。在药品集中带量采购过程中，药物经济学应用的主要价值是为药品集中带量采购决策提供依据，通过引入药物经济学评价体系，对采购药品疗效、价格等方面做出综合性评估，确定其是否具有成本与效益。药物经济学在国家基本药物目录和国家医保药品目录的准入与调整，医疗机构药品准入（药品遴选进院、调整），直至临床合理用药阶段，越来越成为关注的重点。

1. 药物经济学应用于国家基本药物的目录遴选和采购　药物经济学证据是世界卫生组织遴选基本药物的主要原则之一。2009年我国建立了国家基本药物制度，《国家基本药物目录》的制定旨在保障人群获得基本药物的供应，降低医疗费用，促进合理用药。《国家基本药物目录管理办法》（国卫药政发〔2015〕52号）明确国家基本药物专家库应包括药物经济学专家，咨询专家组根据循证医学、药物经济学对纳入遴选范围的药品进行技术评价。2018年，国务院办公厅《关于完善国家基本药物制度的意见》中指出，基本药物目录调入和调出应考虑成本–效益原则。《国家基本药物目录（2018年版）》品种总数达685种。2019年11月，国务院深化医药卫生体制改革领导小组印发《关于以药品集中采购和使用为突破口进一步深化医药卫生体制改革若干政策措施的通知》中要求，优先将通过仿制药质量和疗效一致性评价的基本药物纳入集中采购范围。基本药物通过集中采购方式，提升了用药的经济可及性。国家集中带量采购实施后，基本药物与国家集采联动，在已开展的前七批国家组织的药品集中带量采购中，基本药物132种，占比45%，中选品种平均降幅超过52%。

2. 应用于国家医保药品的目录制定和采购　《国家基本医疗保险、工伤保险和生育保险药品目录》简称《国家医保药品目录》。《国家医保药品目录》的制定，是医保部门支付参保人员药品费用的依据，旨在保证医疗保险基金的收支平衡，医保目录优先纳入国家基本药物品种。在医保药品目录制定中运用药物经济学评价已在多国实行，如加拿大、美国、荷兰、韩国等。

　　国家医保部门自 2017 年起开展国家医保药品准入谈判，在药品谈判过程中引入了卫生技术评估和药物经济学方法，采取基金测算组和药物经济学组平行测算的方式，分别从医保基金影响分析和药物经济性两方面针对谈判药品的支付标准提出评估意见。基金测算专家主要评估医保基金的可负担性。药物经济学专家主要通过通行的药物经济学方法和预先设定的经济性阈值测算基准价格，在此基础上，辅助参考各省招标采购最低中标价格、重点国家与地区的国际最低价格、疗效相似的竞品价格等，对基准价格进行调整。通过医保谈判，将许多临床必需但价格昂贵的独家药品大幅降价，使之进入医保目录。2021 年国务院办公厅《关于推动药品集中带量采购工作常态化制度化开展的意见》中要求，将基本医保药品目录内用量大、采购金额高的药品纳入集中带量采购范围。

　　3. 应用于集中带量采购药品的临床综合评价　在集中带量采购常态化制度化背景下，规范化的药物临床综合评价至关重要，可为药品供应保障决策提供依据。2021 年 7 月，国家卫生健康委发布《关于规范开展药品临床综合评价工作的通知》，要求各地和各类医疗卫生机构开展药品临床评价工作，并发布《药品临床综合评价管理指南（2021 年版试行）》，明确药品临床综合评价具体流程、内容与维度，聚焦技术评价与政策评价两条主线，形成药品临床应用安全性、有效性、经济性、创新性、适宜性、可及性等六个维度的相关证据，应用于遴选疾病防治基本用药、拟定重大疾病防治基本用药政策、加强药品公共管理等决策目的，为完善国家药物政策提供参考。《药品临床综合评价管理指南（2021 年版试行）》发布之后，各地组织制定药品集中带量采购专家共识，2022 年 11 月，中国药师协会发布的《医疗机构国家组织集中采购药品管理中国专家共识》指出，医疗机构应按照《药品临床综合评价管理指南（2021 年版试行）》开展国家集采药品的临床综合评价。

　　《药品临床综合评价管理指南（2021 年版试行）》中要求，药物临床综合评价要利用真实世界数据，围绕可回答的临床与政策问题，形成药品临床应用安全性、有效性、经济性等证据，可采取多类型、多中心数据与证据，建设国家药品临床综合评价标准与方法，逐步形成以基本药物为重点的全国药物临床综合评价模型、指标体系和标准化决策框架。其中，在经济性评价维度，要分析测算药品的成本、效果、效用和效益，强化增量分析及不确定性分析，必要时进行卫生相关预算影响分析，全面判断药品临床应用的经济价值及影响。根据药品决策的具体需求，可选择开展成本 - 效果分析、成本 - 效用分析、成本 - 效益分析、最小成本分析等，在条件允许的情况下，优先推荐开展成本 - 效用分析。药物经济学应用于集采药物的临床综合评价，为国家和省级集中带量采购的约定采购量调整提供借鉴和参考，是促进药品回归临床价值的重要技术工具。

　　4. 药物经济学应用于集中带量采购药品目录遴选　2022 年 7 月，福建省医疗保障研究院和福建省药学会联合制定了《福建省公立医疗机构落实药品集中带量采购工作指导手册》，在优化院内集采药品目录方面指出："利用循证药学和药物经济学评价的方法，对集采品种可替代药品进行科学的药品评价与遴选，确保医疗机构内药品品种结构优化，有利于保障患者接受安全、有效、经济、适宜的药物治疗。"

（二）药物经济学应用于药品集中采购的程序

　　我国各省在药品集中采购实施方案中，制定了有关药物经济学的评价规定。2015 年，国务院办公厅《关于完善公立医院药品集中采购工作的指导意见》（国办发〔2015〕7 号）指出，"对采购周期内新批准上市的药品，各地可根据疾病防治需要，经过药物经济学和循证医学评价，另行组织以省（区、市）为单位的集中采购"。目前各省以此文件为基础，在药品招标采购文件中明确规定了药物经济学的政策应用，但标准和程序仍存在较大差异，主要包括应用于招标采购、挂网采购、备案采购、议价采购程序中。

1. 应用于招标采购程序　浙江省在国办发〔2015〕7号文件颁布前，制定了《浙江省2014年药品集中采购（第一批）实施方案》，要求成立药物经济学评价专家咨询委员会，在经济技术标书定量评价中，由该委员会对药物经济学权威机构第三方评价报告的药品进行打分，最高可以附加分数2分，浙江省的这项政策是将药物经济学应用范围扩大到了所有药品。

2. 应用于挂网采购程序　《2015年度江西省公立医院药品集中采购实施方案》规定，对采购周期内新批准上市的药品，经过药物经济学和循证医学评价，纳入直接挂网采购，且要求药物经济学评价报告应在挂网采购前出具，作为药品集中采购的依据。

3. 应用于备案采购程序　黑龙江、甘肃、河南、天津等地规定，对采购周期内批准上市的药品，经过药物经济学和循证医学评价，可进行备案采购，但在备案采购程序、采购周期方面，各地存在差异。

4. 应用于议价采购程序　《山东省人民政府办公厅关于贯彻落实国办发〔2015〕7号文件完善公立医院药品集中采购工作的实施意见》中指出，对采购周期内新批准上市的药品，药物经济学评价可作为与相关生产企业合理确定供货价格的依据之一。

【小结】

药物是一种特殊的商品，为了控制药品费用在内的卫生总费用，最大限度地利用有限的药物资源，通过最小成本分析、成本–效益分析、成本–效果分析、成本–效用分析等药物经济学评价方法，分析干预方案的经济性和对互相排斥的干预方案进行比选。药物经济学研究可以为医药企业药品研发和价格制定提供决策支持，为医疗机构合理用药提供决策支持，为政府药品审批和药品市场监管，以及药品采购等提供决策支持。我国药品采购政策历经政府统购、医院自主分散采购、集中带量采购的发展过程。在药品集中带量采购的过程中，药物经济学应用的主要价值是为药品集中带量采购决策提供依据，通过引入药物经济学评价体系，对采购药品疗效、价格等方面做出综合性评估，确定其是否具有成本–效益。

【课后案例】

国家基本医保药品目录的准入与调整工作是一项惠及千家万户的重大民生工程，充分利用有限的医保基金，促进参保人最大的健康状况改善，始终是国家基本医保制度的核心目标。从2018年开始，在国家药品谈判工作中，要求药品企业根据自己过往的循证医学研究证据和药物经济学评价结果，提供相关的药物经济性报告，由谈判评审专家组进行评估与评价，意味着中国医保目录评审从"专家意见"评审跨越到了"循证决策"的新阶段。

价格测算环节则主要由药物经济学专家与基金测算专家针对谈判药品背对背分别开展价格测算。药物经济学专家主要通过通行的药物经济学方法和预先设定的经济性阈值测算基准价格。在此基础上，辅助参考各省招标采购最低中标价格、重点国家与地区的国际最低价格、疗效相似的竞品价格等，对基准价格进行调整。基金测算专家则主要评估医保基金的可负担性。此外，测算过程中还要考虑传统中药的特色与优势，有针对性地进一步优化评价维度和测算指标。

药物经济学已成为英国、法国、德国、加拿大、澳大利亚、韩国等国家在制定本国药品医保准入与支付决策时的重要工具。国际实践越来越证明，药品价值评估可以更好遴选综合价值更高的药品纳入医保目录，从短期看，可以更好地兼顾医保基金使用效率和患者公平性，长期看也有助于医药产业的研发创新。

资料来源：刘国恩，吴晶.国家医保制度的发展创新：药物经济学成为价值购买的重要抓手，人民网，2022-11-7.

问题：思考药物经济学评价在医疗保险管理中可以发挥怎样的作用？

【思考题】

1. 政府干预药品市场的原因有哪些？

2. 药物经济学评价的研究设计有哪些关键步骤？

3. 药品集中带量采购的模式有哪些？与药品集中采购相比，集中带量采购在降低药品采购价格方面，为何能更好地发挥作用？

4. 与药品集中采购相比，集中带量采购为何能够更好地发挥对药品价格的约束作用？

学习目标

掌握计量经济学的基本理论，主要包括常见的数据类型、基本的计量经济模型、模型的参数估计和检验方法。

熟悉截面数据、时间序列数据和面板数据建模的常见计量模型，并能够运用这些模型对卫生领域的问题开展实证研究，特别是运用双重差分法进行卫生政策评价。

案例导读

计量经济学在健康领域大有可为

健康是促进人的全面发展的必然要求，是经济社会发展的基础条件。党和国家历来高度重视人民健康。中华人民共和国成立以来，特别是改革开放以来，我国健康领域改革发展取得了显著成就，医疗卫生服务体系日益健全，人民健康水平和身体素质持续提高。但是，工业化、城镇化、人口老龄化、疾病谱变化、生态环境及生活方式变化等，给维护和促进健康带来了一系列新的挑战，健康领域发展与经济社会发展的协调性有待增强，需要从国家战略层面统筹解决关系健康的重大和长远问题。鉴于此，中共中央、国务院于2016年10月25日印发了《"健康中国2030"规划纲要》，全面提出了建设健康中国的总体战略、实施步骤和具体措施。这也是此后15年推进健康中国建设的行动纲领。

该纲要在第七篇"健全支撑与保障"中第二十四章第二节"推进健康医疗大数据运用"中明确提出："加强健康医疗大数据应用体系建设，推进基于区域人口健康信息平台的医疗健康大数据开放共享、深度挖掘和广泛应用。消除数据壁垒，建立跨部门跨领域密切配合、统一归口的健康医疗数据共享机制，实现公共卫生、计划生育、医疗服务、医疗保障、药品供应、综合管理等应用信息系统数据采集、集成共享和业务协同。建立和完善全国健康医疗数据资源目录体系，全面深化健康医疗大数据在行业治理、公共卫生、教育培训、临床和科研等领域的应用，培育健康医疗大数据应用新业态。"在该行动纲领的指导下，经过7年的发展和建设，卫生领域已经积累了海量健康数据，这极大地促进了计量经济学在卫生领域的应用。

在卫经济学传统的研究中，学者们常常利用简单的计量模型分析不同来源的成本绩效数据。随着互联网和新技术的发展，医疗健康大数据的收集、处理和分析更加效，更能产生基于全人口的健康价值的分析与解释。但是，如果卫经济学模型的选择和设计存在缺陷，即使采用大数据技术也不能弥补这一不足。在国外，卫生经济学关于健康医疗数据的研究已臻成熟，产生了健康计量经济学这一独立学科，该学科在国内还是一个全新的领域，计量模型的实用性和适用性还需要进一步挖掘。

资料来源：①《"健康中国 2030"规划纲要》。②毛振华，王健，毛宗福，等.加快发展中国特色的健康经济学［J］.管理世界，2020，36（2）：17-26，58，215。③褚淑贞，席晓宇，李树祥.健康计量经济学国内外研究现状及其在我国卫生领域的应用展望［J］.中国卫生经济，2014，33（4）：8-10.

思考： 如何理解我国健康计量经济学的专项研究几乎为空白？

如何构建我国的健康计量经济学？一方面要鼓励国内外学者加强健康计量经济学的应用与研究；另一方面，要鼓励学生学好计量经济学理论与方法，掌握好本领，本章旨在向本科生介绍计量经济学的基础知识，使学生了解基本健康数据的建模步骤、方法和应用价值。

第一节　计量经济学基础知识

一、计量经济学和健康计量经济学

（一）计量经济学

"计量经济学（econometrics）"一词，是挪威经济学家弗里希（Frisch R.）在 1926 年仿照"生物计量学"一词提出的。数理统计是计量经济学理论基础，属于计量经济学的"硬件"。现代学者普遍认为，计量经济学就是主要采用观测数据或回顾数据，运用概率统计的方法，对经济变量之间的关系进行定量分析的科学。因此，它已经从数理统计中分离出来并演化成一门独立学科。

计量经济学的用途主要有两个方面：理论检验和预测应用。理论检验是计量经济学用途最为主要和可靠的方面，也是计量经济学这门学科的主要内容。预测应用是计量经济学的最终任务，近几十年，计量经济学常用来进行指标预测和政策评价。计量经济学是运用概率统计的方法研究现实数据，其研究模型的结论是概率意义上的，也可以说是不太确定的，因此，在预测应用时，尤其要注意预测和评价的可靠性或有效性。

（二）健康计量经济学

随着信息技术的进步和大数据的出现，计量经济学在社会科学领域的运用日益广泛，在卫生领域的应用也蓬勃发展。国外众多学者运用计量经济学方法来研究卫生经济学领域内的诸多问题，如运用 logistic 模型研究吸烟、酗酒、独居、不婚、运动等行为选择对健康的影响，运用多元线性或非线性回归模型研究环境污染对医疗保健需求、疾病经济负担和卫生总费用的影响，运用面板数据研究医疗保险的健康效应和减贫效应等。国外卫生经济学这一领域的研究内容丰富，涉及的计量经济学方法广泛而系统，目前已经形成了一门独立的学科——健康计量经济学（health econometrics）。

国内健康计量经济学的发展还处于起步阶段，研究内容主要侧重于为卫生领域内的问题构建计量模型，继而进行预测或者评价，目前还没有形成完整的研究体系。由于健康计量经济学的研究方法、研究思路和研究模型可以对卫生问题进行严格的定量研究，有助于提高政府对于卫生领域现状与政策的理性认知，实现科学决策。因此，促进健康计量经济学在国内卫生领域的应用和发展就变得至关重要。

二、数据类型及特征

计量经济学常用数据类型包括横截面数据（cross-sectional data）、时间序列数据（time-series data）和面板数据（panel data）。卫生领域的数据特别丰富，来源非常广泛，包括生物医学信号、体检报告、临床或实验记录、电子病例和健康档案，大型社会调查或者官方公布的卫生健康统计年鉴数据，可穿戴运动设备和手机智能 APP 等不同类型的传感器，健康网站、论坛和在线健康社区等社交媒体，还可以来自生物医学文献等。这些数据基本属于或者是可以转化为上述三种类型的数据。

（一）横截面数据

横截面数据就是在给定时点对个人、家庭、企业、医院、省市区、国家或一系列其他个体或组织随机地采集样本所构成的数据。横截面数据是按照统计单元排列的。因此，横截面数据不要求统计对象及其范围相同，但要求统计的时间相同，即必须是同一时间截面上的数据。

但是，实践中所有单元的数据并非一定完全对应于同一个时间段。例如，不同的个人或者家庭可能在一年中的不同周被调查。在一个纯粹的横截面分析中，常常忽略数据收集时细小的时间差别。如果每次调查都是采用同样的调查问题，多次从同一总体随机抽样进行调查，研究时为了扩大样本容量，可以将最近两次的数据合并成一个混合横截面数据。

（二）时间序列数据

时间序列数据是由对一个或几个变量不同时间的观测值所构成的，如股票价格、国内生产总值、财政收入、卫生总费用、人口出生率和死亡率等。社会科学中行为滞后相当普遍，过去的事件常常会影响到未来的事件，因此，时间是数据的一个重要维度。在开展具体研究时，需要注意数据收集的频率，最常见的频率是每天、每周、每月、每个季度和每年。股票价格可以按天进行记录，国内生产总值和财政收入通常按月或按季度报告一次，卫生总费用、人口出生率和死亡率通常按年进行公布。在探索多个不同频率变量数据之间的关系时，应该采用一定的方法将所有变量数据转换成同频率的数据。

与横截面数据不同，时间序列数据的载体是特定的对象，不是随机的。因此，时间序列数据与横截面数据的排列不同，横截面数据随样本随机排列，没有特定的顺序，而时间序列数据对观测值按时间先后排序，能够传递一些潜在的重要信息，如变量的总体变化趋势和短期波动状况。这同时也意味着收集时间序列数据需要追踪很长时间，成本巨大，一些按年收集的数据可能持续追踪几十年甚至上百年。

（三）面板数据

面板数据是截面和时间序列数据的结合，它使得数据库具有三维特点，即 n 个截面空间个体 i，时间维度 t 和指标信息 k 的数据结构。例如，中国大陆不同省、自治区和直辖市的 2000～2022 年婚前医疗检查比率、疾病检出率和传染病疾病检出率数据等。t 较小且 n 较大的面板数据被称为"短面板"，n 较小且 t 较大的面板数据被称为"长面板"。如果在每个时期样本中的个体完全一样，则称为"平衡面板数据"，反之，则称为"非平衡面板数据"。面板数据与混合横截面数据的区别在于：面板数据是不同时间对同一样本进行重复观测，混合截面数据是不同时间对不同样本进行观测，得到面板数据比得到混合横截面数据更为困难。

与截面数据和时间序列数据相比，面板数据更具有优越性。首先，面板数据是对同一单位的多次观测，可以让研究者有效控制观测单位某些观测不到的特征，从而控制个体异质性，方便进行因果推断；其次，面板数据提供多个观测单位的动态信息，可以使研究者考察决策行为或决策结果的滞后效应，使研究者了解时间对研究对象的影响；再次，利用面板数据建模，能够对很多复杂的问题和行为进行研究，弥补单纯使用时间序列数据或者截面数据的不足；最后，面板数据通常样本容量更大，能够将偏差降得更低，从而提高估计的精确度。在三种类型数据均可得的情况下，研究者常常选择面板数据建模进行研究。

三、基本的计量经济模型

计量经济学的主要用途是利用计量经济模型定量描述与分析社会经济活动，探索经济变量间的因果关系，以及隐藏在随机性背后的具体统计规律，以便于进行预测、因果关系探索、政策评价和理论检验等。因此，计量经济模型的设定和选择是研究的基础和关键。常见的计量经济模型有四种：线性回归模型、滞后变量模型、离散选择模型和联立方程模型。

（一）线性回归模型

理论分析中最常见的计量经济模型是线性回归模型，主要包括一元线性回归、二元线性回归和多元线性回归模型。线性回归模型建模前，需要根据理论和实际情况确定变量之间的因果关系，即确定解释变量（自变量）和被解释变量（因变量），同时确定解释变量之间没有完全的线性关系。线性回归模型分析结果能反映解释变量对被解释变量的影响。

实证分析时，如果收集到的是截面数据，要求满足随机抽样假定。如果收集到的是时间序列数据，要求这些数据是平稳的，因为平稳的时间序列数据分析为适用大数定律和中心极限定理创造了条件，替代了截面数据分析中的随机抽样假定。在计量经济实践中，实际数据很难完全满足这些严格的假定条件，所以，在运用该模型分析实际卫生问题时，事先要进行一系列条件的检验。

（二）滞后变量模型

由于心理定式和社会习惯的作用，行为人适应新环境和新条件需要一个过程，行为人的决策常常表现出滞后性。有些决策变量不仅受到同期各种因素的影响，也受到异期不同因素甚至自身过去值的影响。计量经济学中这种过去时期具有滞后作用的变量常被称为滞后变量，解释变量中含有滞后变量的模型被称为滞后变量模型。

如果滞后变量模型中的解释变量仅包含被解释变量的一个或多个滞后值，则称为自回归模型；如果滞后变量模型中没有滞后被解释变量，仅有解释变量的当期值及其若干期的滞后值，则称为分布滞后模型；既含有被解释变量的滞后项，又含有解释变量不同时期的滞后项，这样的回归模型一般称为自回归分布滞后模型。含有滞后被解释变量的模型又称为动态模型，自回归分布滞后模型就是一种动态模型。实践中，相关变量之间可能存在长期均衡关系，而变量的短期波动则是向着这个长期均衡关系的部分调整，误差修正模型正是这一思想的数学表达。

（三）离散选择模型

在线性回归模型中，被解释变量和解释变量都是定量变量。但是，在实际研究中，往往出现很多定性变量，如性别、职业、国籍、患者的就医方式、医生的诊疗模式、参保人的参保行为等。这些定性变量可能是某些问题的影响因素，也可能是需要预测研究的对象，此时，可以构建虚拟变量对定性变量赋值进行研究。同定量变量一样，定性变量可以作为模型的解释变量和被解释变量。如果解释变量是定性变量，则可以构建虚拟解释变量模型进行处理；如果被解释变量是定性变量，定性变量用离散的而不是连续的数据表示，则可以建立离散选择模型。

虚拟解释变量模型，根据虚拟变量引入方式及各类组合方式的不同，可以呈现出不同的模型形式：截距变动模型、斜率变动模型和交互项模型等。截距变动模型中的虚拟变量以加法的形式引入，当虚拟变量的值发生变化时，模型的截距会发生变化；斜率变动模型中的虚拟变量以乘法的形式引入，当虚拟变量的值发生变化时，模型的斜率会改变；当模型中的被解释变量受到两个以上虚拟变量影响时，除了各个虚拟变量各自对解释变量产生影响外，还可能出现两两虚拟变量的交互作用独立对被解释变量产生影响的情况，交互项可能以加法方式改变回归函数的截距，也可能以乘法方式改变回归函数的斜率，或者以加法和乘法组合的方式同时影响回归函数的截距和斜率，这样的模型被称为交互项模型。

常见的离散选择模型包括二元离散选择模型和多元离散选择模型。如果因变量是二分类变量，可以建立二元离散选择模型。该模型的建立可以有三种方法解决，分别是线性概率模型、二元概率（Probit）模型和二元逻辑（Logit）模型。在实践中，决策者经常会遇到多分类选择的情况。比如，对某个卫生项目进行投票，投票人可以选择赞成、不赞成或弃权；对某种诊疗方式进行选择，患者可以选择中医诊疗、西医诊疗和中西医结合诊疗。这时可以建立多元离散选择模型来进行分析研究。同二元离散选择模型一样，多元离散选择模型包括多元线性概率模型、多元Probit 模型和多元 Logit 模型。鉴于实际问题的复杂性和计量经济学在应用方面的发展，近几年，条件 Logit 模型、混合 Logit 模型或嵌套 Logit 模型也常常被采用。离散选择模型种类较多，在具体应用时需要根据客观情况选择特定的分析模型。

（四）联立方程模型

实践中，多变量之间的关系极为错综复杂，常常表现为变量之间的多向依赖关系，只有建立多个方程联立的模型，才能全面、真实地描述系统的相互依赖机制，这就是联立方程模型。联立方程模型中由模型系统决定其取值的变量称为内生变量，由模型系统以外的因素决定其取值的变量称为外生变量，外生变量和滞后的内生变量合称为前定变量。前定变量只能在现期的方程中作为解释变量，且与其中的随机干扰项互不相关。

联立方程模型可分为结构式模型和简化式模型。在结构式模型中，每个方程都是结构方程，各个结构方程的参数称为结构参数。每个方程都把内生变量表示为其他内生变量、前定变量和随机干扰项的函数。不包含随机干扰项的结构方程也被称为恒等方程。在简化式模型中，内生变量是前定变量和随机干扰项的函数。

上述四种类型的模型，彼此之间并不是相互排斥、非此即彼的关系，而是相互包含、相互渗透，是可以组合运用的。比如，一个回归模型如果不是线性的，可以引入分类变量作为虚拟变量，变成两个或多个线性回归模型，这样的复合模型被称为门限回归模型；在线性回归模型中，也可能出现解释变量和被解释变量的一期或多期滞后项，该模型也属于滞后变量模型；一个联立方程组中可能包含线性回归模型、滞后变量模型、离散选择模型和虚拟解释变量模型中任一种组合。实践中，可根据分析问题的需要，选择合适的模型或模型组合。

四、模型参数估计和检验

（一）模型参数估计

模型参数估计是一个纯数学技术问题，不同的模型需要采用不同的估计方法。但是，最基础最常用的估计方法有普通最小二乘法（ordinary least squares，OLS）、广义矩估计法（generalized method of moments，GMM）、极大似然估计法（maximum likelihood estimate，MLE）和贝叶斯估计法（bayesian estimation）等。每一种模型参数估计方法都有其优点和缺点，实践中要对所研究的特定问题进行认真分析，以选择合适的估计方法，有时需要采用几种参数估计方法进行综合分析。一般的计量经济学教材对模型的参数估计都有详细介绍，在此不再赘述。

（二）理论模型的检验

理论模型的检验包括经济意义检验、统计检验、计量经济学检验和模型预测检验。经济意义检验又称为符号检验，依据模型参数估计值的符号（正号或负号）及取值的大小，判断其是否符合经济理论的规定或常规的社会经济实践，该检验相对简单。统计检验由统计理论决定，包括模型的拟合优度检验、模型总体显著性检验和变量显著性检验等，统计学教材中都有详细介绍。计量经济学检验由计量经济学理论决定，包括异方差检验、序列相关性检验、多重共线性检验、变量内生性检验等，计量经济学教材中都有详细介绍。模型预测检验由模型的应用要求决定，包括稳健性检验和预测性能检验（对样本外一点进行实际预测，估计预测偏差）等。实践中稳健性检验方法包括扩大样本容量、变量替换、更换变量构造方法、补充变量、分样本回归、改变计量方法等。模型预测检验所采用的工具大多都是统计检验和计量经济学检验工具，常用的统计软件就可以实现，因此，本部分不再赘述。

计量经济模型是对复杂的现实进行抽象和简化的分析工具。既然现实是复杂的，而模型又是简化的，那么，计量经济学模型的应用必然面临很多现实问题。模型的设置是否合理？数据是否满足模型分析要求？为了方便分析问题，计量经济学在解决这些问题时，可以按照数据类型的不同加以分类解答。因此，以下三节在介绍卫生领域常见的计量经济学模型及应用时，按照数据类型进行分类，分别加以介绍。

第二节　截面数据回归分析在卫生领域中的应用

早期关于计量经济模型在卫生领域应用的研究中，大多是采用截面数据，这主要是因为截面数据的模型简单，更容易掌握，且截面数据更容易获得。计量经济学中对于截面数据问题的处理，最基本的分析方法是回归分析。回归分析是计量经济学的主要工具，也是计量经济学理论和方法的主要内容。运用截面数据进行回归分析的模型众多，本部分选择介绍了卫生经济学研究领域较为常见且相对简单的多元线性回归模型和被解释变量为离散变量的二元 Logit 回归模型。

一、多元线性回归模型及应用

多元线性回归模型是经济学和其他社会科学进行计量分析时使用最为广泛的一个工具，是一元线性回归模型和二元线性回归模型的推广，即模型中包含两个以上的解释变量。相对于一元和二元线性回归分析，多元线性回归模型更具有一般性，具有较大的灵活性，可以研究多个影响因素对被解释变量的影响，有利于对总体回归模型做出正确判断，从而更好地进行预测。

（一）基本模型形式

含被解释变量 Y 和 k 个解释变量 X 的多元总体回归模型表示如下：

$$Y=\beta_0+\beta_1X_1+\beta_2X_2+\cdots\cdots+\beta_kX_k+\mu \tag{15-1}$$

其中 Y 为被解释变量，也称因变量，X_1，X_2，$\cdots\cdots$，X_k 为解释变量，也称自变量，β_0 为常数项，也称截距项，β_j（$j=1$，2，$\cdots\cdots$，k）为自变量回归系数，也称偏回归系数，表示在其他 X 不变的情况下，Y 的均值 $E（Y）$ 随 X_j 每变化一个单位而发生的变化。μ 为随机误差项，被引入到总体回归函数中主要有以下原因：代表未知的影响因素、代表残缺数据、代表众多微小影响因素、代表数据观测误差、代表模型设定误差和变量的内在随机性。

上式的均值表达式可以写成：

$$E（Y/X_1，X_2，\cdots\cdots，X_k）=\beta_0+\beta_1X_1+\beta_2X_2+\cdots\cdots+\beta_kX_k \tag{15-2}$$

同一元和二元线性回归模型一样，多元线性总体回归模型也要满足如下一些基本假定：误差项期望值为零且同方差，随机扰动项之间不相关，模型无设定偏误，解释变量之间无完全多重共线性，随机扰动项与解释变量不相关。

（二）估计方法与工具

多元线性回归模型是用样本回归去估计总体回归，利用若干样本的观测值，从不同的角度去确定建立样本回归函数。确定准则：使通过样本信息建立的样本回归函数尽可能"接近"总体回归函数。估计回归模型参数的方法包括：最小二乘准则，即用使估计的剩余平方和最小的原则确定样本回归函数；极大似然准则，即用产生该样本概率最大的原则去确定样本回归函数。本节只介绍普通最小二乘估计。

对于一组包含有 n 个观测值的样本，设 Y（$i=1$，2，$\cdots\cdots$，k）为被解释变量的实际观测值，与总体回归函数对应的样本回归函数可表述如下：

$$Y_i=\hat{\beta}_0+\hat{\beta}_1X_1+\hat{\beta}_2X_2+\cdots\cdots+\hat{\beta}_kX_k（i=1，2，\cdots\cdots，k） \tag{15-3}$$

其随机表达式为：

$$E（Y_i）=\hat{\beta}_0+\hat{\beta}_1X_{1i}+\hat{\beta}_2X_{2i}+\cdots\cdots+\hat{\beta}_kX_{ki}+e_i \tag{15-4}$$

其中，$\hat{\beta}_0$ 是对截距项的估计；$\hat{\beta}_1$，$\cdots\cdots$，$\hat{\beta}_k$ 是对偏回归系数的估计；e_i 是对随机误差项的估计，也称为残差项。对于多元回归方程，在模型和数据满足前文所述的基本假定的前提下，参数估计可以通过 OLS 方法来估计，使得下式的残差平方和最小：

$$Q=\sum_{i=1}^{n}e_i^2=\sum_{i=1}^{n}\left[Y_i-（\hat{\beta}_0+\hat{\beta}_1X_{1i}+\hat{\beta}_2X_{2i}+\cdots\cdots+\hat{\beta}_kX_{ki}）\right]^2 \tag{15-5}$$

要使残差平方和最小，根据高等数学知识，Q 分别对 $\hat{\beta}_0$，$\hat{\beta}_1$，$\cdots\cdots$，$\hat{\beta}_k$ 求偏导数，令其等于 0，得到下式：

$$\begin{cases} \dfrac{\partial Q}{\partial \hat{\beta}_0}=\sum（Y_i-\hat{\beta}_0-\hat{\beta}_1X_1-\hat{\beta}_2X_2-\cdots\cdots-\hat{\beta}_kX_k）（-1）=0 \\[2mm] \dfrac{\partial Q}{\partial \hat{\beta}_1}=\sum（Y_i-\hat{\beta}_0-\hat{\beta}_1X_1-\hat{\beta}_2X_2-\cdots\cdots-\hat{\beta}_kX_k）（-X_1）=0 \\[2mm] \dfrac{\partial Q}{\partial \hat{\beta}_k}=\sum（Y_i-\hat{\beta}_0-\hat{\beta}_1X_1-\hat{\beta}_2X_2-\cdots\cdots-\hat{\beta}_kX_k）（-X_k）=0 \end{cases} \tag{15-6}$$

求解上式方程组，可得到模型参数的一组 OLS 估计值 $\hat{\beta}_0$, $\hat{\beta}_1$, ……, $\hat{\beta}_k$, 以及 OLS 回归方程。一般利用统计软件的回归分析工具进行运算和处理。

通常情况下，多元线性回归模型在满足基本假定的条件下，还需要进行下述检验：

（1）模型拟合优度检验，即检验样本回归直线对观测值的拟合度。常用判定系数或修正判定系数来衡量估计方程对样本观测值的拟合程度。

（2）方程显著性检验，即对多元线性回归模型中被解释变量与解释变量之间的线性关系在总体上是否显著成立做出推断，常构建 F 统计量进行检验，也称 F 检验。

（3）变量显著性检验，即检验模型中每一个解释变量 X 对被解释变量的影响是否显著，常构建 t 统计量进行检验，也称回归参数 t 检验。

（三）多元线性回归中可能出现的问题

多元线性回归模型的基本假定条件在实践中很难全部满足，这就导致多元线性回归可能出现内生性、异方差性、自相关性和多重共线性等一系列问题。

（1）内生性　在多元线性回归模型中，若 $Cov(X_i, \mu_i) \neq 0$，即误差项与解释变量无关性假设不成立，则最小二乘估计量的无偏性和一致性也不成立，该解释变量具有内生性。一般可以通过工具变量法来解决内生性问题。具体思想是找到一个与随机解释变量之间存在较高的相关性，而且对随机解释变量的解释能力也非常高的工具变量，但是该工具变量与被解释变量不相关，与模型的随机干扰项也不相关。在模型的估计过程中，可以用该工具变量替代解释变量进行估计，注意只是在估计的过程中使用工具变量代替随机解释变量而已，并没有改变原模型。

（2）异方差性　即相对于不同的样本点，也就是相对于不同的解释变量观测值，随机干扰项具有不同的方差。检验异方差性，就是检验随机干扰项的方差与解释变量观测值之间的相关性。一般处理方法是先采用普通最小二乘法估计模型，得到随机干扰项的估计量，用该估计量平方项的变化来模拟随机干扰项方差的变化。常用的检验方法有怀特检验（white test）和加权最小二乘法（weighted least squares，WLS）。

（3）自相关性　如果经典线性回归中假定模型中随机干扰项是不相关的，即 $Cov(\mu_i, \mu_j) = 0$；如果不满足该条件，即 $Cov(\mu_i, \mu_j) \neq 0$，则称随机干扰项之间存在自相关现象。注意这里的自相关，不是指属性／特征／自变量之间具有相关关系，而是指一个变量其数值前后之间存在相关。自相关性的产生原因主要有以下几点：模型中遗漏了某些解释变量，模型函数形式的设定误差，样本数据的测量误差和随机因素的影响等。自相关性检验的思路如下：首先采用普通最小二乘法估计模型，以求得随机干扰项的近似估计量。然后通过分析这些近似估计量之间的相关性，以达到判断随机干扰项是否具有序列相关性的目的。常用的检验方法有回归检验法、D.W. 检验法、冯诺曼比检验法等。

（4）多重共线性　多元线性回归模型经典假设之一是回归模型的解释变量之间不存在线性关系，即解释变量 X_1, X_2, ……, X_k 相互独立。如果多元线性回归模型某两个或多个解释变量 X_1, X_2, ……, X_k 之间不相互独立，出现了相关性，则称为存在多重共线性（multicollinearity）。产生多重共线性的主要原因包括相关经济变量的共同趋势、模型设定不谨慎和样本的限制等。如果解释变量直接存在相关性，可能造成完全共线性下参数估计量不存在、近似共线性下普通最小二乘法参数估计量的方差变大、参数估计量经济含义不合理，以及变量的显著性检验和模型的预测功能失去意义等问题。常用的多重共线性的检验方法主要有判定系数检验法、逐步回归检验法等。

（四）模型应用

本部分通过一项对罕见病（rare disease，RD）的研究，简单介绍多元回归分析的具体应用。该研究采用多元线性回归方法探讨罕见病患者特征与疾病人群健康相关生活质量之间的关系，希望建立香港罕见疾病人群健康相关生活质量的规范性特征，并确定潜在的预测因素，以促进 RD 患者相应政策的制定和实施，最终改善 RD 人群的生活质量。

【案例】

罕见病的特点是其在人群中的发病率很低。虽然缺乏通用定义，但每 40 万人中约有 100 人受到 RD 的影响。本例子采用由 EuroQol 小组开发的基于偏好的患者报告结果测量方法来量化人群健康相关生活质量（HRQOL），EQ-5D 是国际公认的患者报告健康相关生活质量的结果指标。为了全面评估 RD 的整体影响，有必要使用相同的 EQ-5D 测量方法对 RD 人群的 HRQOL 进行更多的研究。

RD 患者数据为 2020 年 3 月至 10 月期间通过香港最大的 RD 患者群体联盟、香港罕见疾病（RDHK）和其他 8 个附属 RD 患者群体招募得到。其中社会经济特征包括年龄、性别、婚姻状况、住房类型、教育水平、就业状况、月收入，以及患者是否获得政府津贴；RD 相关的信息包括 RD 的名称，诊断年份，患有 RD 的家庭成员数量，房屋改造，以及与 RD 相关的自付费用（OOP）支出。回归结果如表 15-1 所示。

表 15-1　RD 患者效用得分相关变量的多元线性回归分析结果

变量	单位·编码	标准化系数（β）	t	P 值
年度 OOP 总数 *	$HKD（港币）	−0.196	−1.932	0.06
月收入水平	$HKD（港币）	0.151	1.302	0.2
领取政府津贴	0（否）、1（是）	−0.167	−1.488	0.144
房屋改造	0（否）、1（是）	−0.405	−3.429	0.001
患有 RD 的家庭成员人数	RD，罕见病 0（无）、1（一）、2（二）、3（三）、4（四）、5（五个或更多）	0.019	0.177	0.86
住房类型	0（公共住房或劏房/单元）、1（出租）、2（购买）	0.253	2.305	0.026
教育程度	0（小学及以下）、1（中学）、2（高等教育）、3（学士学位）、4（研究生以上）	0.073	0.647	0.521

（1）OOP，自付，包括与住院和门诊护理、事故和急救、日托、手术、治疗、住院医疗服务、联合医疗服务、药物和医疗资源/耗材相关的所有医疗费用。

（2）案例数据来源：Ng YNC, Ng NYT, Fung JLF, et al.Evaluating the Health-Related Quality of Life of the Rare Disease Population in Hong Kong Using EQ-5D 3-Level.Value Health.2022；25（9）：1624-1633.

多元线性回归分析显示，居住在公共住房或劏房/单元中的 RD 患者（P=0.026），以及因 RD 状况而进行房屋改造的患者（P=0.001）与较低的效用评分显著相关。因此该研究结果提示，确定促进患者适应的潜在解决方案，并实施相应的政策，对于改善 RD 人群的生活质量至关重要。

二、二元 Logit 回归模型及应用

按照前述内容可知，多元回归模型中的因变量和自变量都具有定量的含义，如医院业务收入、学生平均成绩、空气污染量等。在每种情况下，变量的大小都传递了有用的信息。在经验研究中，还必须在回归模型中考虑定性因素。一个人的性别或种族、受教育程度、医院的性质（公办和民营）及地理位置（东、西等）都可以被认为是定性因素。若定性的变量只有两种选择和取

值，则可以建立二元 Logit 回归模型。本部分着重对二元 Logit 回归模型进行讨论。

（一）基本模型形式

对于二元选择问题，其中 Y 为观测值为 1 和 0 的决策被解释变量；X 为解释变量，包括选择对象所具有的属性和选择主体所具有的属性。它们具有以下线性关系：

$$Y_i = X_i\beta + \mu_i \tag{15-7}$$

当时 $E(\mu_i) = 0$，即给定 X 的值时，Y 的期望值就等于 Y_i 为 1 的概率乘以 1 加上 Y_i 为 0 的概率乘以 0。

$$\mu_i = \begin{cases} 1 - X_i\beta & P(Y_i=1) = X_i\beta \\ -X_i\beta & P(Y_i=0) = 1 - X_i\beta \end{cases} \tag{15-8}$$

由于存在异方差性等问题，所以原始模型不能作为实际研究二元选择问题的模型，需要将原始模型变换为效用模型。

$$U_i^1 = X_i\beta^1 + \epsilon_i^1 \tag{15-9}$$

$$U_i^0 = X_i\beta^0 + \epsilon_i^0 \tag{15-10}$$

U_i^1 为个体选择 1 的效用，U_i^0 为个体选择 0 的效用，两式相减得：

$$U_i^1 - U_i^0 = X_i(\beta^1 - \beta^0) + (\epsilon_i^1 - \epsilon_i^0) \tag{15-11}$$

假设变量间的关系呈线性，上式可改写为计量经济学模型，作为研究对象的选择模型。

$$Y_i^* = X_i\beta + \mu_i^* \tag{15-12}$$

其中 Y_i^*、X_i、β、μ_i^* 分别为模型的被解释变量、解释变量、待估参数和误差项。由于 Y_i^* 本身指代效用不能够直接观测到，因此 Y_i^* 被称为潜变量（latent variable）。个体选择 $Y_i=1$ 的概率就可以表示如下：

$$P(Y_i=1) = P(Y_i^* > 0) = P(X_i\beta + \mu_i^* > 0) \tag{15-13}$$

在模型中，由于效用是不可观测的，能够得到的观测值仍然是选择结果，即 1 和 0。如果不可观测的 $U_i^1 > U_i^0$，即对应观测值为 1；如果不可观测的 $U_i^1 < U_i^0$，即对应于观测值为 0。

（二）估计方法与工具

想要使得效用模型可以估计，就必须为随机误差项选择一种特定的概率分布。两种最常用的分布是标准正态分布和逻辑（Logistic）分布，于是形成了两种最常用的二元选择模型——Probit 模型和 Logit 模型。

由于标准正态分布和 Logistic 分布都是对称的，即存在有 $F(-t) = 1 - F(t)$，方程（15-13）可改写为：

$$P(Y_i=1) = P(Y_i^* > 0) = P(X_i\beta + \mu_i^* > 0) \tag{15-14}$$
$$= P(\mu^* > -X_i\beta) = 1 - P(\mu^* \leq -X_i\beta)$$
$$= 1 - F(-X_i\beta) = F(X_i\beta)$$

于是，可以得到模型的似然函数：

$$P(Y_1, Y_2, \cdots, Y_n) = \prod_{Y_i=0}[1 - F(X_i\beta)]\prod_{Y_i=1}F(X_i\beta) \tag{15-15}$$

即：

$$L = \prod_{i=1}^{n}[F(X_i\beta)]^{Y_i}[1 - F(X_i\beta)]^{1-Y_i} \tag{15-16}$$

对数似然函数如下：

$$\ln L = \sum_{i=1}^{n} \{Y_i \ln F(X_i\beta) + (1-Y_i) \ln [1-F(X_i\beta)]\} \qquad (15-17)$$

对数似然函数最大化的一阶条件如下：

$$\frac{\partial \ln L}{\partial \beta} = \sum_{i=1}^{n} \left[\frac{Y_i f_i}{F_i} + (1-Y_i)\frac{-f_i}{1-F_i} \right] X_i = 0 \qquad (15-18)$$

其中 f_i 为概率密度函数，在样本数据的支持下，如果知道概率分布函数和概率密度函数，求解该方程组，可以得到模型参数估计量。

逻辑分布的概率分布函数如下：

$$F(t) = \frac{1}{1+e^{-t}} = \frac{e^t}{1+e^t} = \Lambda(t) \qquad (15-19)$$

$$1-\Lambda(t) = 1 - \frac{e^t}{1+e^t} = \frac{1}{1+e^t} \qquad (15-20)$$

概率密度函数为：

$$f(t) = \frac{e^{-t}}{(1+e^{-t})^2} = \frac{e^t}{(1+e^t)^2} = \frac{e^t}{1+e^t}\frac{1}{1+e^t} = \Lambda(t)(1-\Lambda(t)) \qquad (15-21)$$

采用极大似然估计方法可用于个体层次上的数据分析，即先建立似然函数与对数似然函数，再通过使对数似然函数最大求解相应的参数。

上一节提到的多元回归模型主要采用以最小二乘原理为基础的模型估计方法，其检验统计量大多是基于残差平方和而构建的。而非经典单方程计量经济学模型，如离散选择模型，主要采用以最大似然原理为基础的模型估计方法，其统计量大多是基于似然函数值而构建的。本节主要介绍拟合优度检验和总体显著性检验。

（1）拟合优度检验　设 L_0 为模型中所有解释变量的系数都为 0 时的似然函数值。

$$\ln L_0 = n[P\ln P + (1-P)\ln(1-P)] \qquad (15-22)$$

其中，P 为样本观测值中被解释变量等于 1 的比例，n 为样本容量。设为 L 模型估计得到的似然函数值，构造一个统计量（$McFadden\ R^2$），

$$R^2 = 1 - \frac{\ln L}{\ln L_0} \qquad (15-23)$$

如果模型完全不能拟合样本观测值（$L=L_0$），则有 $R^2=0$，如果模型完全拟合样本观测值（$L=1$），则有 $R^2=1$。

（2）总体显著性检验

$$Y_i = 1 - \frac{1}{1+e^{\beta_1+\beta_2 X_{2i}+\beta_3 X_{3i}+\cdots+\beta_k X_{ki}}} + \epsilon_i, \ i=1,\ 2,\ 3,\ \cdots\cdots,\ n \qquad (15-24)$$

$$\begin{cases} H_0: \beta_2=\beta_3=\cdots\cdots=\beta_k=0 \\ H_1: \beta_2\neq 0 | \beta_3\neq 0 | \cdots\cdots | \beta_k\neq 0 \end{cases}$$

由此构造一个似然比（likelihood ratio，LR）检验统计量：

$$LR = -2(\ln L_0 - \ln L) \sim x^2(k) \qquad (15-25)$$

其中，L_0 为模型满足零假设时的似然函数值。如果似然比 LR 较大，则表明 L 与 L_0 之间的差较大，说明模型假设总体显著。

（三）模型应用

【案例】

本部分通过一项关于 RD 药品（又称孤儿药）的研究，简要说明二元 Logit 回归的实际应用。"孤儿药"又称为罕见药，用于预防、治疗、诊断罕见病的药品，由于罕见病患病人群少、市场需求少、研发成本高，很少有制药企业关注其治疗药物的研发，因此，这些药被形象地称为"孤儿药"。药品价格谈判是大多数孤儿药在中国基本医疗保险中承保的方式。2022 年，在国家医疗保障局披露的官方文件中，鼓励孤儿药价格谈判。然而，我国尚未建立针对孤儿药的价值评估框架，引发了对医保准入机制合理性的广泛讨论。在做出国家医疗保健报销决定时，应考虑哪些标准对公众来说是适当和可接受的问题。对于孤儿药等健康技术尤其如此，因为单个罕见病患者可能消耗多个常见病患者所需相同数量的医疗资源。在部分西方国家，社会对孤儿药的偏好已经得到测量。偏好因调查情景设置而变化，反映了每个国家的报销政策和供资情况。关于纳入权衡研究的孤儿药属性和水平列表，目前尚未达成共识。

该研究采用随机便利抽样方法，定量研究了 323 人对孤儿药的认知和看法，探讨中国社会是否存在对孤儿药的偏好，并定量衡量中国公众对孤儿药基本属性之间的个人权衡。采用二元 Logit 模型衡量各属性在孤儿药获得国家报销药品目录及其支付意愿中的相对重要性。响应变量为二进制（0/1）离散变量，其中"1"表示选择，"0"表示未选择。除医疗保险支付的每位患者每年费用和预期寿命增加等属性为连续变量外，其他属性均视为分类变量。回归结果如表 15-2 所示。

表 15-2　二元 Logit 模型的结果

变量	β	OR	OR-95%CI
疾病对生命年的影响			
这种疾病不会缩短预期寿命	—	—	—
如果不进行治疗，患者将在壮年（36～50岁）时死亡	0.52*	1.69*	1.29～2.21
如不治疗，患者将在儿童期（0～18岁）死亡	0.50*	1.65*	1.27～2.14
疾病对生活质量的影响			
患者在日常生活中不会遇到困难，但可能禁忌剧烈活动（例如体育）	—	—	—
患者在日常生活中可能面临困难，但仍能独立生活	0.28*	1.33*	1.07～1.65
患者经常需要帮助	0.19	1.2	0.97～1.49
替代药物治疗的可用性			
不存在其他治疗	—	—	—
其他治疗方法也有，但效果有限	−0.03	0.97	0.79～1.19
还有其他治疗方法，效果良好	−0.19	0.83	0.67～1.01
医疗保险支付的患者年费用	−1.73*	0.18*	0.10～0.32
预期寿命的增加	0.06*	1.06*	1.04～1.09
改善生活质量			
无改善	—	—	—
轻微改善	0.46*	1.58*	1.28～1.95
显著改善	0.52*	1.68*	1.38～2.04

注：*$P < 0.05$。案例数据来源：Tan S, Wang Y, Tang Y, et al.Societal preferences for funding orphan drugs in China: An application of the discrete choice experiment method.Front Public Health.2022；10：1005453.Published 2022 Dec 12.doi：10.3389/fpubh.2022.1005453.

本部分案例中，二元 Logit 模型结果显示，除替代药物治疗的可用性外，6 个属性中有 5 个具有显著性，包括疾病对生命年的影响、疾病对生活质量的影响、医疗保险支付的每位患者的年费用、预期寿命的增加和生活质量的改善。影响最大的因素是医疗保险支付的每例患者年度费用（β=−1.73，OR=0.18）。在非经济属性中，疾病对生命年的影响最令人担忧，因为如果不接受治疗，患者将在壮年时死亡（β=0.52，OR=1.69）；其次是生活质量的显著改善（β=0.52，OR=1.68）。

第三节　时间序列数据回归分析在卫生领域中的应用

时间序列数据中，因为预期在未来某段时间内过去事件的影响依然存在，所以，过去事件及行为可以用于预测。通常来讲，时间序列模型包括时间序列数据均值模型和时间序列数据异方差模型。时间序列均值模型又包括线性时间序列模型、非线性时间序列模型和协整模型。为了简化分析，非线性时间序列模型通过变量变换或者引入虚拟变量进行分段研究可以转换为线性模型。本部分主要介绍目前卫生领域较为常用且相对简单的单变量线性时间序列模型和多变量协整模型。

一、线性时间序列模型及应用

（一）基本模型形式

如果数据序列是一组不相关的随机变量，并且该随机变量都具有零均值和有限方差，则该序列是白噪声序列，可以采用经典的统计方法进行处理。若时间序列可以表示成白噪声序列及其滞后项的线性函数，则称其为线性时间序列过程。线性时间序列是时间序列分析的基本模型，也是理解时间序列分析方法的基础。常用的线性时间序列模型包括自回归模型（AR）、滑动平均模型（MA）和自回归滑动平均模型（ARMA）。若时间序列是非平稳的，可以运用差分的形式将其转换成平稳的时间序列，运用自回归差分滑动平均模型（ARIMA）分析处理数据并进行预测。取对数也可以将非平稳时间序列转化成平稳时间序列。在卫生经济学研究领域，学者们常常运用这些模型进行卫生服务、卫生资源和卫生费用的预测。

1. 自回归模型（AR）　从原理上讲，AR 模型只适合水平的数据，对季节变化的适应性不够好，一般用于年度短期预测，模型比较简单。如果用于预测的数据不是水平的，则可以采用差分方法或者取对数，从而获得水平数据。

AR 模型的一般形式：

$$y_t=\beta_0+\beta_1 y_{t-1}+\beta_2 y_{t-2}+\cdots\cdots+\beta_p y_{t-p}+\mu_t \tag{15-26}$$

其预测方程如下：

$$\widehat{y_t}=\widehat{\beta}_0+\widehat{\beta}_1 y_{t-1}+\widehat{\beta}_2 y_{t-2}+\cdots\cdots+\widehat{\beta}_p y_{t-p} \tag{15-27}$$

其中，y_t 是当前值，β_0，β_1，β_2，β_p 是模型参数；μ_t 是白噪声，反映其他随机因素的干扰；p 是模型的滞后阶次。$\widehat{y_t}$ 是 y_t 的估计值，$\widehat{\beta}_0$，$\widehat{\beta}_1$，$\widehat{\beta}_2$，$\widehat{\beta}_p$ 分别是 β_0，β_1，β_2，β_p 的估计值。

AR 模型是根据自身的历史数据进行预测，数据必须具有自相关性。如果序列相邻数据相关性较高，经过 p 个时间间隔很快衰减至零，说明是一组典型的水平自相关数据，可以运用自相关模型 AR（p）。在实际数据的自回归模型中，阶数 p 可以运用偏自相关系数法、信息准则法或模型诊断法来确定。

2. 滑动平均模型（MA）　滑动平均模型刻画的是在滑动窗口下将白噪声序列取平均表示的

时间序列，其重要作用就是采用简单的模型结构刻画复杂的序列相依性。滑动窗口的长度即滞后的白噪声序列的阶数，被称为模型的阶。q 阶滑动平均模型 MA（q）设定如下：

$$y_t=c_0+a_t-\theta_1 a_{t-1}-\cdots\cdots-\theta_q a_{t-q}=c_0+（1-\theta_1 B-\cdots\cdots-\theta_q B^q）a_t \qquad (15-28)$$

其中，a_t 为方差 σ_a^2 的白噪声序列，c_0，θ_1，……，θ_q 为模型参数。易得：

$$E（y_t）=c_0 \qquad Var（y_t）=（1+\theta_1^2+\cdots\cdots+\theta_q^2）\sigma_a^2 \qquad (15-29)$$

对任意正整数 l，有：

$$Cov（y_t，y_{t-l}）=Cov（a_t-\theta_1 a_{t-1}-\cdots\cdots-\theta_q a_{t-q}，a_{t-l}-\theta_1 a_{t-l-1}-\cdots\cdots-\theta_q a_{t-l-q}） \qquad (15-30)$$

即有自协方差 γ_l：

$$\gamma_l=\begin{cases}（-\theta_l+\theta_1\theta_{l+1}+\cdots\cdots+\theta_{q-l}\theta_q）\sigma_a^2，l=1，\cdots\cdots，q \\ 0，l>q\end{cases} \qquad (15-31)$$

自协相关系数 ρ_l：

$$\rho_l=\begin{cases}\dfrac{-\theta_l+\theta_1\theta_{l+1}+\cdots\cdots+\theta_{q-l}\theta_q}{1+\theta_1^2+\theta_2^2+\cdots\cdots+\theta_q^2}，l=1，\cdots\cdots，q \\ 0，l>q\end{cases} \qquad (15-32)$$

因此，q 阶滑动平均模型的自相关系数在 $l=q$ 处出现截断。另外，该过程的均值、方差和自协方差均不依赖于时间，是一个平稳过程。同自回归模型一样，滑动平均模型的阶数 q 也可以由偏自相关系数法、信息准则法或模型诊断法来确定。

给定时刻 h，滑动平均模型的向前一期预测方程为：

$$y_{h+1}=c_0+a_{h+1}-\theta_1 a_h-\cdots\cdots-\theta_q a_{h+1-q} \qquad (15-33)$$

3. 自回归滑动平均模型（ARMA）　自回归滑动平均模型将自回归模型和滑动平均模型进行结合，以非常简洁的形式来刻画复杂的序列相关性。简单的 ARMA 模型设定如下：

$$y_t=\beta_0+\sum_{i=1}^{p}\beta_i y_{t-i}+a_t-\sum_{j=1}^{q}\theta_j a_{t-j} \qquad (15-34)$$

其中，a_t 为方差 σ_a^2 的白噪声序列 c_0，β_i（$i=1，2，\cdots\cdots，p$），θ_j（$j=1，2，\cdots\cdots，q$）为模型参数。$\sum_{i=1}^{p}\beta_i y_{t-i}$ 为自回归部分，$\sum_{j=1}^{q}\theta_j a_{t-j}$ 为滑动平均部分。p 和 q 均为模型的阶，可以由信息准则法和模型诊断法来确定。该模型通常被记为 ARMA（p，q）。

给定时刻 h，模型向前一期的预测方程为：

$$y_{h+1}=\beta_0+\sum_{i=1}^{p}\beta_i y_{h+1-i}+a_h-\sum_{j=1}^{q}\theta_j a_{h+1-j} \qquad (15-35)$$

4. 自回归差分滑动平均模型（ARIMA）　若最初的时间序列不是平稳的时间序列，需要经过差分变换，转换成平稳的时间序列，才能建模。如果对数据进行 d 阶差分将产生 ARIMA 过程，则原始过程称为 ARIMA 过程，可以记为 ARIMA（p，d，q），p 是自回归的阶数，d 是时间序列成为平稳时所做的差分次数，q 是滑动平均的阶数。ARIMA 模型的估计与模型 ARMA 的估计类似，不同之处在于需要先对数据进行差分。如果 $d=1$，我们对 $\Delta y_t=y_t-y_{t-1}$ 而不是 y_t 拟合过程。

（二）建模步骤和估计方法

Box 和 Jenkins（1976）总结了线性时间序列建模步骤：

第一，对数据进行差分（$\Delta Y_t=Y_t-Y_{t-1}$）或者对数差分（$\Delta logY_t=logY_t-logY_{t-1}$）等方式进行变换，以确保数据满足平稳性假设。对一些带有季节性的数据，可以先进行季节性调整。经过季节性调整后的自回归模型称为季节自回归模型 SAR，经过季节调整的自回归差分移动平均模型称为季节性自回归差分移动平均模型 SARIMA；对一些具有确定性时间趋势的数据，可以对时间进行回归以去掉趋势项。

第二，为上述变换后的数据建立 ARMA（p，q）模型，猜测 p 和 q 的合理取值。

第三，p 和 q 取值确定后，上述模型就转化为确定的带有滞后变量的多元线性回归模型，按照线性回归模型的估计方法估计上述 ARMA（p，q）模型中的参数，常用的统计软件即可实现。

第四，对上述模型进行模型诊断，以判断模型设定是否和数据特征相匹配。

第五，如果模型不能通过诊断，则重新猜测 p 和 q 的值，并重复第三步和第四步，直至模型通过诊断。

（三）模型应用

由于 AR 模型、MA 模型、ARMA 模型和 ARIMA 模型等主要是利用数学方法对单一变量的时间序列数据进行线性模拟，不涉及变量之间的影响关系，因此，这些模型的应用相对来说受到了一定限制，仅根据历史数据所建模型不能进行高精度预测，仅具有一定的捕捉预测信息功能，一般直接用于变量的短期预测。从长期来看，变量指标受到不稳定的多重因素的影响，而在短期内，可以假设这些影响因素是稳定的。实践中常用这些模型进行疾病流行预测、价格预警、卫生服务和卫生资源的供需预测、卫生总费用和医疗费用的预测等。在实践中，需要结合实际情况，考察多方面因素做预测，才能够更好地提高预测精度。本部分通过一项研究，简要说明该系列模型在疾病预测中的实际应用。

【案例】

研究者使用 2009 年 1 月至 2014 年 12 月新疆麻疹月发病的数据建模，使用 2015 年 1 月至 2015 年 5 月的新疆麻疹月发病的数据检验模型预测精度。首先确定模型类型 ARMA（2，0），估计模型参数并进行检验（表 15-3），然后，运用建立的 ARMA（2，0）模型对新疆 2015 年 1 月至 5 月麻疹发病人数做预测（表 15-4），将预测值与实际值进行比较，模型对 2015 年 2 月、4 月和 5 月的预测效果良好，误差较低，但是对 1 月和 3 月的预测误差较大，总体来说，模型存在一定的预测误差。总的平均相对误差 MAE 为 0.03，表明所建模型具有一定的短期预测效果，ARMA 模型可用于麻疹短期粗略预测。

预测模型的数学表达式如下：

$$X_t = 1.42X_{t-1} - 0.59X_{t-2} + \varepsilon_t$$

表 15-3　模型参数估计及检验结果

变量	系数	标准误差	t 统计量	P
AR（1）	1.42	0.097	14.57	0
AR（2）	−0.59	0.097	−6.1	0

表 15-4　2015 年 1～5 月新疆麻疹发病人数实际值与 ARMA（2，0）模型预测值比较

变量	2015 年 1 月	2015 年 2 月	2015 年 3 月	2015 年 4 月	2015 年 5 月
实际值	137	250	146	263	312
预测值	89	237	186	274	287
相对误差	0.35	0.05	−0.27	−0.04	0.08

资料来源：郑彦玲，王蕾，张利萍.新疆麻疹发病情况的 ARMA 模型预测分析探讨［J］.数学的实践与认识，2018，48（21）：120-126.

实践中，随着预测技术的发展的研究，已经出现将该类模型与灰色预测模型、向量自回归模型、神经网络预测模型等组合起来进行综合预测的研究，这样可以降低预测误差。大数据时代，信息数据获取迅速便捷，也出现将外部事件（如经济、社会政策和突发事件）纳入预测考量范围的预测模型，以进一步提高预测精度。

二、协整时间序列模型及应用

前述时间序列模型都属于单变量时间序列分析模型，实践中更常见的是双变量和多变量的时间序列数据建模分析，涉及的模型包括分布滞后模型（DL）、自回归分布滞后模型（ADL）和误差修正模型（ECM）等，数据分析方法包括单位根检验、协整检验和格兰杰因果检验等。在第一节已经介绍过 DL 和 ADL 模型，在这两个模型中，如果变量序列是独立的平稳序列，解释变量无多重共线性，扰动项与解释变量历史无关，则模型可以用 OLS 法估计。估计得到的方程可以用于预测，也可以用于探索变量之间的影响关系。如果变量序列是非平稳的，是单位根过程，则极有可能出现虚假回归现象。Engle 和 Granger（1982）发现了刻画时间序列共同趋势的协整模型，以避免虚假回归。协整模型的运用在宏观数据的分析中较为常见。

（一）模型估计及检验

1. 单位根检验　运用 DF 统计量或者 ADF 统计量对各变量序列进行单位根检验，常用的统计软件 STATA、EVIEWS 等都可独立完成。对时间序列进行单位根检验后，如果认为时间序列数据 $\{y_t\}$ 为非平稳，则要进一步判断其为 I（1）或者 I（2）。可以对一阶差分 $\{\Delta y_t\}$ 进行单位根检验，如果 $\{\Delta y_t\}$ 平稳，则是 I（1）。否则，要继续对二阶差分 $\{\Delta^2 y_t\}$ 进行单位根检验。如果 $\{\Delta^2 y_t\}$ 为平稳，则为 I（2），以此类推。

2. 协整思想和检验　如果多个单位根序列拥有"共同的随机趋势"，则可以对这些变量做线性组合而消去此随机趋势，即存在非零向量 a，使得线性组合 $z_t = a^T y_t$ 是一个平稳过程，a 就是协整向量。向量 a 可能不是唯一的，即协整关系可能不是唯一的。可能存在线性独立的 $n*h$ 维矩阵 $A=(a_1, \cdots\cdots, a_h)$，使得 $A'y_t$ 成为 h*1 维平稳向量。

常用的协整检验方法包括 E-G 两步法和 Johansen 检验法。协整定义要求变量具有相同的单整阶数，因此，首先需要确定变量的单整阶数。如果变量单整阶数相同，则根据实际情况选择检验方法。E-G 两步法首先建立回归方程估计长期均衡关系，然后对回归模型残差序列进行 ADF 检验以确定平稳性，若残差序列是平稳的，则变量之间具有协整关系，否则，不存在协整关系。在多元回归模型中，若变量间可能存在多个协整关系，则可以运用基于向量自回归（VAR）的 Johansen 检验方法。常用的统计软件 EVIEWS 可以进行协整检验。

3. 格兰杰因果检验　当变量之间存在协整关系时，可以继续对变量进行格兰杰因果检验，以确定统计上的因果关系。考虑以下时间序列模型：

$$y_t = c + \sum_{i=1}^{p} \alpha_i y_{t-i} + \sum_{i=1}^{p} \beta_i x_{t-i} + \mu_t \qquad (15-36)$$

其中，滞后阶数可根据信息准则或者序贯规则确定。检验原假设"$H_0: \beta_1 = \cdots = \beta_p = 0$"，即 x 的过去值对预测 y 的未来值没有帮助。如果拒绝 H_0，则称 x 是 y 的格兰杰因，将 x 与 y 的位置互换，可以检验 y 是否是 x 的格兰杰因。格兰杰因果关系只是一种动态相关关系，表明一个变量是否对另一个变量具有预测能力。

4. 误差修正模型　如果要估计变量之间的短期波动关系，则需要使用误差修正模型，这种模型将协整变量的长期均衡与短期动态变化联系起来。考虑一个较为复杂的自回归分布滞后模型：

$$y_t=\beta_0+\beta_1 y_{t-1}+\gamma_0 x_t+\gamma_1 x_{t-1}+\mu_t \tag{15-37}$$

其中，$|\beta_1|<1$。假设已经证实 y 和 x 之间存在长期均衡关系 $y=\phi+\theta x$，对上述方程两边求期望，并令 $y^*=E(y_t)=E(y_{t-1})$，$x^*=E(x_t)=E(x_{t-1})$，可得：

$$y^*=\frac{\beta_0}{1-\beta_1}+\frac{\gamma_0+\gamma_1}{1-\beta_1}x^* \tag{15-38}$$

则：$\phi=\dfrac{\beta_0}{1-\beta_1}$，$\theta=\dfrac{\gamma_0+\gamma_1}{1-\beta_1}$。其中，$\theta$ 称为"长期乘数"，衡量当 x 变化一单位时，将会导致 y 的永久性变化幅度。

将上述自回归分布滞后模型两边同时减去 y_{t-1}，并在方程右边先加上、再减去 $\gamma_0 x_{t-1}$，然后将 $\beta_0=(1-\beta_1)\phi$，$\gamma_0+\gamma_1=(1-\beta_1)\theta$，带入方程，则有：

$$\Delta y_t=\gamma_0 \Delta x_t+(\beta_1-1)(y_{t-1}-\phi-\theta x_{t-1})+\mu_t \tag{15-39}$$

这就是协整的误差修正形式，其中 $(\beta_1-1)(y_{t-1}-\phi-\theta x_{t-1})$ 称为"误差修正项"。参数 $\{\phi,\theta\}$ 称为"长期参数"，参数 $\{\gamma_0,\beta_{1-1}\}$ 称为"短期参数"。

（二）模型应用

本部分以一项我国居民健康（JM）和经济发展（JF）的长期均衡和短期波动关系研究为例，简要说明协整检验、误差修正模型和格兰杰因果检验的实际应用。研究原始数据来源于《中国统计年鉴 2014》，提取 2000～2013 年反映居民健康状况的五个指标（全人群出生率、新生儿死亡率、婴儿死亡率、5 岁以下儿童死亡率和孕产妇死亡率）和反映经济发展状况的两个指标（人均GDP 和第三产业增加值），采用熵值法确定指标的权重，得到居民健康（JM）和经济发展（JF）两个综合评价得分序列。协整模型分析结果显示居民健康状况和经济发展水平之间存在长期均衡和短期波动关系。具体应用过程如下所示：

1. 数据平稳性检验　时间序列数据单位根检验结果表明，两变量序列都是 I（1），可以建立回归模型，如表 15-5 所示。

表 15-5　居民健康和经济发展差分 ADF 检验结果

变量	滞后阶数	ADF 统计量	临界值1%	临界值5%	临界值10%	P 值	结论
JM	0	0.39	−4.06	−3.11	−2.7	0.97	非平稳
	1	−2.99	−4.12	−3.14	−2.71	0.06	平稳
JF	0	0.92	−4.06	−3.12	−2.7	0.99	非平稳
	1	−2.82	−4.3	−3.21	−2.75	0.09	平稳

2. 协整回归结果及分析　以居民健康（JM）为因变量，经济发展（JF）为自变量，用 OLS 法估计，得到回归模型为：$JM_t=0.031+0.564JF_t+\varepsilon_t$，并对模型残差进行平稳性检验（表 15-6）。

表 15-6　残差序列的单位根检验结果

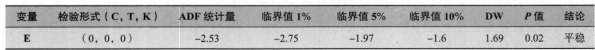

变量	检验形式（C，T，K）	ADF 统计量	临界值1%	临界值5%	临界值10%	DW	P 值	结论
E	（0，0，0）	−2.53	−2.75	−1.97	−1.6	1.69	0.02	平稳

回归模型残差序列的单位根检验结果表明：模型残差序列是平稳的。居民健康和经济发展之

间存在长期均衡关系。

3. 误差修正模型　建立误差修正模型，最终得到误差修正估计结果如下：

$$\Delta \widehat{JM}_t = -0.0012 + 0.8626 JF_t - 0.6216 \varepsilon_{t-1}$$

$$t\ (-0.9331)\ (2.5306)\ (-2.3403)$$

$$R^2 = 0.5600 \quad DW = 2.0029 \quad F = 6.3643$$

结果表明，我国居民健康的变化不仅受经济发展的影响，还与上一期居民健康对经济增长的偏离有关，误差估计系数为 -0.6216，说明误差项对偏离有负修正。

4. 因果检验　上述分析表明居民健康与经济发展不仅存在长期均衡关系，还具有短期波动关系，但不能说明两变量具有因果关系，进一步进行格兰杰因果关系检验（表 15-7）。

表 15-7　格兰杰因果检验结果

原假设	样本	F 统计量	P 值	滞后期
JM 不是 JF 的格兰杰原因	12	0.00045	0.9995	2
JF 不是 JM 的格兰杰原因	12	3.64968	0.0821	2

表 15-5、表 15-6、表 15-7 的数据来源：韩春蕾，叶智，韩坤，等 . 我国居民健康与经济发展的协整关系研究［J］. 中国卫生政策研究，2015，8（12）：67-71.

在设定滞后期为 2 时，在 10% 的显著性水平下，经济发展水平是居民健康状况的格兰杰原因，而居民健康状况不是经济发展水平的格兰杰原因。格兰杰因果关系检验结果表明，上述协整回归模型因变量和自变量的设定是合适的。在没有其他较大冲击事件的情况下，可以运用经济发展水平的指标对健康水平进行短期粗略预测。本案例中，JF 和 JM 之间的因果关系在统计上的显著性水平只有 10%，表明因果关系较弱，如果是 5% 或者 1%，意味着因果关系较强，预测效果更理想。

第四节　面板数据回归分析在卫生领域中的应用

面板数据模型（panel data models）自 20 世纪中期提出以来，因其在模型设定和数据结构等方面具有的优势，而被广泛应用于社会经济、生物统计等领域。面板数据模型可分为线性面板模型（linear panel data models）和非线性面板模型（nonlinear panel data models），所谓非线性面板模型，是指相对于线性面板模型，模型结构对模型参数来说本质上是非线性的，如离散选择面板模型、计数面板模型、截尾面板模型等。本节主要介绍最基本的线性面板模型及双重差分法（difference-in-differences，DID）的应用。

一、线性面板数据模型及应用

（一）基本模型形式

估计面板数据通常采用折中的估计策略，即假定个体的回归方程拥有相同的斜率，但可以有不同的截距项来捕捉异质性，这种模型被称为"个体效应模型"，又称为"不可观测效应模型"。模型设定如下：

$$y_{it} = x'_{it}\boldsymbol{\beta} + Z'_i\boldsymbol{\delta} + u_i + \varepsilon_{it} \tag{15-40}$$

其中，$i = 1 \cdots, n$；$t = 1, \cdots, T$；y_{it} 为被回归变量（标量）；Z_i 为不随时间而变的个体特征（即 $Z_{it} = Z_i$，$\forall t$），如性别；而 x_{it} 可以随个体及时间而变；$\boldsymbol{\beta}$ 为回归系数；复合扰动项由（$u_i + \varepsilon_{it}$）两部分构成；其中不可观测的随机变量 u_i 是代表个体异质性的截距项；ε_{it} 为随个体与时间而改变的扰动项。如果 u_i 与某个解释变量相关，则称为"固定效应模型"（Fixed Effects Model）。如果 u_i 与所有解释变量（x_{it}，Z_i）均不相关，则称为"随机效应模型（Random Effects Model）。

1. 混合模型　面板数据可采用与横截面数据一样的 OLS 回归方法，称为"混合回归"（pooled regression），其基本假设是不存在个体效应，在计算时必须进行统计检验。混合回归也被称为"总体平均估计量"（population-averaged estimator，PA），即可简单理解为将个体效应进行平均。模型设定如下：

$$y_{it}=\alpha+x_{it}'\boldsymbol{\beta}+Z_i'\boldsymbol{\delta}+\varepsilon_{it} \tag{15-41}$$

其中，y_{it} 为被回归变量（标量）；α 表示截距项；x_{it} 不包括常数项。

2. 固定效应模型

（1）个体固定效应模型　对于固定效应模型，给定个体 i，将方程（15-40）两边的时间取平均可得个体固定效应模型，也称截面个体变截距模型。模型设定如下：

$$\bar{y_i}=\bar{x_i}'\boldsymbol{\beta}+Z_i'\boldsymbol{\delta}+u_i+\bar{\varepsilon_i} \tag{15-42}$$

将方程（15-40）与方程（15-42）相减可得模型的离差形式。变换后的模型已将 u_i 消去，故只要 $\bar{\varepsilon_i}$ 与 $\bar{x_i}$ 不相关则可以用 OLS 一致地估计 β，称为"固定效应估计量"，也称为"组内估计量"。即使个体特征 u_i 与解释变量 x_{it} 相关，只要使用组内估计量，就可以得到一致估计，这是面板数据的一大优势。然而，在进行离差转换的过程中，$Z_i'\delta$ 也被消除，故无法估计 δ，即无法估计不随时间而变的变量的影响，这是固定效应的一大缺点。此外，扰动项必须与各期的解释变量均不相关（而不仅仅是当期的解释变量），这是一个比较强的假定。个体固定效应模型解决了不随时间而变但随个体而异的遗漏变量问题。

（2）时间固定效应模型　模型设定如下：

$$y_{it}=x_{it}'\boldsymbol{\beta}+Z_i'\boldsymbol{\delta}+\gamma S_t+u_i+\varepsilon_{it} \tag{15-43}$$

其中，S_t 不可观测，假定 $\gamma S_t=\lambda_t$，则 λ_t 可看作第 t 期独有的截距项，并将其解释为"第 t 期"对被解释变量 y 的效应。因此，这些 λ_1，…，λ_T 称为"时间固定效应"。引入时间固定效应，则可以解决不随个体而变但随时间而变的遗漏变量问题。

（3）个体时点双固定效应模型　定义 $\gamma S_t=\lambda_t$ 后的上述方程可使用 OLS 法来估计，即对每个时期定义一个虚拟变量，然后把（T-1）个时间虚拟变量包括在回归方程中（未包括的时间虚拟变量即为基期），模型设定如下：

$$y_{it}=x_{it}'\boldsymbol{\beta}+Z_i'\boldsymbol{\delta}+\gamma_2 D2_t+\cdots+\gamma_T DT_t+u_i+\varepsilon_{it} \tag{15-44}$$

其中，时间虚拟变量 $D2_t=1$，如果 $t=2$；$D2_t=0$，如果 $t\neq 2$，以此类推。由于方程（15-44）既考虑了个体固定效应，又考虑了时间固定效应，故称为"双向固定效应"。

3. 随机效应模型　对于面板数据基本模型（15-40），当 u_i 与解释变量 $\{x_{it}, Z_i\}$ 均不相关时，则为随机效应模型。同理，随机效应模型也可定义时点随机效应回归模型和个体时点随机效应回归模型，后者最为常用。

（二）模型估计方法与工具

面板数据估计的一个极端策略是将其看成截面数据而进行混合回归，即要求样本中每个个体都拥有完全相同的回归方程（总体平均估计量）。另一个极端策略，是为每个个体估计一个单独的回归方程。前者忽略了个体间不可观测或被遗漏的异质性，而该异质性可能与解释变量相关，从而导致估计不一致。后者忽视了个体间的共性，也可能没有足够大的样本容量。因此，实践中常采用折中的估计策略，即假定个体的回归方程拥有相同的斜率，但可以有不同的截距项以捕捉异质性，这就是个体效应模型。固定效应模型中，由于固定效应模型中 u_i 与某个解释变量相关，采用传统 OLS 估计是不一致的。对于系数 β 和 u_i 的估计方法，一是通过模型转化（对均值或差分处理等）消去个体效应 u_i，实现参数估计求得 β；二是将 u_i 视为待估参数，引入虚拟变量（LSDV 法），把个体效应分离出来，同时获得 β 和 u_i 的估计值。随机效应模型假设与解释变量 u_i 与解释变量 $\{x_{it}, Z_i\}$ 均不相关，故 OLS 是一致的，但并不是最有效率的。对于简单回归模型的参数估计，我们一般可以采用协方差估计、广义最小二乘估计和极大似然估计。常用的统计软件都可以实现上述操作。

（三）案例应用

本部分以一项研究为例，构建个体－时间双向固定效应模型，简要说明固定效应模型的实际应用和结果展示，该研究旨在阐明减少门诊护理自付费用对糖尿病患者寻求健康的行为、健康结果和医疗费用的影响。该案例模型中因变量为糖尿病患者的就医行为、健康结局、医疗费用及基本医疗保险基金支出；核心解释变量为门诊护理的自付费用，以年度门诊报销比率表示，控制变量包括一系列影响因变量的相关因素，如年龄、是否使用其他疾病诊疗的医疗服务。

案例结果显示，年度门诊报销比例每提高 1%，则影响：①就医行为，糖尿病患者年门诊次数和年就诊次数分别增加 0.021 次和 0.014 次，而年住院次数减少 0.006，见表 15-8。②健康结果或绩效方面，糖尿病患者年住院时间和平均住院时间分别下降 1.2% 和 1.1%，糖尿病并发症数和糖尿病并发症严重程度指数（DCSI）评分均下降 0.001，见表 15-9。③医疗费用方面，糖尿病患者年门诊费用、年住院费用、年医疗费用和年自付费用分别下降 2.2%、4.6%、2.6% 和 4.0%，见表 15-10。④糖尿病患者基本医疗保险基金支出中，门诊服务支出年增长 1.1%，住院服务支出下降 4.4%，医疗保健服务支出没有变化，见表 15-11。因此，在基本医疗保险基金支出总体稳定的情况下，适当降低糖尿病患者门诊自付费用，可以使患者的就医行为更加理性，健康状况更加良好，医疗费用更加合理。

表 15-8　年度门诊报销比例对糖尿病患者就医行为的影响

变量	年门诊量	年住院人数	每年就诊次数
年度门诊报销比例	0.021**（2.41）	−0.006***（−6.98）	0.014*（1.66）
控制变量	Y	Y	Y
常数项	2.886（0.62）	−1.592***（−3.16）	1.294（0.27）
个体固定效应	Y	Y	Y
时间固定效应	Y	Y	Y
R-squared	0.086	0.081	0.094
N	5996	5996	5996
观测值	17988	17988	17988

注：*** 表示 $P < 0.01$，** 表示 $P < 0.05$，* 表示 $P < 0.1$。案例数据来源：Du W, Liu P, Xu w. Effects of decreasing the out-of-pocket expenses foroutpatient care on health-seeking behaviors, health outcomes and medical expenses of people with diabetes: evidence from China. Int J Equity Health. 2022 Nov 16; 21(1): 162.

表 15-9　年度门诊报销比例对糖尿病患者健康结局的影响

变量	年住院天数	年平均住院日	糖尿病并发症数	DCSI 得分
年度门诊报销比例	−0.012***	−0.011***	0.001***	0.001***
	（−12.11）	（−12.57）	（−5.55）	（−4.65）

续表

变量	年住院天数	年平均住院日	糖尿病并发症数	DCSI 得分
控制变量	Y	Y	Y	Y
常数项	−2.910***	−2.673***	1.923***	2.030***
	（−4.56）	（−4.71）	−13.61	−11.29
个体固定效应	Y	Y	Y	Y
时间固定效应	Y	Y	Y	Y
R-squared	0.067	0.055	0.032	0.024
N	5996	5996	5996	5996
观测值	17988	17988	17988	17988

注：估计中使用了聚类稳健标准差；*** 表示 $P < 0.01$，** 表示 $P < 0.05$，* 表示 $P < 0.1$。

表 15–10 年度门诊报销比例对糖尿病患者医疗费用的影响

变量	年门诊费用	年住院费用	年医疗费用	年自付费用
年度门诊报销比例	−0.022***	−0.046***	−0.026***	0.040***
	（−18.28）	（−12.53）	（−18.16）	（−26.32）
控制变量	Y	Y	Y	Y
常数项	−2.136***	−11.661***	−2.941***	−1.490**
	（−4.06）	（−5.09）	（−4.09）	（−2.29）
个体固定效应	Y	Y	Y	Y
时间固定效应	Y	Y	Y	Y
R-squared	0.178	0.061	0.159	0.226
N	5996	5996	5996	5996
观测值	17988	17988	17988	17988

注：估计中使用了聚类稳健标准差；*** 表示 $P < 0.01$，** 表示 $P < 0.05$，* 表示 $0 < 0.1$。

表 15–11 年度报销比例对糖尿病患者基本医疗保险基金支出的影响

变量	基本医疗保险基金年度门诊支出情况	基本医疗保险基金年度住院服务支出情况	基本医疗保险基金年度医疗服务支出
年度门诊报销比例	0.011**（8.41）	−0.044***（−12.50）	−0.002（−1.14）
控制变量	Y	Y	Y
常数项	−5.538***（−10.05）	−11.139***（−5.09）	−6.009***（−6.38）
个体固定效应	Y	Y	Y
时间固定效应	Y	Y	Y
R-squared	0.211	0.061	0.127
N	5996	5996	5996
观测值	17988	17988	17988

注：估计中使用了聚类稳健标准差；*** 表示 $P < 0.01$，** 表示 $P < 0.05$，* 表示 $P < 0.1$。

二、双重差分法及应用

双重差分法是社会科学中进行因果推断和政策评估时采用最为广泛的研究手段，本质上属于双向固定效应模型，其清晰直观、易于操作，因而深受政策效应评估者喜爱。早在 1985 年，普林斯顿大学的 Ashenfelter and Card 在一篇论文中，第一次引入了 DID 模型；2001 年哈佛大学公共卫生学院学者使用 DID 模型对中国海南省的医疗保险报销付费制度改革进行了分析；2001 年杜克大学学者对美国保险制度对于妇幼健康的影响进行了研究；2005 年，中国学者周黎安、陈烨使用 DID 模型的思路，运用 7 个省 591 个县市级数据对我国农村税费改革政策的效果进行系统评价，这是我国学者首次运用 DID 模型对政策效果进行评价。此后，国内利用双重差分方法的研究设计如雨后春笋般涌现。近 20 年来，不少学者利用 DID 研究中国卫生领域的问题，如基本药物制度、医疗保险政策、DIP 或者 DRG 付费政策、传染病的经济影响等。DID 方法也在不断发展和进化，出现了广义 DID、多期 DID、PSM-DID、空间 DID、交叠 DID 等。本部分只介绍最简单的传统 DID 法及应用。

（一）基本模型形式

为了利用面板数据或纵向数据进行因果推断，捕捉异质和动态的处置效应，双因素线性固定效应回归已成为一种流行的方法，用于从面板数据估计因果效应，以调整未观测到的单位特定和（或）群体特定和（或）时间特定混杂因素。经典的双重差分法往往通过双向固定效应（个体固定效应和时间固定效应）的面板数据模型来估计：

$$y_{it}=\beta_0+\beta_1（G_i+D_i）+\beta_2 G_i+\gamma D_i+\varepsilon_i t \tag{15-45}$$

其中，G_i 为分组虚拟变量，用来表示个体是属于控制组（$G_i=0$）还是干预/实验组（$G_i=1$），即表示政策干预/实验组与控制组本身的差异；D_t 为时间虚拟变量，表示政策干预/实验前期还是后期两期本身的差异（$D_t=0$，$t=0$ 表示政策前；$D_t=1$，$t=1$ 表示政策后），且政策干预/实验与否，此时间趋势均存在；$G_i \times D_t$ 为互动项，是真正度量实验组的政策效应（个体 i 为干预/实验组，即 $G_i=1$ 且 $t=2$，X_{it} 取值为 1；反之取值为 0）。如果这一设定正确，并且满足平行趋势假设（parallel trend assumption），那么基于双向固定效应模型对 β_1 的估计，就可以得到对平均处理效应的估计。

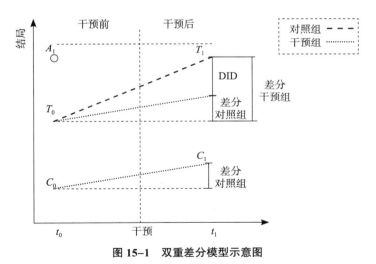

图 15-1 双重差分模型示意图

（二）案例应用

本部分通过对天津按病种付费政策评价的一项研究，简要说明双重差分法在面板数据研究中的实际应用。该研究采用 DID 回归方法来估计该政策的影响，进而评估中国天津市基于病例的支付试点对住院、不同治疗方案的使用以及相关成本的影响。在模型中研究者指定了两个二元变量：干预和时间。如果干预组入院，则干预等于 1，而对照组等于 0。如果入院患者在 2017 年 1

月项目开始后出院，则时间等于 1，否则为 0。如下列方程所示，交互项"干预时间"的系数是对项目影响的 DID 估计。Z_{ij} 包括所有其他协变量，以控制额外的混杂因素。同时考虑了以下协变量：医院级特征包括医院是综合医院还是专科医院，以及医院是否是处理心血管紧急情况的胸痛中心；患者水平的特征包括年龄、性别和查尔森合并症指数（CCI），当 CCI 被视为结果变量时，研究者将其排除在分析之外，对一系列月度伪变量进行了调整，以控制时间趋势。模型设定如下：

$$g（Y_{ijt}）=\beta_0+\beta_1 Intervention+\beta_2 Time+\beta_3 Intervention\times Time+\delta Z_{ij}+Month_t+\varepsilon_{ijt}$$

其中，i 表示入院，j 表示医院，t 表示时间（月），Z_{ij} 表示年龄、性别、CCI、综合医院、胸痛中心，$Month_t$ 表示每月固定效果。

（三）结果形式

以上述案例的研究为例，对模型分析结果进行解释。根据表 15-12 结果显示，医生选择按病种付费的病例费用降低更明显，按项目付费的病例费用升高。表 15-12 和表 15-13 结果显示，从冠心病患者整体来看，政策使患者的次均自付费用降低 \$124.8（9.2%，$P=0.00022$），使患者的次均总费用上升 \$447.3（11.2%，$P < 0.0001$），同时在政策实施后，每月医保和社会为冠心病患者整体承担的总医疗费用均高于政策实施前。因此，研究表明，当引入不适当的激励措施时，无论是对医疗保险计划还是对社会来说，基于病例的支付系统最终都可能出现亏损。

表 15-12　中国天津市基于病例的支付改革政策对纳入付费改革治疗方案的影响

接受冠脉支架置入术的病例	次均总费用 \$	次均总费用 DID	次均总费用 P 值	次均自付费用 \$	次均自付费用 DID	次均自付费用 P 值
政策前	7131.3	—	—	2463.1	—	—
政策后						
全部病例	6568.8	−307.6（−4.4%）	< 0.0001	1682.7	−692.7（−32.0%）	< 0.0001
按病种付费病例	5882.3	−986.7（−14.2%）	< 0.0001	886.7	−1958.8（95.5%）	< 0.0001
按项目付费病例	7258.9	362.2（4.9%）	< 0.0001	2482.9	247.5（9.6%）	< 0.0001

案例来源：Wu J, He X, Feng X L. Can case-based payment contain healthcare costs? -A curious case from China[J]. Social Science & Medicine, 2022, 312:115384.

表 15-13　中国天津市基于病例的支付改革政策对冠心病诊疗效率与质量及治疗费用的影响

冠心病整体患者	试点医院政策后	试点医院政策前	非试点医院政策后	非试点医院政策前	DID	P 值
次均总费用，\$	3829.7	4144.9	4077.7	3935.5	447.3（11.2%）	< 0.0001
次均自付费用，\$	1411.3	1221.6	1545.5	1475.6	−124.8（−9.2%）	0.00022
月均医保总费用，1000\$	2699	3938.6	952.1	870	1005.6（47.5%）	< 0.0001
月均社会总费用，1000\$	4273.9	5436.7	1533.2	1391.9	1095.7（34.7%）	< 0.0001

【小结】

计量经济学是以经济理论为指导，以数据事实为依据，以数学、统计学为方法，以计量分析软件为工具，研究经济关系和经济活动数量规律及其应用，并以建立计量经济模型为核心的一门经济学学科，其根本任务是估计经济模型和检验模型。本章旨在介绍计量经济学在卫生领域的应用，运用计量经济学方法来分析和评价卫生经济学领域内的问题，形成健康计量经济学的基础知识和实证研究方法。通过本章学习，应基本掌握识别数据中因果关系主要方法的理论机制及其在实际操作中的应用，能够对现实数据进行观测和基础分析，并培养解释经济现象和解决实际问题的能力。

【课后案例】

国家医疗保障局正式启动 DRG/DIP 支付方式改革三年行动计划

2021 年 12 月，首届中国 CHS-DRG/DIP 支付方式改革大会在京召开，国家医疗保障局宣布正式启动按疾病诊断相关分组（DRG）/病种分值（DIP）支付方式改革三年行动计划。根据已经印发的《DRG/DIP 支付方式改革三年行动计划》，到 2024 年年底，全国所有统筹地区全部开展 DRG/DIP 支付方式改革工作，到 2025 年年底，DRG/DIP 支付方式覆盖所有符合条件的开展住院服务的医疗机构。

2019 年以来，国家医疗保障局先后启动 30 个城市的 DRG 付费国家试点和 71 个城市的 DIP 付费国家试点。国家医疗保障局相关负责人介绍，试点三年以来，所有试点城市已经全部进入实际付费，基本达到预期的效果，并推动医保管理机制的深刻转变，包括医保付费从按项目付费向价值付费转变，从最终买单向主动作为转变，从单纯的手工审核向大数据运用转变，从粗放的供给侧管理向精细的供给侧管理转变等。据介绍，从试点初步成效看，一些试点地区医疗机构医疗服务行为更加规范、检查用药更加合理、治疗的针对性更强，医疗机构、医保基金、参保群众在不同程度上均有受益，初步显示出共赢效果。

"经过多年探索与实践，支付方式改革的思路已经比较清晰。"国家医疗保障局医药服务管理司司长黄华波说，下一步，医保部门将按照 CHS-DRG/DIP 支付方式改革未来三年行动计划，着力完善一套规范成熟的技术标准，建立一套适应 CHS-DRG/DIP 变化的医疗机构运营机制，打造一支素质过硬的医保专业化队伍，不断推进改革向纵深发展。

国家医疗保障局医疗保障事业管理中心负责人隆学文介绍，支付方式改革的目的是为了提高医保基金使用效能，用有限的医保基金为参保人购买更高质量的医疗服务，同时激励医疗机构和医生主动规范医疗服务行为，提升控制成本的内生动力，促进分级诊疗，让医保和医疗"相向而行"。

据了解，这届大会为期两天，15 个线上分论坛聚集 40 余名医保管理者、学者、医疗机构代表等领域的专家，从不同视角出发剖析当前支付改革的热点和难点问题，共同为医保支付方式改革"破题"。

资料来源：网络。

问题：中国 CHS-DRG/DIP 支付方式改革是如何影响医生的医疗服务提供行为的？中国 CHS-DRG/DIP 支付方式改革是如何影响患者的就医行为的？如何基于中国 CHS-DRG/DIP 支付方式改革前后的面板数据，如何分析付费方式改革对患者健康产出和医疗费用的影响程度？

【思考题】

1. 计量经济学模型的主要应用领域有哪些？

2. 试分别举出三个截面数据、时间序列数据和面板数据的实际例子，并分别说明这些数据的来源。

3. 如果要根据历史经验预测明年我国卫生总费用，以及医疗费用，应当考虑哪些因素？应当怎样设定计量经济学模型？

4. 怎样判断变量之间是否存在协整关系？

5. 对本章提出的"中国 CHS-DRG/DIP 支付方式改革对患者健康产出和医疗费用的影响程度"，结合本章学习内容，可以构建哪些模型进行分析？

扫一扫，查阅本章数字资源，含PPT、音视频、图片等

学习目标

掌握中医健康管理的目标、医疗资源配置。

熟悉中国特色健康经济学的内涵。

了解构建中国特色的健康医学模式特征、组成部分、构建措施。

案例导读

聪慧的患者：一个健康经济学案例

2010年B女士经常感到腹部不适，经检查是患了结肠癌，病情到了中晚期。B女士认为是田野工作紧张，生活不规律所致。有时候，长途国际旅行去开会，发完言就赶回北京，接着下田野或外地开会。拿到医院诊断之后，B女士很快镇定下来，学习有关癌症治疗的文献。选择协和医院治疗，并跟大夫讨论方案。B女士说，对病情判断的一个关键指标，是癌细胞分化程度。她当时的状况是癌细胞分裂速度与正常细胞接近。这就说明尚未扩散。于是她选择了新式辅助疗法，先化疗和放疗，然后手术。

放化疗期间，B女士没有停止过健身。她常去大屯北路的一个健身房，由一位出色的教练指导训练。此间因为食欲受影响，她一天吃六顿饭，以保证足够的营养。半年内，她的体重仅减少了2斤，所以有足够的体力应对治疗。放化疗使得肿瘤缩小了一半，然后手术3次：首先造一个瘘口，其次切掉一小段结肠，最后再去掉瘘口，恢复肛门功能。手术先后耗时21天，其间不能进食。她一是选用进口药物和一些营养液，二是聘用护工照料。

在这半年时间里，B女士还继续阅读写作和带研究生，也没有要家人照顾。总共花销11万元左右，自掏腰包大约3万元，支付进口药和护工费用。到2015年过去，她就算达到5年存活期的标准了。

对此，我的评价是，B女士用尽可能低的成本，获得了高效率的治疗效果。

资料来源：朱玲老师（中国社会科学院经济研究所）写于2014年3月的一篇游记《有趣的旅伴》。

思考：朱玲老师为何取名为"聪慧的患者：一个健康经济学案例"，而不取名为"聪慧的患者：一个卫生经济学案例"？请说明理由。

从20世纪80年代卫生经济学开始发展到21世纪初期，随着我国医药卫生体制改革的深化和健康中国建设的逐步推进，我国卫生经济学研究重点也从过去的医疗卫生财务管理这一狭窄领域逐步向医疗体制改革和健康事业发展的重大理论实践问题转变。主要表现为两个方面：一是传

统卫生经济学逐渐淡化了部门经济学色彩，向内涵更丰富、范围更广阔的健康领域拓展；二是我国卫生经济学也逐步融合健康经济学本身（the economics of health perse），进而与欧美已成熟的健康经济学接轨。那么，如何区别"卫生经济学"与"健康经济学"？如何构建中国特色健康经济学？如何构建中医健康管理领域的健康经济学的基本框架？这些问题是本章要解决的问题。

第一节　卫生经济学与健康经济学

在我国，卫生经济学与健康经济学源自"health economics"的翻译，多数被翻译成卫生经济学。依此而论，两者似乎等同，毫无区别，属于同一事物的不同名称而已。然而，在《卫生经济学》（孟庆跃主编，人民卫生出版社出版）教材中，提供了卫生经济学（health economics）和健康经济学（economics of health）两个关键术语。显然，这意味着两者不能等同，存在差别。实际上，从语言翻译来看，"health economics"被翻译成"健康经济学"或"卫生经济学"，都比较科学、合理。比如"the world health organization"被翻译成"世界卫生组织"，"mental health"被翻译成"心理健康"。作为一门学科，在国外仅有"health economics"这一称呼。在我国，由于卫生是指讲究清洁，预防疾病，有益于健康的意思，因此，"卫生经济学"与"健康经济学"存在差别，不可等同。随着医改的逐步深入，尤其是党的十八大以来，"将健康融入所有政策"的"健康中国"战略提出了"大健康"理念之后，"卫生经济学"与"健康经济学"之间已泾渭分明，不可同日而语。Victor Fuchs曾对健康经济学与卫生经济学的概念进行区分（Fuchs VR，2000）。他认为，健康经济学（health economics）包括两个部分：健康经济学本身（the economics of health perse）和医疗经济学（the economics of medical care）。

卫生经济学与健康经济学都是以经济学的方法来研究健康问题。然而，健康经济学的研究范畴比卫生经济学更加广泛，主要表现为三点：一是健康经济的研究不仅追求实现有限医疗卫生资源的效益最大化，而且还追求提高群体人力资本，特别是实现群体人口健康状况从异质性向同质性的转化。二是健康经济学的服务人群覆盖面广，包括非健康人口群体和健康人口群体，研究领域也扩展到个人锻炼等预防保健和健康促进的行为。对个人健康行为和医生诱导需求的理论和实证研究也逐渐深入到对其开展路径与机制的分析。三是健康经济学除传统研究内容以外，还包括基于不平等框架的健康经济学研究和微观个体的经济行为分析。

鉴于上述对比，卫生经济的创新与发展主要表现为两个方面：一是拓展延伸到中国特色健康经济学，二是形成中医药卫生经济学。

第二节　构建中国特色健康经济学

一、构建中国特色健康经济学的意义

习近平总书记在2016年全国卫生与健康大会上指出，坚持中国特色卫生与健康发展道路，要坚持正确的卫生与健康工作方针，把人民健康放在优先发展的战略地位，这是全党全社会建设健康中国的行动指南，更是全方位全周期保障人民健康的实践号令。"健康中国2030"战略提出普及健康生活、优化健康服务、完善健康保障、建设健康环境、发展健康产业五大战略任务，即"大健康"理念。党的十九大报告指出"我国社会主要矛盾已经转化为人民日益增长的美好生活需要和不平衡不充分发展之间的矛盾"，这一研判深刻地揭示了我国消费特征正从过去的物质型消费向服务型消费转变，其中大健康服务是服务型消费的重要组成部分。为了满足人民大众不断增长的健康需求，社会需要寻求一个以加快健康消费、促进健康投资、发展新型健康产业为重点的"生产－消费－投资"经济发展新模式。

面对新时代的要求，我国卫生经济学发展需要向健康经济学转变。换言之，"将健康融入所有政策"，以"大健康"理念确立和构建具有中国特色的健康经济学理论体系和分析框架已经成为时代诉求。坚持在中国特色社会主义的立场和观点上学习和借鉴西方健康经济学理论与方法，是我国健康经济学的最大特色。

总之，中国特色健康经济学的构建，既要有别于我国传统的卫生经济学，也不完全等同于欧美的健康经济学，而是与我国经济发展阶段和国情适应的大健康经济学。在此背景下，一个以我国传统卫生经济学为起点、吸收欧美成熟健康经济学发展成果，同时与我国健康中国发展战略相适应的"大健康"概念下孕育的健康经济学呼之欲出，建设一个既能适应新的经济发展模式，又能将健康发展融入国家发展战略的新学科迫在眉睫。

二、中国特色健康经济学的主体架构与创新内容

（一）"大健康"理念下健康经济学的主体架构

和传统对卫生经济学的构建相比，"大健康"理念下的中国特色健康经济学将学科所辖范围从医疗卫生政策延伸至所有健康相关政策，从准公共服务领域延伸至包括自由竞争产业的全链条、全周期领域，从以改善医疗卫生领域资源配置为主的局部范畴延伸至增进国家整体经济和社会高质量发展的全局范畴。由此，"大健康"理念下的中国特色健康经济学分为以下几个层次。第一个层次是以医疗卫生保健需求为对象的狭义健康经济学层次，它包含了我国传统卫生经济的主要内容和欧美医疗保健经济学（the economics of health care）的主要内容。第二个层次是指对健康社会决定因素（social determinants of health，SDH）的研究，即涵盖医疗、卫生服务、教育、收入、生活方式和环境等在内的广义健康经济学。第三个层次是与大健康理念及其五大战略任务相匹配的大健康经济学。以上三个层次不是逐个替代，而是内涵半径依次延长的关系。

（二）"大健康"理念下健康经济学的创新内容

从国际流行的教材——美国斯坦福大学医学教授杰伊·巴塔查里亚等人著的《健康经济学》中可知，《健康经济学》的主要内容包括医疗服务的供需、保险的道德风险和逆选择、药物创新与卫生技术评估、卫生政策及世界三大卫生系统、人口老龄化、流行病和肥胖、行为健康经济学。与之对应，很多国际前沿研究在我国尚处于起步阶段。近10年来，我国与健康经济相关研究在以下两个方向出现蓬勃发展气象：一是计量经济学基本理论与实践在大健康领域的应用；二是行为经济对于研究人的非理性行为和心理活动、更好地认识自我，以及帮助人们变得更加理性等方面起到很大的助推作用。大健康理念下可由学者们施展才华的健康经济学创新不胜枚举。总的说来，健康经济学的主要研究内容包括以下五个方面。

1. 健康服务的经济学　在研究范围上，从传统的医疗保健服务，延伸到与健康相关服务。在认识健康与经济关系方面，要双方面进行理解。一方面，从经济学的角度观察，健康是人力资本的一个重要组成部分，对于长期的经济增长具有至关重要的作用；另一方面，经济发展过程造成的不平等和健康贫困问题也有需要政府承担的责任。同时，传染性疾病和慢性病带来的巨大疾病负担，以及日益严重的老龄化问题，给我国医药卫生事业带来了严峻挑战。总的说来，从传统卫

生经济学关注的医疗保健服务需求与供给研究延伸到健康服务需求与供给研究。

2. 健康保障的经济学　随着医疗卫生体制的深化改革，以及推进"健康中国"的政策要求，2018 年组建的国家医疗保障局打破了条块分割的管理体制，实现了定价、采购、支付和监督于一身的"四权合一"，有助于统筹推进"三医联动"改革，更好地保障了人民群众"病有所医"的需求。总之，医保制度的新时代和新形势为健康经济学的发展提出了更多的任务要求。比如在医保支付方式改革下，医疗保险最优个人支付设计，以及社会医疗保险和商业健康保险协同机制等方面研究。

3. 健康产业的经济学　健康产业作为我国经济产业中的"朝阳产业"，发展潜力巨大，同时也是供给侧结构性改革的重要领域，对稳增长、促改革、调结构、惠民生具有重要意义。国家从战略高度给予健康产业政策支持，"健康中国"建设更是把加快发展健康产业列为新时期五大重点任务之一。

近年来，我国健康产业在医疗、卫生、保健等诸多领域取得了重要突破，但随着我国老龄化、疾病谱转变、经济快速发展等趋势，健康产业也面临着许多新的发展领域，如以医养结合为特点的健康产业将占据越来越重要的地位。但是，我国健康产业的发展道路上却存在着"拦路虎"。由于健康产业覆盖面广、产业构成复杂、涉及部门和主体众多，加之学界缺乏对健康产业发展规律的深入研究和准确把握，尚未厘清健康产业发展中社会效益与经济效益、扩大产业规模和范畴与控制医药费用快速上涨等问题间的重要关系，健康产业的范围与边界、产业属性与发展方向、发展目标与重点领域等问题还需要进一步明确，以上这些都严重阻碍了我国健康产业的高效、可持续发展。因此，利用健康经济学研究这些新问题就显得尤为必要。特别是健康经济学的实证研究，将会在分析和回答如何在健康产业实践过程中解决职责不清、监管复杂、缺乏引导等问题，充分激发健康产业辐射面广、吸纳就业人数多、拉动消费作用大等优势，切实发挥健康产业在拉动内需增长、保障改善民生中的重要作用，进而为推动健康产业的可持续发展提供政策依据。

4. 健康行为的经济学　在传统模型中，主要集中于健康行为对健康和宏观经济的影响，以及影响健康行为的因素和相关政策。在此基础上，行为经济学和社会学的理论和方法也越来越多地应用于分析健康行为，包括时间偏好不一致、夸大的贴现，以及冲动暗示等非理性行为。同时，结合心理学、神经科学和临床学的研究成果，提出了新的不良嗜好的理论，从暗示引起的决策过程来分析不良嗜好行为。比如，有学者运用同类人群效应模型，发现家庭成员的吸烟行为和同学的吸烟人群比例都会严重影响青少年的吸烟行为。另外，有限理性与医疗保险参保流程优化、框架效应下的器官捐赠及医保参保行为、有限意志力与健康相关行为的干预，也是健康经济学的研究趋势。

5. 健康医疗大数据及其统计计量分析

（1）健康计量经济学在我国卫生领域应用的展望　虽有学者已经注意到运用模型方法结合数据进行实证分析，但是对健康计量经济学的模型应用还缺乏深入探索。可以说，基于真实世界研究数据的健康计量经济学在国内还是一个全新的领域。

（2）健康医疗大数据　大数据技术以过去不可能实现的方式存储、匹配、分析海量数据，并将之可视化，从而能够揭示人类行为和过程的关联性，为健康经济学提供了前所未有的发展机会。现实世界中以指数级增长的数据集、系统之间的关联，以及使用现实世界的证据，为新药研发、精准医疗的实现等前沿研究内容提供了巨大可能性。作为一门学科，健康经济学者需要开发一系列新的用于处理大数据的应用程序。此外，医疗大数据为在医疗系统中处理测量和存储中的复杂问题提供了可能性，只需在医院数据库中常规收集医疗支出和健康结果常规测量的大数据，就可以进行健康经济学评估分析。医疗大数据将极大地增加对医疗系统中消费者行为的监控，从而更准确地确定医疗保险覆盖范围能否改善健康，评估其是有效地促进了医疗的利用，还是造成了道德风险。

第三节 中医药卫生经济学

一、中医药卫生经济学概述

（一）中医药卫生经济学含义

中医药卫生经济学是运用卫生经济学的原理和方法，解释中医药卫生服务过程中如何最优化地筹建、开发、配置和利用卫生资源。从某种意义上说，它是卫生经济学的创新发展，主要体现在中医药及其在中国医疗卫生体系的特殊地位。中医药是中华民族的瑰宝，是中国医疗卫生服务体系的一个重要组成部分，是经历数千年的临床实践而形成的一个理论体系完整、临床疗效显著、为中华民族繁衍作出重要贡献的医学科学体系，在抗击新型冠状病毒感染疫情中也发挥着重要作用。"中西医并重"是《中华人民共和国宪法》规定实施的医疗卫生政策方针，并由此形成了还具有中国特色的，西医学和中医学并行治人，西医、中医和中西医结合等三种临床治疗方法协同并进的医疗卫生服务体系。这种特殊卫生服务体系自建立以来，不断取得辉煌成就，逐渐成为中华民族对世界医疗卫生事业的特殊贡献和发展进步的重要标志。

（二）中医药卫生经济学主要内容

1. 中医药卫生经济学知识体系框架 中医药卫生经济学是以卫生经济学知识和方法为理论基础，以标准化、数据化技术为支撑，以中医药卫生服务管理为目标，融合卫生经济学、管理学、中医学、信息学等多学科背景的复杂知识体系。中医药卫生经济学知识体系按基本理论、基本方法及其应用技术三类划分，其知识体系框架如图16-1所示。

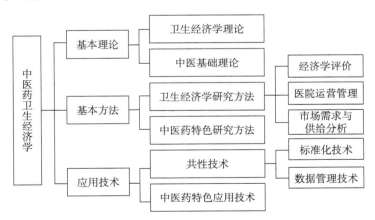

图16-1 中医药卫生经济学知识体系框架

2. 中医药卫生经济学的核心内容与特色 从图16-1可以看出，在基本理论、基本方法和应用技术方面，除了具有卫生经济学的共有特征，还具有自身的特色。因为中医药是有别于西医药的独立卫生服务体系，所以根植于西医药的卫生经济学在面对中医药经济问题时，不是简单的应用，而应是融合创新发展。首先，在应用技术方面，与卫生经济学一样，要在标准体系、政策制修订、数据资源及其服务平台等方面，形成与自身相适应的共性技术。同时，要在资源开发和利用、经济学评价、医疗服务项目定价和机构综合运营管理方面，形成自我特色技术。同样道理，在研究方法和基本理论上，也将有所创新发展。

3. 中医药的卫生经济学发展策略　中医药卫生经济学与中医药行业发展息息相关。在中医药事业发展进程中，日益增长的医疗服务需求和滞后的医疗服务模式之间的矛盾，已成为阻碍其发展的关键问题。为此，中医药卫生经济学需要在卫生经济学基础理论指导下，结合经济学的资源管理理念，走向标准化、体系化、特色化、数据化、知识化和工程化。

（三）中医药卫生经济学研究对象与方法

1. 中医药卫生经济学研究对象　中医药卫生经济学的研究任务是揭示中医药卫生服务过程中的经济活动和经济关系的客观规律，最优化地筹建、开发、配置和利用卫生资源，以提高中医药服务资源的投入产出效率。因此，中医药卫生经济学的一般研究对象在中医药卫生服务过程中的经济活动和经济关系，除了卫生经济学的一般研究对象外，还包括其特有的研究对象，具体包括中医特色医疗资源、中医疗服务的投入与产出、中医疗服务的成本与定价。

2. 中医药卫生经济学研究方法　实证经济分析和规范经济分析是卫生经济学常用的研究方法。前者主要分析研究"是什么"或者"如何解决"的问题，后者主要研究"应该是什么"或者"应该如何解决"的问题。卫生经济学研究偏重利用统计学或计量经济学方法对经济问题进行模型化，通过模型探讨变量之间的复杂关系。中医卫生经济学当然需要借鉴这些方法来研究中医药经济问题。同时，也需要运用中医学、管理学和社会学等多学科理论、方法和思维方式，从不同角度和视角探索和研究中医药卫生经济活动规律。随之促进中医药信息技术的发展，使中医药卫生经济学形成一套符合自身发展规律的特有研究方法。

二、中医药卫生经济学特色

（一）中医药卫生数据资源管理

1. 中医药卫生经济标准化　中医药作为我国医疗卫生服务体系的一个重要组成部分，日益受到重视并快速发展，中医药卫生经济科学决策需求也日益强烈。为了更好地为中医药领域的卫生经济决策、经济活动指导提供相应的技术支持和保证，有必要开展中医药卫生经济标准化研究。卫生经济标准化工作开展了一系列标准、规范的研究和制定，主要包括基础标准、技术标准和管理标准。中医药卫生经济标准化建设的主要任务包括：体制与机制建设、标准体系建设、技术团队建设。中医卫生经济标准化建设的意义主要体现在四个方面：①有利于发挥中医药的特色和经济优势，为开展中医药卫生经济活动提供保障和依据。②促使中医药卫生经济管理规范化、系统化、科学化。③提供卫生服务的社会效益和经济效益。④有利于提高中医药卫生经济学人才培养质量。

2. 中医药卫生数据资源管理技术　随着中医药信息化建设的不断深入，各级中医医疗机构的信息化水平与日俱增，医疗服务和管理等各方面均得到显著提高，并逐步建立了医院信息系统与信息平台。中医药卫生数据资源管理要求实现"用数据说话，用数据管理，用数据决策"的目标，需要充分利用和发挥"大、云、移、物"等前沿高科技技术的作用，实现对数据的统一管理和高效利用。中医药数据资源管理的常用技术包括数据模型与数据库、数据仓库、知识库、数据挖掘、数据可视化、决策支持系统、云计算及物联网。

3. 中医药临床数据中心　随着医疗卫生信息化建设工作的全面推进，医院信息化建设取得了飞速发展，包括电子病历、临床检验系统、医学影像系统等在内的医院临床诊疗信息系统，收集并存储了大量的临床信息，实现了对临床信息的计算机管理和利用。临床数据中心是智慧化技术，将与医院医疗业务相关的所有信息管理进行规范化和体系化再造，构建标准统一、技术先进、功能完备、高度协同的医疗业务数据管理技术平台，实施对全院医疗活动数据的组织与管理，并向医疗、科研、教学与管理等各方提供完善的医疗数据服务。

（二）中医药卫生经济学评价

1. 中医药卫生经济学评价体系框架　中医药卫生经济学评价是在中医药基本理论指导下开展，以卫生经济学评价理论为基础，建立符合中医药自身特色、突出中医药发展规律、能体现出中医药服务价值的评价理论体系。中医药卫生经济学评价指标体系既要包含现有的卫生经济学评价指标，还要构建符合中医药卫生经济学评价需求的特色评价指标。一般来讲，中医药卫生经济学评价体系包括评价目标、评价对象、评价标准、评价方法四部分，其评价对象以中医药卫生领域内特有的中医优势病种、中医特色诊疗技术及其中的经济学评价为重点。具体如图 16-2 所示。

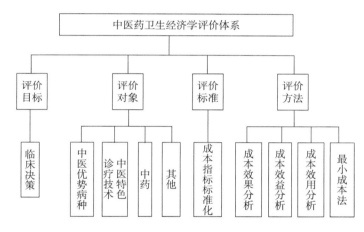

图 16-2　中医药卫生经济学评价体系框架

2. 中医药卫生经学系统评价　中医药卫生经济学纳入系统评价的意义如下：第一，中医药研究成果极具个性化，在国际上难以获得广泛认可，引入系统评价这个国际通用工具，可整合不同地区、不同环境下的同质研究成果，有利于中医药研究立足全球化。第二，借助于系统评价，即使卫生经济学研究效果不太明朗，也可以通过争取整合，构造新的临床证据与经济学数据框架，有利于后续研究。第三，卫生经济学评价成果本身也可以作为原始研究，开展经济学证据的系统评价，促进中医药卫生经济学评价的深入研究。第四，作为过程、决策依据，为医疗决策、卫生经济决策提供支撑，从经济学角度发现问题，提出解决方法，解决卫生管理的空白、滞后问题，是促进中医药事业发展的抓手和重要举措。一般情况下，中医药卫生经济学系统评价包括以下五个步骤：一是提出经济学问题，明确评价目标；二是制订文献检索策略，检索文献；三是文献质量评价，提取评价数据；四是结果分析，探讨可能发生的偏倚风险；五是形成系统评价报告。

3. 中药经济学评价　《中国药物经济学评价指南（草案）》虽然首次对中药的经济学评价提出标准，但仍然是按照西药的经济学评价标准制定的，未反映出中药的特殊性。这导致中药的潜在优势无法通过卫生经济学评价得到体现，也是许多中药在国际上未得到承认和广泛应用的重要原因之一。因此，开展中药经济学评价研究有其迫切性。中药经济学评价是药物经济学评价的重要内容之一。与西药一样，中药经济学评价对推动中药资源的合理利用与配置具有重要意义，如促进临床合理用药，控制药品费用的不合理增长，为药品生产提供市场营销依据等。

（三）中医医疗服务定价方法与模型

1. 中医医疗服务价格影响因素　中医医疗服务价格是体现中医医疗服务人员在提供服务时向服务对象收取服务费用的标准。作为调节资源配置的经济杠杆，中医药医疗服务定价将影响供求双方的经济行为，定价是否合理，对资源配置、使用效率起着关键作用。影响中医医疗服务价格的因素很多，如当地经济发展水平、病种、医疗机构等级等，归根结底，中医医疗服务价值和成本是中医医疗服务价格的根本影响因素。根据价值决定价格理论，中医医疗服务项目的技术劳务价值决定项目价格。一方面，基于中医医疗服务既是劳力劳动，又是技能劳动，是价格的重要成分；另一方面，在中医医疗服务市场中，患者与服务提供者之间既是委托－代理关系，又是供给与需求关系，价格受市场规律影响。中医特色疗法的主要成本是医疗服务人员的人力成本，不同的病情需要匹配不同的中医服务，与技术难度和风险程度有关。

2. 中医医疗服务定价策略　本着公平优先、兼顾效率的原则，依据市场行为，从供给、需求和竞争行为三个维度，采用不同的策略。第一，依据价值决定价格基本规律，中医医疗服务所包含的社会劳动总和就是中医医疗服务的平均成本。以成本为导向的定价方法主要有边际成本定价法、社会平均成本定价法、社会边际成本定价法和成本加成定价法。第二，以消费者为中心的需求导向定价。主要方法有认知价值定价法和需求差异定价法。第三，以竞争者为中心的竞争导向定价。主要包括同行定价和竞争定价等方法。

3. 中医医疗服务定价基本模型　中医医疗服务定价有别于商品定价，主要表现为五个方面：一是服务价格认知偏差；二是服务价格是衡量服务产品价值的重要信号；三是非货币因素对服务产品价格影响；四是价格杠杆作用比有形产品更为明显；五是服务定价以消费者对服务价值的认知为依据。鉴于此，中医医疗服务定价模型借用服务产品定价、卫生服务产品定价理论与方法构建。主要模型有基于以资源为基础的相对价值确定医疗服务价格（RBRVS）、基于需求分析的中医医疗服务价格敏感度模型定价和基于竞争分析的中医医疗服务的层次分析模型定价。

三、中医药卫生经济学应用

（一）临床路径管理及其应用

1. 临床路径概述　临床路径概念首先在美国提出，是一个标准化的疾病治疗流程，患者从进入医院开始就沿着标准的路径进行检查、诊断、手术治疗、药物治疗，达到一定的出院标准就可出院，它的存在使得各项医疗活动的顺序及时间安排实现了最优配置。在我国，临床路径于 1996 年被引入北京、天津、重庆、青岛、成都等国内部分城市，这些城市的三甲医院率先开展了临床路径管理，为有效利用当地的医疗卫生资源，减轻卫生保健费用的压力起到了很好的作用。与临床实践指南相比，临床路径、临床实践指南都属于临床管理规范的范畴，都以减少临床治疗偏差与规范诊疗行为为目的，均重视循证医学的证据和原则。临床实践指南是临床路径的基础，一个好的临床路径也可以为临床实践指南提供依据。

2. 临床路径的制定与实施　临床路径的对象是针对一组特定诊断或操作，一般是 DRG 的一个组，也可以是某个 ICD 编码对应的病种或某种手术。一般情况下，临床路径制定要遵循人本原则、基于循证医学的原则和以数据分析为依据的原则，按照明确诊疗需求、收集相关证据、评价临床研究证据、选择和使用证据四个环节进行制定。临床路径实施一般按照图16-3进行。

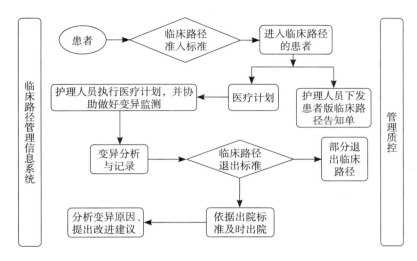

图16-3　临床路径流程图

3. DRG与临床路径应用　在实施DRG支付的背景下，临床路径应运而生，其规范化的诊疗模式为DRG付费制度的实施提供了安全保障。主要表现为两个方面：一是临床路径的实施有利于推行DRG后医疗质量的保障；二是临床路径管理实践为DRG付费的推广提供了条件和依据。

（二）中医药服务满意度测评

1. 中医药服务满意度测评及其意义　中医药服务满意度是指被服务者和服务提供者对中医医疗机构及其提供的中医药服务的实际感受与其期望值比较的差异程度。中医药服务满意度的测评目的与意义可概括为以下三个方面：一是中医药服务满意度测评是中医医疗机构持续改进的动力；二是中医药服务满意度测评是医患关系改善的新途径；三是中医药服务满意度测评是实现中医药卫生资源效益最大化的有效方法。

2. 中医药服务满意度影响因素　宏观上看，中医药卫生资源配置不合理是中医药服务满意度较低的根本原因。除此之外，被服务者、服务提供者和管理者三个方面都存在影响中医药服务满意度的关键因素。

（1）被服务者　主要包括被服务者自身因素、被服务者对中医药服务的期望和被服务者的主观感受。被服务者的年龄层次、文化水平、经济水平、所患疾病的类型和严重程度、以往的医疗服务体验、家庭关系等，都是影响中医药服务满意度的因素。被服务者对中医药服务的期望是指被服务者对将会得到何种质量的中医药服务的心理预期。影响被服务者对中医药服务满意度的因素主要有卫生行业服务标准、同类服务及被服务者已获得的服务等。被服务者对中医药服务期望值过高或过低，究其根本原因是惠方及其家属对中医药行业和中医药的认知不够。被服务者的主观感受，包括被服务者的情绪状态、自我感觉的身体或者心理健康状态、饮食习惯、休息状况、心理压力、日常生活状态、对中医药服务质量和价值的感知、对中医药服务的抱怨和忠诚等因素。

（2）服务提供者　主要包括服务提供者的个体技能、服务提供者的职业素养、服务提供者的行为方式和服务提供者对服务管理制度的认同度。中医药服务质量和效果是影响服务满意度的关键因素之一，而它与医疗服务提供者——中医医生（师）的临床医学知识、技能和经验等密切相关。服务提供者的职业素养包括职业操守、医德医风、精神风貌、敬业水平、待人处事，以及对待被服务者的态度（礼貌、热情、认真）等。服务提供者的行为方式与中医药服务的满意度之间具有显著的相关性，其中，在治疗过程中，医生与患者接触的方式，与患者之间的交流、诊治操作能否让患者消除疑虑，医生是否理解和认真解释患者的疑问，医生在治疗前是否充分沟通等，都影响着中医药服务的满意度。服务提供者对中医医疗机构的管理制度、流程规范，以及所提供的中医药服务的方式等设计的认同度，都直接影响着服务提供者的工作状态及所提供服务的质量与水平。

（3）管理者　主要包括制度建设、流程设计、环境条件、服务监管力度和中医药相关知识宣传。现代社会是制度化程度越来越高的社会，现代的医院管理也已经从过去的"经验式管理"转变为"制度化管理"。医疗机构流程设计的合理与否，直接影响医疗服务的有序性、便捷性和流畅性。医疗机构的噪音、温度、湿度、通风、阳光、安全病区管理、美观程度、标识的设置、卫生环境、文化娱乐环境等都在无形中影响着被服务者的满意度。医疗机构在监管层次上，包括政府监管、行业内部监管、医疗机构内部监管、社会监督、患者满意度评价等多层、多级的监管。将中医药知识作为一种文化深植于人们的日常生活之中，以多种形式开展中医药基本知识和中医预防保健知识的宣传教育，提高被服务者对中医药知识的了解和认同程度，使他们真正参与到中医药服务中来，可以更好地提升中医药服务的质量和效果。

3. 中医药服务满意度测评方法　一般地，主要包括确定测评对象、构建测评指标体系和测评量化分析。其中，关键在于测评量化分析方法。常用的方法有李克特量表和语义差异量表。

（三）中医药卫生经济数据资源管理与服务体系

1. 医院数据资源与服务体系　医院管理方式是指医疗卫生服务机构常规管理所依托的理论基础和实践规范，是医院管理所遵从的世界观和行为方式，是其全体成员所共享的信仰、价值、技术等集合所构成的模式和范例。随着大数据时代的到来，医院管理方式的改革势在必行，趋向形成基于大数据治理的医院管理新范式——以经济学理论为指导，将资源的优化配置、合理利用及其效益最大化等三要素作为医院管理的基本要求和重要目标。以医院管理架构为基础，以资源数据化和数据资源化为途径，以数据资源管理和服务为工作模式，以标准化、体系化和智慧化为技术支撑，形成以"数据说话，数据管理和数据决策"的创新理念，促进医院数据资源共享和各部门之间的业务协同，确保医院发展战略目标的实现。

2. 中医药卫生经济数据资源管理与服务体系设计　中医药卫生经济数据资源管理与服务体系设计坚持"整体规划，分步实施，立足应用，稳步发展"的思路和方法，以中医药事业发展需求为引导，在卫生经济学的理论基础上，结合中医药自身的发展规律，突出中医药特色优势，优化中医药资源配置，实现中医药资源的合理利用，促进中医药资源效益的最大化，全面提高中医药管理决策水平，为中医药事业的发展和人民群众健康水平的提高提供有效支撑和保障。整个包括体系框架与技术平台两个部分的内容。其中，体系框架包括：建立健全中医药卫生经济资源管理与服务的体制与机制；构建中医药卫生经济数据资源管理与服务标准体系，开展中医药卫生经济数据资源管理与服务的规章制度建设；形成国家级技术专家委员会、省级技术专家组和区域管理协作组等专业技术团队；组建国家级、省级中医药卫生经济数据管理研究会等学术组织。搭建中医药卫生经济数据资源管理与服务平台，通过国家级、省级、基层中医医疗机构三级网络实现数据的传输；通过国家级、省级平台实现国家、地区和基层单位的中医药卫生经济数据资源的动态管理与有效服务，如图16-4所示。

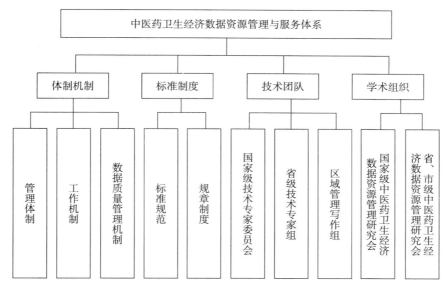

图 16-4 中医药卫生经济数据资源管理与服务体系框架

（四）卫生经济学视阈下的中医健康管理

1. 中医健康管理目标 历史上，中医药在维护人们健康中发挥着不可替代的作用；时至今日，强调整体观念、辨证论治、个性化治疗的中医药，突出治未病、养生保健，疗效确切，治疗方式灵活多样依然是我国独具特色的健康服务资源。随着医学模式的转变，中医药顺应历史潮流，做出相应的创新性发展、创造性转化势在必行。以中医治未病理论为指导的中医健康管理应运而生。中医健康管理的目标是健康促进，这属于卫生经济学服务需求与服务供给的内容范畴。它以中医状态学理论为依据，以全人群为服务对象，关注个体或群体的生命状态，是一种全方位、生命全周期的健康保障，发展迎合了时代需求，打造中医健康服务新业态已成为趋势。

2. 中医健康管理资源配置功能 中医健康管理的发展将在一定程度上改善并优化医疗卫生资源配置问题，具体表现为以下几个方面：一是中医健康管理可弥补医疗资源配置欠佳的问题；二是中医健康管理可缓解医疗人力资源不足的问题；三是中医健康管理可有效解决人们重体检、轻维护的问题。

3. 中医健康管理助力打造中国特色健康医学模式 中医健康管理是中医学、西医学、管理学、计算机科学等多学科交叉的新兴学科和新兴健康产业的产物，它提供的是以人为中心，以家庭为单位，以社区为范围的全程连续式健康服务。它所倡导和传播的健康理念、所形成的健康管理技术和方法，以及所提供的全方位、全生命周期的服务模式，与中国特色健康医学模式完美契合。中医健康管理通过普及正确的健康理念，提供可靠的方法技术，践行完整的服务模式，打造具有如下三个特征的中国特色的健康医学模式。

（1）新思维与理论体系 新思维和理论体系是中国特色的健康医学模式的基本特征。以创新为主要代表的新思维推动了医学模式从疾病医学转向健康医学，从治疗疾病转向了维护健康。形成了以状态为核心的健康认知理论体系，状态是具有中医原创思维特色的研究成果，它实现了对人体健康水平的分类、评估、重复测量、干预调整、评价反馈等，是中国特色健康医学模式的重要理论基础。

（2）新技术与方法体系 新技术与方法体系是中国特色的健康医学模式的重要特征。互联网＋、物联网＋、云计算、5G、大数据、人工智能等新技术层出不穷，为健康医学的快速发展提供了更多可能。中国特色的健康医学模式的方法体系涵盖了健康档案管理方法、健康状态测量方法、健康风险评估方法、健康状态干预方法、干预效果评价方法以及健康服务模式等，上述的新技术将在方法技术体系的构建中发挥重要作用。

（3）新生态与产业模式　新生态和产业模式是中国特色的健康医学模式的核心特征。在新的思维和理论体系、新的技术和方法体系下，逐步构建符合大健康理念和"健康中国"战略的中国特色健康医学新生态与服务模式，打造"医教产学研用政"为一体的"产业＋事业"生态共同体，形成全社会联动、全民参与、健康共赢共享的生态系统，打造以人民为中心、以健康为导向、以共赢为目标的产业模式。

【小结】

健康经济学既包含事业性质，又具备产业特征，虽与西方国家同样存在医疗卫生领域的信息不对称等现象，但我国的健康经济学立身之本仍是我国基本国情与卫生事业现状，中国特色健康经济学的构建是以我国传统卫生经济学为起点，吸收欧美国家成熟的健康经济学发展成果，同时与我国健康中国发展战略相适应的"大健康"理念概念下孕育的健康经济学。

"大健康"理念概念下的中国特色健康经济学结合健康中国顶层设计、健康经济学的国内外学术沿革，强调社会主义人本价值观，将人的生命全程理念融入"五大战略"任务的每个环节，以"健康中国"彰显中国国家竞争力优势，使大健康服务于国家大战略。"大健康"理念下，健康经济学的创新内容主要有两个大的研究方向：一是目前我国健康医疗大数据日趋完善和相关产业应用；二是行为经济对于研究人的非理性行为和心理活动、更好地认识自我。

以中医治未病理论为指导的中医健康管理以中医状态学理论为依据，以全人群为服务对象，关注个体或群体的生命状态，是一种全方位、生命全周期的健康保障。中医健康管理的目标从个人、家庭、社区、医院四个层面构建健康促进的服务体系。中医健康管理的发展，将在一定程度上改善并优化医疗卫生资源配置问题，具体表现为以下几个方面：中医健康管理可弥补医疗资源配置欠佳的问题，可缓解医疗人力资源不足的问题，还可有效解决人们重体检、轻维护的问题。

中国特色的健康医学模式的特征包括新思维与理论体系、新技术与方法体系、新生态与产业模式。中医健康管理是中医学、西医学、管理学、计算机科学等多学科交叉的新兴学科和新兴健康产业的产物，它提供的是以人为中心，以家庭为单位，以社区为范围的全程连续式健康服务。它所倡导和传播的健康理念、所形成的健康管理技术和方法，以及所提供的全方位、生命全周期的服务模式，与中国特色健康医学模式完美契合。构建中国特色健康医学模式中的具体措施，包括：构建区域性、全国性中医健康管理联盟；建立区域性、全国性中医健康管理大数据平台；开展区域性、全国性中医健康管理技术培训。

【课后案例】

从卫生经济学看：中医代表未来医学发展方向

1. 中医药的经济学优势　随着西医学的发展，各种医疗检测设备日益增多，导致医疗检测费用迅速攀升；与此同时，以化学合成为主的西药的研制费用也在不断上升，研制周期不断延长（如在美国，开发一个新的西药一般需要5～10年，3～10亿美元的经费），导致西药的价格不断增长。因此，世界上无论是发达国家还是发展中国家，无论是政府还是个人，都越来越难以支付日益增长的医疗费用，使得世界卫生组织"人人享有健康"的目标越来越难以实现。这种情况迫使各国不得不寻求抑制医疗费用上升趋势的办法。于是，人们逐渐把目光投向了中医药，愈来愈感受到了中医药不可抗拒的魅力。

在国外，如加纳、马里等国家，患高热的儿童 60% 以上的在家里接受草药治疗，其中一个主要原因就是草药在农村很容易获得。传统医学有时也是贫困患者唯一能负担得起的卫生服务。如在萨尔瓦多，公立医院门诊治疗一例腹泻病儿童的收费可高达 50 美元，而传统医学医生的治疗费用则不超过 5 美元，甚至可根据患者的"富裕"程度以实物相抵。课题组在朝鲜考察期间发现，朝鲜于 1993 年开始实行全民免费医疗，医疗覆盖率高达 80% 以上，人均寿命从以前的 36 岁增加至现在的 74.5 岁。朝鲜经济欠发达，为什么却能在医疗保健上取得如此骄人的成绩呢？这与他们重视发挥传统医药作用有着非常重要的关系。特别是其传统医学的非药物疗法在各级医疗单位使用非常普遍，考察人员所看到的每一个病房和科室都在应用非药物疗法，传统医药在医院的使用率为 70% 左右，现代医药的使用率只有 30%，且各医院使用的传统药物 70% 以上由医院自制。朝鲜的经济发展水平不高，但是他们能够实行全民免费医疗，其医疗覆盖率为什么高，人均寿命为什么长，一个重要的原因就在于朝鲜各级医疗单位包括西医院都非常重视传统医药，充分发挥其重要作用，特别是传统医学中非药物疗法的重要作用。

2. 中医药的生态学优势　中医治病之道是恢复生态学，养生之道是发展生态学。中医治病注重发挥人体自身的调节作用，无论是药物疗法还是非药物疗法，都遵循两个原则，即"整体观念"和"辨证论治"。也就是说，因人、因时、因地制宜，从人体整个系统去调节平衡状态，达到身体健康的目的。西医治疗是对已发疾病采用"对抗式"医学模式，使人体理化指标达到某个标准，虽然其疗效明确，且对致病原有强大的杀伤作用，但其毒副作用十分明显，往往会引发较为严重的医源性或药源性疾病，从而污染患者体内环境。因此，"回归自然"潮流的实质就是重视和运用传统医学方法来防治疾病。

美国是世界上医疗水平和医疗设备最好的国家之一，但目前仍有 70% 的疾病无法解决，且美国西医能够治疗的 30% 疾病中，误诊率也高达 50%。西方医学虽然有许多闪光点，然而，恰恰在闪光点的背后体现出了西医的局限性。如磺胺类药物和抗生素的问世，使大量细菌性感染性疾病得到了有效控制，但是细菌抗药性问题、抗生素过敏问题、引发正常菌群失调等问题，破坏了人体环境的生态平衡。西医借助于分子生物学的种种检测手段，确实能对疾病做出精确诊断，但是在分子生物学水平上，人的自然属性、社会属性、心理属性都没有了。

化学合成药的大量涌现，使西药一度辉煌，但是，因化学合成药的毒副作用而带来的大量药源性、药源性病症，成为当今西医界最感困惑的难题。1998 年，美国因药源性反应住院抢救者高达 216 万人，其中死亡 10.6 万人，经济损失 40 亿美元。1997 年，我国 210 万人因西药药物反应住院，19 万人因此而死亡（相当于我国每年死于 10 余种传染病人数总和的 12 倍）。而据中国中医科学院岳凤先研究员统计，中华人民共和国成立 40 年间，中药毒副反应的报道仅 5000 例，且多属用药不当造成的。

由上述可见，以抗生素为武器、以病菌为靶点、以人体为战场的外因论治疗学说，有其自身难以克服的局限性。

在这种情况下，人们的医学观念开始转变，重视以中药为主体，是融砭、针、灸、导引按跻、推拿、按摩等综合性疗法于一体的医疗体系。中药大多源于自然界的动物、植物或矿物，其针对病原的直接杀伤力往往不如西药，但由于是用其四气五味、升降沉浮和归经来调整人体平衡，辨证论治，而非直接对抗疾病，因而其毒副作用相对于化学合成的西药小得多。加之数千年来，中药多以复方治病，通过中药间的相互配伍，起到了增效减毒的作用，进一步降低了毒副作用。因而，中医药越来越受人们的青睐。从这个意义上讲，以中医为主体的医疗体系，将成为世界范围内人类医学发展的趋势。

资料来源：杨子.从卫生经济学角度看中医代表未来医学发展方向［C］//"岐黄雏鹰"学术科技论坛.中国科协，中华中医药学会，天津中医药大学，2011.

问题：讨论案例，说说关于中医药卫生经济学发展的必要性及其内容。

【思考题】

1. 比较健康经济学与卫生经济学的异同。

2. 中医药卫生经济学的研究对象与卫生经济学有何不同？

3. 如何理解健康经济学、中医药卫生经济学是卫生经济学的创新与发展？

［1］吴明.卫生经济学［M］.北京：北京大学医学出版社，2002.

［2］（美）舍曼·富兰德、艾伦·C·古德曼、迈伦·斯坦诺著；王健、孟庆跃译.卫生经济学［M］.3版.北京：中国人民大学出版社，2004.

［3］邱鸿钟，袁杰.现代卫生经济学［M］.北京：科学出版社，2005.

［4］（德）彼得·欧伯恩德、托马斯·埃克、于尔根·策尔特等著；钟诚译.卫生经济学与卫生政策［M］.太原：山西经济出版社，2007.

［5］程晓明.卫生经济学［M］.北京：人民卫生出版社，2007.

［6］张振忠.中国卫生总费用核算研究报告［M］.北京：人民卫生出版社，2009.

［7］黎东生.卫生经济学［M］.北京：中国中医药出版社，2010.

［8］李鲁.卫生事业管理［M］.2版.北京：中国人民大学出版社，2012.

［9］史璐.政府管制经济学［M］.北京：知识产权出版社，2012.

［10］俞卫.卫生经济学专题研究［M］.上海：复旦大学出版社，2013.

［11］孟庆跃.卫生经济学［M］.北京：人民卫生出版社，2013.

［12］国家统计局.中国统计年鉴2013［M］.北京：中国统计出版社，2013.

［13］邱鸿钟.现代卫生经济学［M］.广州：广东高等教育出版社，2014.

［14］黎东生.卫生经济学［M］.2版.北京：中国中医药出版社，2016.

［15］梁万年.卫生事业管理学［M］.4版.北京：人民卫生出版社，2017.

［16］陈文.卫生经济学［M］.4版.北京：人民卫生出版社，2017.

［17］傅鸿鹏.中国药物政策研究进展［M］.北京：中国协和医科大学出版社，2017.

［18］马利，王振宇.中医药卫生经济学［M］.北京：中国中医药出版社，2018.

［19］孙丽华.药物经济学［M］.4版.北京：中国医药科技出版社，2019.

［20］（美）罗伯特·S·平狄克、（美）丹尼尔·L·鲁宾费尔德著；李彬译.微观经济学［M］.9版.北京：中国人民大学出版社，2020.

［21］高鸿业.西方经济学（微观部分）［M］.8版.北京：中国人民大学出版社，2021.

［22］孙丽华，吴晶.药物经济学［M］.北京：人民卫生出版社，2022.

［23］国家卫生健康委员会.2022中国卫生健康统计年鉴［M］.北京：中国协和医科大学出版社，2022.

［24］胡善联.现代卫生经济学［M］.上海：复旦大学出版社，2023.

［25］王健，刘彩，王凤香，等.健康与经济发展关系：国外研究综述［J］.中国卫生政策研究，2008，1（2）：44-47.

［26］顾昕.公共财政转型与政府卫生筹资责任的回归［J］.中国社会科学，2010（2）：103-120，222.

［27］谢长勇，张鹭鹭，杨鸿洋，等．卫生筹资模式发展历程与模式特点比较分析［J］.中国卫生经济，2010，29（2）：5-7.

［28］张毓辉，翟铁民，赵郁馨．我国卫生筹资系统的历史沿革与分析［J］.中国卫生经济，2011，30（4）：10-13.

［29］刘军民．新医改以来我国卫生筹资的进展、问题与面临的挑战［J］.卫生经济研究，2013（11）：3-8.

［30］王剑，赵加奎，魏晓敏，等．经济学评价方法现状及在公共卫生领域的应用［J］.中国卫生资源，2013，16（5）：353-355.

［31］周丘云，陈建华，毛树松．中医药卫生经济学研究必要性及建议［J］.当代经济，2016（7）：124-125.

［32］肖军，孙谨芳，王琦琦，等．卫生经济学评价报告指南及应用现状［J］.中华预防医学杂志，2017，51（3）：276-280.

［33］杜晨蕾，吴静，赵琨，等．公共卫生监测系统卫生经济学评价的研究［J］.卫生经济研究，2018，（11）：23-26.

［34］付明卫，薛仙玲．改革开放以来中国医疗行业中政府与市场关系的演进［J］.中国经济史研究，2018（5）：67-76.

［35］李忠，张亮．新时代下的健康需要、卫生服务需求与利用：一个新的分析框架［J］.中国卫生政策研究，2019，12（9）：5-11.

［36］郭胜，李江峰．分级诊疗制度下我国基层医疗卫生机构发展现状分析［J］.中国初级卫生保健，2019，33（10）：32-34，51.

［37］徐源，陈珉惺，何江江．深圳市药品集团采购现状及对公立医院药品费用和结构的影响［J］.中国卫生资源，2020，23（3）：222-227.

［38］毛振华，王健，毛宗福，等．加快发展中国特色的健康经济学［J］.管理世界，2020，36（2）：17-26，58，215.

［39］韩嘉伦，张翼，林佰弟．中标对比原研氯吡格雷用于急性冠脉综合征患者经皮冠状动脉介入术后治疗的临床有效性及安全性研究［J］.中国医院药学杂志，2021，41（6）：601-605.

［40］谢丹夏，赵魏一，刘培林，等．公共卫生体系改革的经济学分析——预防和治疗资源最优配置的机制与政策设计［J］.经济学报，2023（3）：1-32.

全国中医药行业高等教育"十四五"规划教材

全国高等中医药院校规划教材（第十一版）

教材目录

注：凡标☆号者为"核心示范教材"。

（一）中医学类专业

序号	书　名	主　编		主编所在单位	
1	中国医学史	郭宏伟	徐江雁	黑龙江中医药大学	河南中医药大学
2	医古文	王育林	李亚军	北京中医药大学	陕西中医药大学
3	大学语文	黄作阵		北京中医药大学	
4	中医基础理论☆	郑洪新	杨　柱	辽宁中医药大学	贵州中医药大学
5	中医诊断学☆	李灿东	方朝义	福建中医药大学	河北中医药大学
6	中药学☆	钟赣生	杨柏灿	北京中医药大学	上海中医药大学
7	方剂学☆	李　冀	左铮云	黑龙江中医药大学	江西中医药大学
8	内经选读☆	翟双庆	黎敬波	北京中医药大学	广州中医药大学
9	伤寒论选读☆	王庆国	周春祥	北京中医药大学	南京中医药大学
10	金匮要略☆	范永升	姜德友	浙江中医药大学	黑龙江中医药大学
11	温病学☆	谷晓红	马　健	北京中医药大学	南京中医药大学
12	中医内科学☆	吴勉华	石　岩	南京中医药大学	辽宁中医药大学
13	中医外科学☆	陈红风		上海中医药大学	
14	中医妇科学☆	冯晓玲	张婷婷	黑龙江中医药大学	上海中医药大学
15	中医儿科学☆	赵　霞	李新民	南京中医药大学	天津中医药大学
16	中医骨伤科学☆	黄桂成	王拥军	南京中医药大学	上海中医药大学
17	中医眼科学	彭清华		湖南中医药大学	
18	中医耳鼻咽喉科学	刘　蓬		广州中医药大学	
19	中医急诊学☆	刘清泉	方邦江	首都医科大学	上海中医药大学
20	中医各家学说☆	尚　力	戴　铭	上海中医药大学	广西中医药大学
21	针灸学☆	梁繁荣	王　华	成都中医药大学	湖北中医药大学
22	推拿学☆	房　敏	王金贵	上海中医药大学	天津中医药大学
23	中医养生学	马烈光	章德林	成都中医药大学	江西中医药大学
24	中医药膳学	谢梦洲	朱天民	湖南中医药大学	成都中医药大学
25	中医食疗学	施洪飞	方　泓	南京中医药大学	上海中医药大学
26	中医气功学	章文春	魏玉龙	江西中医药大学	北京中医药大学
27	细胞生物学	赵宗江	高碧珍	北京中医药大学	福建中医药大学

序号	书 名	主 编		主编所在单位	
28	人体解剖学	邵水金		上海中医药大学	
29	组织学与胚胎学	周忠光	汪 涛	黑龙江中医药大学	天津中医药大学
30	生物化学	唐炳华		北京中医药大学	
31	生理学	赵铁建	朱大诚	广西中医药大学	江西中医药大学
32	病理学	刘春英	高维娟	辽宁中医药大学	河北中医药大学
33	免疫学基础与病原生物学	袁嘉丽	刘永琦	云南中医药大学	甘肃中医药大学
34	预防医学	史周华		山东中医药大学	
35	药理学	张硕峰	方晓艳	北京中医药大学	河南中医药大学
36	诊断学	詹华奎		成都中医药大学	
37	医学影像学	侯 键	许茂盛	成都中医药大学	浙江中医药大学
38	内科学	潘 涛	戴爱国	南京中医药大学	湖南中医药大学
39	外科学	谢建兴		广州中医药大学	
40	中西医文献检索	林丹红	孙 玲	福建中医药大学	湖北中医药大学
41	中医疫病学	张伯礼	吕文亮	天津中医药大学	湖北中医药大学
42	中医文化学	张其成	臧守虎	北京中医药大学	山东中医药大学
43	中医文献学	陈仁寿	宋咏梅	南京中医药大学	山东中医药大学
44	医学伦理学	崔瑞兰	赵 丽	山东中医药大学	北京中医药大学
45	医学生物学	詹秀琴	许 勇	南京中医药大学	成都中医药大学
46	中医全科医学概论	郭 栋	严小军	山东中医药大学	江西中医药大学
47	卫生统计学	魏高文	徐 刚	湖南中医药大学	江西中医药大学
48	中医老年病学	王 飞	张学智	成都中医药大学	北京大学医学部
49	医学遗传学	赵丕文	卫爱武	北京中医药大学	河南中医药大学
50	针刀医学	郭长青		北京中医药大学	
51	腧穴解剖学	邵水金		上海中医药大学	
52	神经解剖学	孙红梅	申国明	北京中医药大学	安徽中医药大学
53	医学免疫学	高永翔	刘永琦	成都中医药大学	甘肃中医药大学
54	神经定位诊断学	王东岩		黑龙江中医药大学	
55	中医运气学	苏 颖		长春中医药大学	
56	实验动物学	苗明三	王春田	河南中医药大学	辽宁中医药大学
57	中医医案学	姜德友	方祝元	黑龙江中医药大学	南京中医药大学
58	分子生物学	唐炳华	郑晓珂	北京中医药大学	河南中医药大学

（二）针灸推拿学专业

序号	书 名	主 编		主编所在单位	
59	局部解剖学	姜国华	李义凯	黑龙江中医药大学	南方医科大学
60	经络腧穴学☆	沈雪勇	刘存志	上海中医药大学	北京中医药大学
61	刺法灸法学☆	王富春	岳增辉	长春中医药大学	湖南中医药大学
62	针灸治疗学☆	高树中	冀来喜	山东中医药大学	山西中医药大学
63	各家针灸学说	高希言	王 威	河南中医药大学	辽宁中医药大学
64	针灸医籍选读	常小荣	张建斌	湖南中医药大学	南京中医药大学
65	实验针灸学	郭 义		天津中医药大学	

序号	书 名	主 编		主编所在单位	
66	推拿手法学☆	周运峰		河南中医药大学	
67	推拿功法学☆	吕立江		浙江中医药大学	
68	推拿治疗学☆	井夫杰	杨永刚	山东中医药大学	长春中医药大学
69	小儿推拿学	刘明军	邰先桃	长春中医药大学	云南中医药大学

（三）中西医临床医学专业

序号	书 名	主 编		主编所在单位	
70	中外医学史	王振国	徐建云	山东中医药大学	南京中医药大学
71	中西医结合内科学	陈志强	杨文明	河北中医药大学	安徽中医药大学
72	中西医结合外科学	何清湖		湖南中医药大学	
73	中西医结合妇产科学	杜惠兰		河北中医药大学	
74	中西医结合儿科学	王雪峰	郑 健	辽宁中医药大学	福建中医药大学
75	中西医结合骨伤科学	詹红生	刘 军	上海中医药大学	广州中医药大学
76	中西医结合眼科学	段俊国	毕宏生	成都中医药大学	山东中医药大学
77	中西医结合耳鼻咽喉科学	张勤修	陈文勇	成都中医药大学	广州中医药大学
78	中西医结合口腔科学	谭 劲		湖南中医药大学	
79	中药学	周祯祥	吴庆光	湖北中医药大学	广州中医药大学
80	中医基础理论	战丽彬	章文春	辽宁中医药大学	江西中医药大学
81	针灸推拿学	梁繁荣	刘明军	成都中医药大学	长春中医药大学
82	方剂学	李 冀	季旭明	黑龙江中医药大学	浙江中医药大学
83	医学心理学	李光英	张 斌	长春中医药大学	湖南中医药大学
84	中西医结合皮肤性病学	李 斌	陈达灿	上海中医药大学	广州中医药大学
85	诊断学	詹华奎	刘 潜	成都中医药大学	江西中医药大学
86	系统解剖学	武煜明	李新华	云南中医药大学	湖南中医药大学
87	生物化学	施 红	贾连群	福建中医药大学	辽宁中医药大学
88	中西医结合急救医学	方邦江	刘清泉	上海中医药大学	首都医科大学
89	中西医结合肛肠病学	何永恒		湖南中医药大学	
90	生理学	朱大诚	徐 颖	江西中医药大学	上海中医药大学
91	病理学	刘春英	姜希娟	辽宁中医药大学	天津中医药大学
92	中西医结合肿瘤学	程海波	贾立群	南京中医药大学	北京中医药大学
93	中西医结合传染病学	李素云	孙克伟	河南中医药大学	湖南中医药大学

（四）中药学类专业

序号	书 名	主 编		主编所在单位	
94	中医学基础	陈 晶	程海波	黑龙江中医药大学	南京中医药大学
95	高等数学	李秀昌	邵建华	长春中医药大学	上海中医药大学
96	中医药统计学	何 雁		江西中医药大学	
97	物理学	章新友	侯俊玲	江西中医药大学	北京中医药大学
98	无机化学	杨怀霞	吴培云	河南中医药大学	安徽中医药大学
99	有机化学	林 辉		广州中医药大学	
100	分析化学（上）（化学分析）	张 凌		江西中医药大学	

序号	书 名	主 编		主编所在单位	
101	分析化学（下）（仪器分析）	王淑美		广东药科大学	
102	物理化学	刘 雄	王颖莉	甘肃中医药大学	山西中医药大学
103	临床中药学☆	周祯祥	唐德才	湖北中医药大学	南京中医药大学
104	方剂学	贾 波	许二平	成都中医药大学	河南中医药大学
105	中药药剂学☆	杨 明		江西中医药大学	
106	中药鉴定学☆	康廷国	闫永红	辽宁中医药大学	北京中医药大学
107	中药药理学☆	彭 成		成都中医药大学	
108	中药拉丁语	李 峰	马 琳	山东中医药大学	天津中医药大学
109	药用植物学☆	刘春生	谷 巍	北京中医药大学	南京中医药大学
110	中药炮制学☆	钟凌云		江西中医药大学	
111	中药分析学☆	梁生旺	张 彤	广东药科大学	上海中医药大学
112	中药化学☆	匡海学	冯卫生	黑龙江中医药大学	河南中医药大学
113	中药制药工程原理与设备	周长征		山东中医药大学	
114	药事管理学☆	刘红宁		江西中医药大学	
115	本草典籍选读	彭代银	陈仁寿	安徽中医药大学	南京中医药大学
116	中药制药分离工程	朱卫丰		江西中医药大学	
117	中药制药设备与车间设计	李 正		天津中医药大学	
118	药用植物栽培学	张永清		山东中医药大学	
119	中药资源学	马云桐		成都中医药大学	
120	中药产品与开发	孟宪生		辽宁中医药大学	
121	中药加工与炮制学	王秋红		广东药科大学	
122	人体形态学	武煜明	游言文	云南中医药大学	河南中医药大学
123	生理学基础	于远望		陕西中医药大学	
124	病理学基础	王 谦		北京中医药大学	
125	解剖生理学	李新华	于远望	湖南中医药大学	陕西中医药大学
126	微生物学与免疫学	袁嘉丽	刘永琦	云南中医药大学	甘肃中医药大学
127	线性代数	李秀昌		长春中医药大学	
128	中药新药研发学	张永萍	王利胜	贵州中医药大学	广州中医药大学
129	中药安全与合理应用导论	张 冰		北京中医药大学	
130	中药商品学	闫永红	蒋桂华	北京中医药大学	成都中医药大学

（五）药学类专业

序号	书 名	主 编		主编所在单位	
131	药用高分子材料学	刘 文		贵州医科大学	
132	中成药学	张金莲	陈 军	江西中医药大学	南京中医药大学
133	制药工艺学	王 沛	赵 鹏	长春中医药大学	陕西中医药大学
134	生物药剂学与药物动力学	龚慕辛	贺福元	首都医科大学	湖南中医药大学
135	生药学	王喜军	陈随清	黑龙江中医药大学	河南中医药大学
136	药学文献检索	章新友	黄必胜	江西中医药大学	湖北中医药大学
137	天然药物化学	邱 峰	廖尚高	天津中医药大学	贵州医科大学
138	药物合成反应	李念光	方 方	南京中医药大学	安徽中医药大学

序号	书名	主编		主编所在单位	
139	分子生药学	刘春生	袁媛	北京中医药大学	中国中医科学院
140	药用辅料学	王世宇	关志宇	成都中医药大学	江西中医药大学
141	物理药剂学	吴清		北京中医药大学	
142	药剂学	李范珠	冯年平	浙江中医药大学	上海中医药大学
143	药物分析	俞捷	姚卫峰	云南中医药大学	南京中医药大学

（六）护理学专业

序号	书名	主编		主编所在单位	
144	中医护理学基础	徐桂华	胡慧	南京中医药大学	湖北中医药大学
145	护理学导论	穆欣	马小琴	黑龙江中医药大学	浙江中医药大学
146	护理学基础	杨巧菊		河南中医药大学	
147	护理专业英语	刘红霞	刘娅	北京中医药大学	湖北中医药大学
148	护理美学	余雨枫		成都中医药大学	
149	健康评估	阚丽君	张玉芳	黑龙江中医药大学	山东中医药大学
150	护理心理学	郝玉芳		北京中医药大学	
151	护理伦理学	崔瑞兰		山东中医药大学	
152	内科护理学	陈燕	孙志岭	湖南中医药大学	南京中医药大学
153	外科护理学	陆静波	蔡恩丽	上海中医药大学	云南中医药大学
154	妇产科护理学	冯进	王丽芹	湖南中医药大学	黑龙江中医药大学
155	儿科护理学	肖洪玲	陈偶英	安徽中医药大学	湖南中医药大学
156	五官科护理学	喻京生		湖南中医药大学	
157	老年护理学	王燕	高静	天津中医药大学	成都中医药大学
158	急救护理学	吕静	卢根娣	长春中医药大学	上海中医药大学
159	康复护理学	陈锦秀	汤继芹	福建中医药大学	山东中医药大学
160	社区护理学	沈翠珍	王诗源	浙江中医药大学	山东中医药大学
161	中医临床护理学	裘秀月	刘建军	浙江中医药大学	江西中医药大学
162	护理管理学	全小明	柏亚妹	广州中医药大学	南京中医药大学
163	医学营养学	聂宏	李艳玲	黑龙江中医药大学	天津中医药大学
164	安宁疗护	邸淑珍	陆静波	河北中医药大学	上海中医药大学
165	护理健康教育	王芳		成都中医药大学	
166	护理教育学	聂宏	杨巧菊	黑龙江中医药大学	河南中医药大学

（七）公共课

序号	书名	主编		主编所在单位	
167	中医学概论	储全根	胡志希	安徽中医药大学	湖南中医药大学
168	传统体育	吴志坤	邵玉萍	上海中医药大学	湖北中医药大学
169	科研思路与方法	刘涛	商洪才	南京中医药大学	北京中医药大学
170	大学生职业发展规划	石作荣	李玮	山东中医药大学	北京中医药大学
171	大学计算机基础教程	叶青		江西中医药大学	
172	大学生就业指导	曹世奎	张光霁	长春中医药大学	浙江中医药大学

序号	书名	主编		主编所在单位	
173	医患沟通技能	王自润	殷越	大同大学	黑龙江中医药大学
174	基础医学概论	刘黎青	朱大诚	山东中医药大学	江西中医药大学
175	国学经典导读	胡真	王明强	湖北中医药大学	南京中医药大学
176	临床医学概论	潘涛	付滨	南京中医药大学	天津中医药大学
177	Visual Basic 程序设计教程	闫朝升	曹慧	黑龙江中医药大学	山东中医药大学
178	SPSS 统计分析教程	刘仁权		北京中医药大学	
179	医学图形图像处理	章新友	孟昭鹏	江西中医药大学	天津中医药大学
180	医药数据库系统原理与应用	杜建强	胡孔法	江西中医药大学	南京中医药大学
181	医药数据管理与可视化分析	马星光		北京中医药大学	
182	中医药统计学与软件应用	史周华	何雁	山东中医药大学	江西中医药大学

（八）中医骨伤科学专业

序号	书名	主编		主编所在单位	
183	中医骨伤科学基础	李楠	李刚	福建中医药大学	山东中医药大学
184	骨伤解剖学	侯德才	姜国华	辽宁中医药大学	黑龙江中医药大学
185	骨伤影像学	栾金红	郭会利	黑龙江中医药大学	河南中医药大学洛阳平乐正骨学院
186	中医正骨学	冷向阳	马勇	长春中医药大学	南京中医药大学
187	中医筋伤学	周红海	于栋	广西中医药大学	北京中医药大学
188	中医骨病学	徐展望	郑福增	山东中医药大学	河南中医药大学
189	创伤急救学	毕荣修	李无阴	山东中医药大学	河南中医药大学洛阳平乐正骨学院
190	骨伤手术学	童培建	曾意荣	浙江中医药大学	广州中医药大学

（九）中医养生学专业

序号	书名	主编		主编所在单位	
191	中医养生文献学	蒋力生	王平	江西中医药大学	湖北中医药大学
192	中医治未病学概论	陈涤平		南京中医药大学	
193	中医饮食养生学	方泓		上海中医药大学	
194	中医养生方法技术学	顾一煌	王金贵	南京中医药大学	天津中医药大学
195	中医养生学导论	马烈光	樊旭	成都中医药大学	辽宁中医药大学
196	中医运动养生学	章文春	邬建卫	江西中医药大学	成都中医药大学

（十）管理学类专业

序号	书名	主编		主编所在单位	
197	卫生法学	田侃	冯秀云	南京中医药大学	山东中医药大学
198	社会医学	王素珍	杨义	江西中医药大学	成都中医药大学
199	管理学基础	徐爱军		南京中医药大学	
200	卫生经济学	陈永成	欧阳静	江西中医药大学	陕西中医药大学
201	医院管理学	王志伟	翟理祥	北京中医药大学	广东药科大学
202	医药人力资源管理	曹世奎		长春中医药大学	
203	公共关系学	关晓光		黑龙江中医药大学	

序号	书 名	主 编	主编所在单位	
204	卫生管理学	乔学斌　王长青	南京中医药大学	南京医科大学
205	管理心理学	刘鲁蓉　曾　智	成都中医药大学	南京中医药大学
206	医药商品学	徐　晶	辽宁中医药大学	

（十一）康复医学类专业

序号	书 名	主 编	主编所在单位	
207	中医康复学	王瑞辉　冯晓东	陕西中医药大学	河南中医药大学
208	康复评定学	张　泓　陶　静	湖南中医药大学	福建中医药大学
209	临床康复学	朱路文　公维军	黑龙江中医药大学	首都医科大学
210	康复医学导论	唐　强　严兴科	黑龙江中医药大学	甘肃中医药大学
211	言语治疗学	汤继芹	山东中医药大学	
212	康复医学	张　宏　苏友新	上海中医药大学	福建中医药大学
213	运动医学	潘华山　王　艳	广东潮州卫生健康职业学院	黑龙江中医药大学
214	作业治疗学	胡　军　艾　坤	上海中医药大学	湖南中医药大学
215	物理治疗学	金荣疆　王　磊	成都中医药大学	南京中医药大学